LA PRATIQUE

DES

OPÉRATIONS NOUVELLES

EN CHIRURGIE

PRINCIPAUX TRAVAUX DU MÊME AUTEUR

Les abcès des sinus frontaux, avec planches. *Archives d'ophtalmologie*, 1891, p. 1 et 111.

Diagnostic et traitement des pleurésies purulentes. *Gazette hebdomadaire*, 1891, p. 176.

Chirurgie des calculs du rein. *Gazette hebdomadaire*, 1891, p. 338.

La cholécystectomie. *Gazette hebdomadaire*, 1891, p. 461.

Diagnostic et traitement des tumeurs malignes du rein. *Gazette hebdomadaire*, 1891.

Note sur les lipomes rétro-péritonéaux (En collaboration avec le professeur Terrier). *Revue de chirurgie*, 1892, p. 747.

Les complications orbitaires et oculaires des infections des sinus frontal, maxillaire et sphénoïdal (En collaboration avec le Dr A. Terson). *Gazette des hôpitaux*, 1892.

Rupture de l'intestin par contusion de l'abdomen. *Société anatomique*, 1893.

L'ostéo-arthrite tuberculeuse du genou de l'enfant. *Th. de Paris*, 1893. *Steinheil, éd.*

Traitement des tumeurs blanches du genou chez l'enfant. *Gazette hebdomadaire*, 1894.

Les luxations pathologiques consécutives aux tumeurs blanches du genou chez l'enfant. *Revue des maladies de l'enfance*, 1894.

La tuberculose de l'ovaire, avec planches. *Revue de chirurgie*, 1894.

8604-94. — CORBEIL. Imprimerie CRÉTÉ.

LA PRATIQUE

DES

OPÉRATIONS NOUVELLES

EN CHIRURGIE

PAR

A. GUILLEMAIN

PROSECTEUR A LA FACULTÉ DE MÉDECINE DE PARIS

ANCIEN INTERNE LAURÉAT DES HOPITAUX (MÉDAILLE D'OR)

Avec 37 figures intercalées dans le texte.

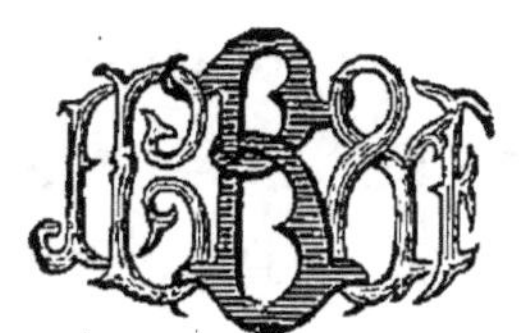

PARIS

LIBRAIRIE J.-B. BAILLIÈRE ET FILS

19, rue Hautefeuille, près du boulevard Saint-Germain.

1895

Tous droits réservés.

PRÉFACE

Que faut-il entendre par *opérations nouvelles ?*
C'est un terme assez vague, auquel chacun
peut attacher la signification qu'il lui plaît.
Nous avons entendu par là les opérations que la
pratique chirurgicale a acquises dans les cinq
ou six dernières années qui viennent de s'écouler, et dont la description ne figure pas en général dans les livres classiques.

Nous n'avons pas la prétention d'être complet. Nous avons à dessein laissé de côté toutes
les opérations qui ont été faites un trop petit
nombre de fois pour qu'on puisse émettre une
opinion quelconque sur leur valeur ; et toutes
celles qui, reconnues mauvaises, sont déjà tom-
bées dans l'oubli.

Un certain nombre de vieilles opérations,
remises à l'ordre du jour, modifiées dans leur
technique, sont véritablement nouvelles et mé-
ritaient d'être décrites ou du moins rappelées.

L'étude de chaque opération a été divisée en deux parties : l'une est consacrée aux indications et résultats, l'autre au manuel opératoire. Pour ce qui a trait à ce dernier, nous nous sommes limité, toutes les fois que cela a été possible, à un procédé, choisissant le plus généralement employé, ou celui qui nous semblait le meilleur.

Ce livre *essentiellement élémentaire*, sobre de bibliographie, s'adresse à l'étudiant qui veut comprendre les opérations qu'il voit faire chaque matin à l'hôpital, au praticien désireux de se tenir au courant des progrès de la chirurgie.

A. GUILLEMAIN.

15 octobre 1894.

TABLE DES MATIÈRES

CHAPITRE II

RACHIS, COU, THORAX.

I. — Rachis.

II. — Cou.

III. — Thorax.

CHAPITRE III

ABDOMEN, TUBE DIGESTIF.

I. — Cure radicale des hernies.

II. — Anastomoses viscérales sans sutures.

III. — Estomac.

IV. — Intestin.

CHAPITRE IV

FOIE, BASSIN, ANUS ET RECTUM.

I. — Foie.

II. — Bassin.

III. — Anus et rectum.

CHAPITRE V

VOIES URINAIRES.

I. — Rein.

II. — Uretère.

III. — Vessie.

IV. — Prostate.

V. — Urèthre.

CHAPITRE VI

ORGANES GÉNITAUX DE LA FEMME.

I. — Opérations sur le col de l'utérus.

II. — Hystérectomie.

III. — Rétro-déviations de l'utérus.

IV. — Périnéorrhaphie.

V. — Suppurations péri-utérines.

VI. — Obstétrique.

CHAPITRE VII

CHIRURGIE GÉNÉRALE, MEMBRES.

I. — Os.

II. — Articulations.

III. — Membres.

LA PRATIQUE

DES

OPÉRATIONS NOUVELLES

EN CHIRURGIE

CHAPITRE PREMIER
CRANE, CERVEAU, FACE.

I. — Crâne et cerveau.

1° Trépanation.

La trépanation a subi une impulsion considérable dans ces dernières années, grâce à l'antisepsie et à l'asepsie qui permettent au chirurgien d'ouvrir la boîte crânienne et d'aborder le cerveau sans craindre la méningo-encéphalite, grâce aux localisations cérébrales et à la topographie crânio-encéphalique qui font exécuter un certain nombre de trépanations d'une façon absolument mathématique.

A. TOPOGRAPHIE CRANIO-ENCÉPHALIQUE (1). — Lorsque

---

(1) Poirier, *Topographie crânio-encéphalique*, Paris, 1891.

l'on a une plaie des téguments, un foyer de fracture, un enfoncement, une exostose, une tumeur osseuse, il est évident que l'on doit trépaner là où est la lésion visible à l'extérieur.

Quand la boîte crânienne est intacte, que l'on est

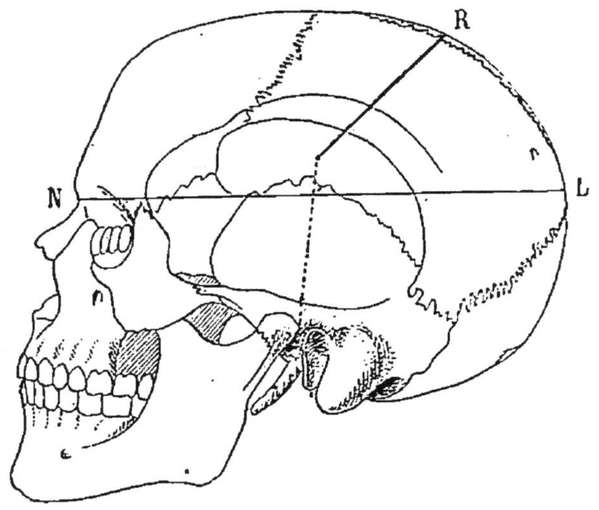

Fig. 1.

NL ligne naso-lambdoïdienne ou sylvienne. R extrémité supérieure de la ligne rolandique (Poirier).

guidé par des symptômes fonctionnels moteurs, sensitifs ou sensoriels bien localisés, il faut savoir s'orienter à la surface du crâne. Il faut appliquer le trépan là où les symptômes indiquent une lésion cérébrale. Il faut en un mot pouvoir projeter sur l'exocrâne les sillons et circonvolutions du cerveau, et surtout les centres : c'est là la topographie crânio-encéphalique.

Nous supposons connue la morphologie des circonvolutions cérébrales et les centres moteurs, sensitifs et sensoriels qu'elles renferment. Ces centres se

groupent principalement autour du sillon de Rolando : quelques-uns longent la scissure de Sylvius.
Qui sait tracer sur le crâne la ligne sylvienne et la
ligne rolandique, sait reconnaître la place des principaux centres.

Ligne sylvienne. — *Procédé de Poirier* (fig. 1). —
La ligne sylvienne est sur un plan qui part de la
suture naso-frontale, c'est-à-dire de l'angle naso-
frontal, pour
aboutir à 1 cen-
timètre au-des-
sus du lambda :
aussi cette ligne
est-elle appelée
naso - lambdoï -
dienne. Le lamb-
da est facile à
trouver : il est
situé à 7 centi-
mètres au-dessus
de l'inion ou
protubérance oc-
cipitale externe. Autre point de repère : cette ligne
passe à 6 centimètres au-dessus du conduit auditif
externe. Elle touche en avant le cap de la troisième
circonvolution frontale, suit sur une longueur de
4 à 6 centimètres la portion externe de la scissure de
Sylvius, rase la partie inférieure du lobule du pli
courbe, traverse à sa base le pli courbe et aboutit à
la suture pariéto-occipitale.

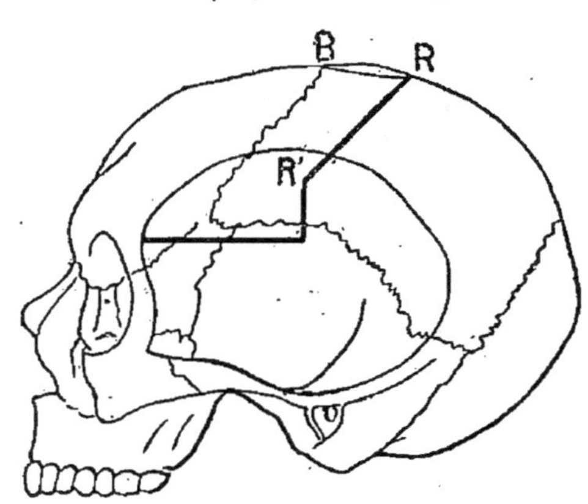

Fig. 2.

B, Bregma, RR' ligne rolandique (Lucas-Championnière).

Ligne rolandique. — *Procédé de Lucas-Championnière* (fig. 2). — Il est indispensable d'avoir à sa disposition l'équerre flexible de Broca pour déterminer le

bregma : cela fait, on marque un point situé à
57 millimètres en arrière de lui, c'est l'extrémité
supérieure du sillon de Rolando R. Pour son extrémité inférieure R' on procède de la manière suivante : de l'apophyse orbitaire externe, au niveau du
point où elle se recourbe pour former la crête temporale, on trace une horizontale de 7 centimètres.
A l'extrémité de cette ligne on élève une perpendiculaire de 3 centimètres de hauteur : l'extrémité de
cette dernière correspond au point recherché. Il
suffit de réunir le point supérieur à l'inférieur pour
avoir le siège et la direction de la ligne rolandique.

Procédé de Poirier (fig. 1). — On mesure avec soin
la distance qui sépare le fond de l'angle naso-frontal
de l'inion en suivant bien la ligne médiane ; on prend
la moitié de cette distance à partir du point nasal,
on y ajoute 2 centimètres et on marque ce point qui
donne certainement, à 1 centimètre près, l'extrémité
supérieure du sillon de Rolando. Comme contrôle,
ou dans le cas où pour une cause quelconque on n'aurait pu déterminer l'inion, on prendra sur la ligne
sagittale, à partir du sillon naso-frontal, 18 centimètres sur les grosses têtes, 17 sur les petites, on
aura encore l'extrémité supérieure de la ligne rolandique.

Pour l'extrémité inférieure on comptera, à partir
du trou auditif, 7 centimètres sur la perpendiculaire
pré-auriculaire à l'apophyse zygomatique ; ou encore
sur cette ligne prolongée prendre à partir du trou
auditif la moitié moins un travers de doigt de la
distance auri-sagittale.

Quand les lignes sylvienne et rolandique auront
été tracées, dit M. Poirier, on déterminera avec

facilité les principaux centres connus. Le centre du *membre inférieur* Mi (fig. 3) occupe le tiers supérieur de la ligne rolandique : on trépanera à 2 centimètres de la ligne médiane pour éviter la blessure du sinus longitudinal.

Pour le *membre supérieur* Ms, on trépanera sur le

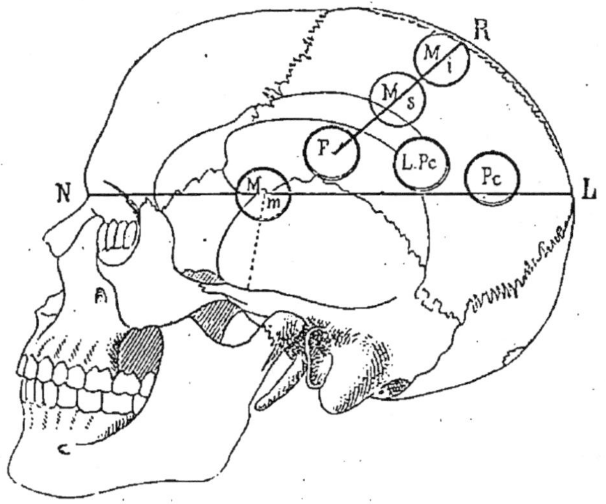

Fig. 3.

Mi centre du membre inférieur Ms centre du membre supérieur F centre de la face et de la langue Pc pli courbe, centre visuel Lpc lobule du pli courbe. Mm branche antérieure de la méningée moyenne (Poirier).

tiers moyen de la ligne rolandique en empiétant un peu en avant. Une couronne contiguë à celle-ci découvre le centre des mouvements de l'écriture, de *l'agraphie.*

Pour la *face* et la *langue* F, c'est le tiers inférieur de la ligne rolandique en prenant comme centre l'extrémité même de la ligne.

Le *pli courbe* Pc est situé sur la ligne sylvienne à 7 centimètres du lambda, et le lobule du pli courbe *Lpc* est sur la même ligne à 10 centimètres du lambda.

B. Manuel opératoire. — Le lieu de la trépanation étant déterminé soit par une lésion extérieure, soit par la crânio-topographie, l'opération comprend les temps suivants :

1° *Taille du lambeau*. — Les incisions cruciales et en T sont à peu près abandonnées ; ce qu'il y a de mieux c'est un lambeau curviligne à base inférieure, car c'est de ce côté que viennent les vaisseaux. Ce lambeau a tout avantage (Ollier) à être cutanéo-périostique. Une fois son contour tracé, il sera décollé à la rugine et rabattu de haut en bas.

2° *Ouverture du crâne*. — On peut la faire par trois procédés :

a. A l'aide du trépan. Les instruments ordinaires font des couronnes de 2 centimètres de diamètre ; Horsley ne craint pas d'appliquer des couronnes de 5 centimètres de diamètre. Si une couronne ne suffit pas, on en fait une série les unes à côté des autres ; puis on fait sauter les ponts osseux qui les séparent.

b. A l'aide du ciseau et du maillet. Ce procédé, employé par Wagner dans les résections temporaires du crâne, a l'inconvénient d'imprimer au cerveau des secousses parfois considérables.

c. Enfin on peut faire aux quatre angles du segment osseux que l'on veut enlever de petites trépanations d'engagement, on sectionne ensuite les parties qui les réunissent à l'aide de la pince-trépan de Farabeuf, ou de la pince-scie de Poirier.

3° *Incision de la dure-mère*. — La trépanation peut s'arrêter là : c'est ce qui a lieu pour un grand nombre de traumatismes, ou quand on s'adresse aux collections extra-duremèriennes. On peut ouvrir la dure-mère en croix ; mais ce qu'il y a de mieux c'est un lambeau unique dont la base est du côté du sinus le plus voisin (Poirier).

4° *Exploration du cerveau*. — Ponction, ouverture d'abcès, drainage, extraction de corps étrangers, ablation de tumeurs, résection d'un segment de l'écorce, etc., etc. Ce temps est éminemment variable suivant la nature de la maladie.

5° *Fermeture de la plaie*. — Du côté du cerveau on ne fait pas de suture, et en général on place un drain. La dure-mère sera toujours suturée. Les téguments seront réunis partiellement, laissant une ouverture pour le passage du drain. Le périoste du lambeau sera autant que possible suturé au périoste laissé en place.

Les principaux accidents de la trépanation sont l'hémorrhagie dont il est d'ordinaire possible de se rendre maître, la hernie du cerveau, la méningo-encéphalite due presque toujours à la malpropreté du chirurgien.

C. RÉPARATION DE LA BRÈCHE CRANIENNE (1). — Après la trépanation, lorsque la perte de substance crânienne est vaste et qu'il y a ouverture de la dure-mère, il peut y avoir de réels dangers pour le cerveau à être exposé aux violences extérieures. C'est pour obvier à ces inconvénients que l'on a fait une série de tentatives destinées à réparer cette perte de substance. On peut diviser les procédés en deux groupes, suivant que la restauration se fait à l'aide de pièces ayant ou n'ayant pas de connexions vas-

______

(1) Chipault, *Rev. gén.* (*Gaz. des hôp.*, 1893, p. 786).

culaires avec les bords de la plaie : dans le premier cas il y a autoplastie, dans le second hétéroplastie.

Procédés hétéroplastiques. — On a employé des plaques de caoutchouc, de liège, de plomb, d'ivoire, de celluloïd, d'os décalcifié et enfin d'os vivant.

Les plaques d'*os décalcifié* (pag. 91), préparées d'après la méthode de Senn, se comportent au crâne comme ailleurs : s'il y a conservation du périoste elles servent de soutien provisoire jusqu'à la régénération de l'os. Dans le cas contraire, elles se résorbent, laissant persister la perte de substance du crâne.

La greffe d'*os vivant* a été faite de deux manières : tantôt on s'est contenté de réimplanter la rondelle, tantôt on a emprunté au squelette des animaux, chien, lapin, etc. La réimplantation de la rondelle a surtout été préconisée par Horsley et Mac Even.

Quand on veut réimplanter les rondelles, on doit les conserver dans une compresse stérilisée chaude, car le refroidissement pourrait provoquer la nécrose. Prend-on la greffe sur un animal (Ricard), il faut enlever l'os avec toutes les précautions aseptiques, le débarrasser de ses connexions ligamenteuses, de son périoste, et le conserver à une température de 35° environ soit dans l'eau bouillie, soit dans une compresse. La réimplantation des rondelles est bien connue au point de vue clinique et expérimental. La fixation est très rapide. Chez le cochon d'Inde elle commence au quinzième jour et est presque complète au trentième.

Chez l'homme, au bout de trente-six heures, il y a déjà des adhérences, puis la rondelle s'ulcère à sa périphérie et se résorbe peu à peu. Le travail de résorption s'étend même aux bords de l'orifice de trépanation. Après un résultat immédiat satisfaisant, on observe, au bout de quelques mois, la disparition de la rondelle en même temps qu'apparaissent à son niveau les battements encéphaliques.

M. Jaboulay (1) vient de décrire un procédé spécial de trépanation auquel il donne le nom de trépanation bi-linéaire avec travée volante intermédiaire. Il réapplique à la fin de l'opération sa travée, qui ne serait pas sujette à la résorption comme les simples rondelles.

Quant à la greffe d'un *os emprunté à un animal*, elle semble aussi se résorber dans la plupart des cas. Pourtant M. Mossé chez le lapin, M. Ricard chez l'homme, ont obtenu la réparation définitive d'une perte de substance crânienne.

Procédés autoplastiques. — En somme, jusqu'à présent la greffe hétéroplastique n'a pas, d'une façon générale, donné des résultats bien brillants ; aussi a-t-on essayé de combler les pertes de substance crâniennes à l'aide de lambeaux restés en connexion vasculaire plus ou moins étendue avec les bords de la plaie.

1° La *résection sous-périostée* est le procédé autoplastique le plus simple : il a été mis en pratique par M. Ollier (2). Lorsqu'on trépane, on doit inciser du premier coup jusqu'à l'os, et tailler ainsi des lambeaux cutanéo-périostés que l'on détache à la rugine. A la fin de l'opération on réunit ces lambeaux cutanéo-périostés en comprenant le périoste dans la suture. Chez les jeunes sujets, quand la perte de subs-

(1) Jaboulay, *Arch. prov. de chir.*, 1893, p, 188.
(2) Ollier, *Traité des résections*, t. III, p. 744, 1891.

1.

tance est petite, on a une réparation parfaite. Au contraire, chez les individus âgés et dans le cas de large brèche osseuse, il faut s'attendre à des échecs. C'est pour cela que l'on a essayé d'adjoindre à la conservation du périoste l'implantation de rondelles ou de fragments d'os décalcifié.

2° L'*autoplastie par glissement* a été employée pour la première fois par M. Ollier, puis vulgarisée par Kœnig (1). Elle consiste à emprunter, aux parties du crâne voisines de la perte de substance, un lambeau comprenant les téguments, le périoste et une portion de l'épaisseur de l'os. Un pédicule est ménagé à ce lambeau qui peut venir par glissement s'appliquer sur la perte de substance osseuse. Ce procédé a son application quand on se trouve en présence d'un large orifice dû soit à une trépanation antérieure qui ne s'est pas refermée, soit à une nécrose, soit enfin lorsqu'on a été obligé de réséquer l'os envahi par une tumeur maligne.

3° La *résection temporaire du crâne* a été décrite pour la première fois par M. Chalot en 1886. C'est donc à tort qu'on l'appelle opération de Wagner : néanmoins il faut reconnaître que ce dernier chirurgien l'a perfectionnée, et en a posé nettement des indications.

La résection temporaire comprend dans le lambeau le périoste et toute l'épaisseur de l'os que l'on réapplique à la fin de l'opération. Wagner fait une incision en forme d'Ω, dont le cercle comprend toute l'étendue qui devra être détachée et rabattue ; les branches horizontales sont uniquement destinées à faciliter la section du pédicule osseux. On doit tout

(1) Kœnig, *Centralb. f. Chir.*, 1890, n° 27.

inciser jusqu'au périoste ; dans un second temps on sectionne le périoste au ras du lambeau retracté. On attaque alors l'os au ciseau très obliquement de dehors en dedans, ne s'arrêtant que quand il a été sectionné dans toute son étendue et toute son épaisseur. Au niveau des branches horizontales on creuse seulement un sillon osseux. Enfonçant alors un ciseau à la jonction des branches horizontales et de la portion arrondie, on entame l'os qui constitue la base du lambeau, en se gardant bien de toucher aux téguments. A l'aide d'un élévateur on soulève facilement le tout.

A la fin de l'opération le lambeau est remis en place ; grâce au biseau il se réapplique bien et n'a aucune tendance à s'enfoncer. Il est bien entendu que la base du lambeau doit être du côté d'où viennent les vaisseaux, c'est-à-dire du côté de la base du crâne.

L'incision de Wagner est inutilement compliquée ; aussi y a-t-il lui-même renoncé. On peut se contenter, comme le recommande M. Poirier, de faire une incision circulaire incomplète, ménageant un pédicule cutané de 3 à 4 centimètres.

L'opération de Chalot-Wagner offre un grand inconvénient : le martelage du crâne, qui n'est peut-être pas inoffensif. On l'atténue en ayant un ciseau bien coupant, en allant doucement, et en faisant reposer la tête du malade sur un coussin de sable. Remis en place le lambeau ostéo-périostique prend à peu près toujours et ne se résorbe pas.

Parmi les nombreuses opérations employées pour réparer les pertes de substance crâniennes, il semble que l'on doive accorder la préférence aux procédés autoplastiques, et en particulier à la résection sous-périostée d'Ollier, et à la résection temporaire de Chalot-Wagner.

D. INDICATIONS ET CONTRE-INDICATIONS (1). — Les indications du trépan doivent être étudiées successivement dans les traumatismes, dans les maladies des os du crâne et dans celles du cerveau (abcès, tumeurs, fongus de la dure-mère, hémorrhagie cérébrale, épilepsie, maladies mentales, hydrocéphalie, microcéphalie).

1° *Traumatismes crâniens.* — *Trépan préventif.* — Il est appliqué avant l'apparition de tout symptôme cérébral. Dans les contusions du crâne sans plaie des téguments il faut toujours s'abstenir; s'il y a une plaie infectée on peut être autorisé à trépaner pour éviter que l'infection, ayant déjà envahi l'os, ne se propage au cerveau.

Dans les fractures fermées, c'est-à-dire sans plaie des téguments, on ne trépanera que s'il y a dépression osseuse. Dans les fractures ouvertes, deux éléments peuvent forcer le chirurgien à intervenir : la dépression, l'infection. Dans tout autre cas on se contentera de rendre et de maintenir la plaie aseptique jusqu'à complète cicatrisation. Les fractures incomplètes de la table interne, de la lame vitrée, sont d'un diagnostic difficile : si l'on peut arriver à les reconnaître on trépanera. Quant aux fractures de la table externe, on les traitera comme les contusions du crâne avec plaie.

---

(1) Nous allons décrire les indications et les contre-indications du trépan *telles qu'elles ont été posées* par M. le professeur Terrier, dans son cours de la Faculté pendant l'année 1893-1894.

Lorsque le traumatisme est compliqué de la présence de *corps étrangers* dans la plaie, plusieurs cas peuvent se présenter. Disons tout d'abord que les corps étrangers sont presque toujours des balles : on a affaire à des fractures du crâne par coup de feu. Si la balle est enclavée dans l'os, il faut l'enlever avec ou sans trépanation. Si la balle a pénétré dans le crâne et même dans le cerveau, que faut-il faire ? A la suite d'une longue discussion à la Société de chirurgie (1), MM. Le Dentu, Delorme, Berger se sont déclarés partisans de l'abstention. Au contraire MM. Terrier, Gérard Marchand, Quénu veulent qu'on intervienne, surtout s'il s'agit de projectiles de petit calibre. Il faut faire une *large* trépanation : une fois la plaie cérébrale désinfectée, on explorera le trajet de la balle non pas avec un instrument métallique, ni même avec une bougie uréthrale, qui peuvent faire des fausses routes, mais avec une sonde molle de Nélaton. Cette exploration sera suivie, si possible, de l'extraction du projectile. On voit, en résumé, que le trépan préventif a trois indications : l'*enfoncement*, les *corps étrangers*, l'*infection*.

Trépan primitif. — Il est dirigé contre les accidents cérébraux qui se produisent soit immédiatement, soit quelques heures après le traumatisme. Ces accidents sont dus à la commotion, à la contusion, ou à la compression cérébrale. Tantôt dépressifs, ils consistent en coma, stertor, stupeur, paralysies ; tantôt irritatifs, ils se traduisent par du délire, des convulsions, de l'agitation.

Dans certains cas le malade ne présente des acci-

(1) *Soc. de chir.*, janv., fév., mars 1894.

dents que quelques heures après le traumatisme, cela indique presque toujours une compression cérébrale par épanchement sanguin. Cet épanchement peut être extra-dure-mèrien ou intra-dure-mèrien (intra-cérébral, intra-ventriculaire). L'épanchement extra-dure-mèrien est facile à reconnaître ; il provient du diploé, des sinus, des veines méningées, et surtout de la branche antérieure de l'artère méningée moyenne : c'est le seul qui soit justiciable de la trépanation (1).

Quand il y a une plaie donnant du sang c'est elle qui sert de guide ; quand il n'y a pas de plaie on fait la trépanation sur le vaisseau le plus souvent en cause, sur la méningée. On pourra employer le procédé de M. Poirier (fig. 3, M*m*), trépaner sur une perpendiculaire à l'arcade zygomatique menée à égale distance du conduit auditif externe et de la branche montante de l'os malaire, en prenant sur cette perpendiculaire à partir de l'arcade une longueur de 5 centimètres ; ou le procédé de Jacobson : 5 centimètres en arrière et 12 millimètres au-dessus de l'apophyse orbitaire externe.

Trépan secondaire. — Les accidents secondaires qui peuvent nécessiter la trépanation sont la méningo-encéphalite, les abcès, la nécrose des os du crâne. Dans la méningo-encéphalite diffuse la trépanation ne fait rien : s'il y a quelques signes de localisation on peut intervenir. Quant aux abcès, dès qu'on les soupçonnera, on ouvrira la boîte crânienne, on ira à leur recherche avec la ponction exploratrice, on les incisera et on les drainera. Dans la né-

(1) Gérard Marchand, *Les épanchements sanguins intra-crâniens traumatiques* (*Trait. de chir.*, t. III, 1891, p. 516).

crose on évidera, on enlèvera au besoin l'os malade, quitte à combler la perte de substance par autoplastie suivant le procédé de Ollier-Kœnig.

Trépan tardif. — Les accidents tardifs consécutifs aux traumatismes crâniens sont l'épilepsie, des troubles moteurs, sensitifs, sensoriels, mentaux, enfin l'hystéro-traumatisme.

L'*épilepsie traumatique* peut reconnaître plusieurs causes : elle peut être d'ordre réflexe, avoir son point de départ dans une cicatrice du cuir chevelu adhérente au foyer de la fracture : en excisant la cicatrice on obtient la guérison. Si elle est due à un enfoncement, il faut évidemment enlever la partie de crâne qui est enfoncée. En dehors de ces deux indications l'intervention est beaucoup plus discutable. Quand, sans lésion apparente des téguments et de l'os, l'épilepsie est partielle et indique nettement que l'on a affaire à une lésion localisée, il faut ouvrir la boîte crânienne là où doit être la lésion, inciser la dure-mère, explorer la surface de l'encéphale, si l'on trouve une plaque cicatricielle de méningo-encéphalite l'enlever, et même réséquer, comme l'ont fait Horsley et Lloyd, le centre moteur qui est la cause des accidents.

Les *troubles paralytiques* (monoplégie, hémiplégie, aphasie) sont en rapport avec une lésion localisée et donnent lieu à des indications précises de trépanation. Cependant il faut opérer de bonne heure ; car, quand il s'est produit une dégénérescence secondaire, on ne saurait aboutir à aucun résultat.

Les *troubles de la sensibilité*, caractérisés par des douleurs de tête fixes ou irradiées, seront traités par une large trépanation.

Il est difficile de se prononcer sur la valeur de la trépanation dans les *troubles sensoriels* (vue, odorat, ouïe): elle n'a été faite que deux fois pour amaurose.

Contre les *troubles mentaux* on doit tenter la trépanation, qui est au contraire sans action sur l'hystéro-traumatisme.

2° *Maladies des os du crâne.* — Toutes les affections inflammatoires : tuberculose, ostéomyélite infectieuse, nécrose syphilitique, doivent être traitées par la trépanation. S'il y a un séquestre on l'enlèvera, s'il y a ostéite diffuse on réséquera toute la partie malade.

Les tumeurs des os du crâne sont des exostoses, des kystes hydatiques ou dermoïdes, des cancers (1); toutes doivent être enlevées par une large trépanation, suivie, s'il en est besoin, d'une réparation autoplastique de la perte de substance.

3° *Maladies du cerveau.* — *Abcès non traumatiques.* — Ce sont des abcès métastatiques, tuberculeux, actinomycotiques ou liés à une affection osseuse du crâne : le plus souvent une otite, une mastoïdite. Toutes les fois qu'il y aura des lésions locales ou des signes de localisation, on interviendra. La collection est-elle entre la dure-mère et le crâne ou sous la dure-mère, l'opération est facile. Au contraire l'abcès cérébral, surtout s'il est profond, sera parfois difficile à trouver: on fera une série de ponctions aspiratrices avec un fin trocart stérilisé à l'endroit présumé de

(1) On décrit sous le nom de *néoplasmes perforants des os du crâne*, un ensemble de tumeurs malignes ayant leur point de départ dans les enveloppes extérieures du crâne, dans les os, dans les méninges (fongus de la dure-mère), susceptibles de perforer la paroi crânienne de dehors en dedans ou de dedans en dehors. Quand, dans un néoplasme perforant, la paroi crânienne est envahie, il faut faire la trépanation.

son siège. S'il vient du pus on agrandira l'ouverture et on drainera.

Tumeurs cérébrales. — Ce sont surtout des tubercules, des sarcomes, des gliomes, des glio-sarcomes. Quand la tumeur est encapsulée et circonscrite il faut, après trépanation préalable, l'enlever : la guérison est radicale. Tout le monde est d'accord sur ce point. Horsley va beaucoup plus loin : il enlève les tumeurs malignes diffuses. Dans toute tumeur la trépanation *exploratrice* s'impose, dit-il, quitte à s'arréter si l'on tombe sur un néoplasme inopérable. Même dans ce cas la trépanation peut, par la décompression qu'elle produit, donner au malade une amélioration considérable.

Les interventions faites contre les *hémorrhagies* cérébrales et méningées spontanées sont peu nombreuses : aussi ne peut-on guère conclure sur leur valeur.

L'*épilepsie* jaksonienne a été trépanée avec ou sans ablation des centres par Horsley, Keen, etc... L'épilepsie vraie a été aussi trépanée. Dans certains cas on a eu des améliorations plus ou moins durables, dans d'autres on n'a absolument rien obtenu.

Dans les *maladies mentales*, et en particulier dans la paralysie générale, on a trépané, on a réséqué des fragments de l'écorce cérébrale, on a eu des améliorations. Peut-être ces résultats tiennent-ils à la décompression momentanée produite par l'écoulement du liquide céphalo-rachidien. On voit, d'après cette énumération rapide, que le champ de la trépanation est des plus vastes. Dans un grand nombre de cas les résultats ne sont pas encore bien positifs, mais il ne faut pas oublier que la chirurgie céré-

brale est à ses débuts, et qu'elle est sans doute destinée à réaliser de grands progrès.

Il nous reste à étudier deux affections : l'*hydrocéphalie* pour laquelle on a fait le *trépano-drainage*,
la *microcéphalie* que l'on traite par une trépanation
spéciale la *craniectomie*.

2° Drainage des ventricules latéraux (1).

La ponction des ventricules, dirigée contre l'hydrocéphalie, date de 1744; le drainage après trépanation
proposé en 1881 par Wernicke, fut exécuté en 1886
par Zenner de Cincinnati, en 1888 par Keen de Phila-
delphie, puis par Mayo Robson, Thiriar, et en France
par A. Broca.

Manuel opératoire. — La voie latérale est la plus
sûre pour aborder le ventricule distendu et pour le
drainer. On pratique une couronne de trépan à
3 centimètres en arrière et au-dessus du méat auditif
externe ; on perfore le cerveau mis à nu avec un trocart, et on arrive à coup sûr dans la cavité cherchée
sans traverser une zone de l'écorce utile à ménager.
Le ventricule une fois ponctionné, il ne faut pas
évacuer immédiatement le liquide ; les phénomènes
de décompression brusque qui en résulteraient ne
seraient pas sans danger. On mettra un drain à la
place du trocart, un pansement par-dessus, et le
liquide filtrera peu à peu à travers le pansement.

Le cerveau supporte très bien cette ponction et ce
drainage, pourvu qu'ils soient aseptiques. Pour

(1) Keen, *La chirurgie des ventricules latéraux (Congrès de
Berlin*, 1890), et Broca *Traitement de l'hydrocéphalie (Rev. des
mal. de l'enf.*, 1891, p. 126).

parer aux accidents de décompression on peut même faire avec de l'eau bouillie des irrigations ventriculaires. Dans un cas Keen a pratiqué une trépanation de chaque côté, drainé les deux ventricules, et fait passer un courant d'eau d'un drain à l'autre sans qu'à l'autopsie on ait trouvé aucune réaction inflammatoire du côté du cerveau.

Pour que l'écoulement du liquide céphalo-rachidien se fasse lentement, Keen remplace le drain de caoutchouc par une douzaine de crins de cheval pliés en double.

INDICATIONS ET RÉSULTATS. — Le drainage des ventricules latéraux est une opération facile et qui par elle-même ne présente aucun danger. Dans quelles conditions peut-il être utile aux hydrocéphaliques? Si l'hydrocéphalie est symptomatique d'une tumeur cérébrale, si l'hydrocéphalie est congénitale avec soudure des sutures crâniennes, on n'obtiendra rien. L'hydrocéphalie congénitale avec persistance des fontanelles, l'hydrocéphalie syphilitique peuvent au contraire être améliorées. Le drainage soulage momentanément le malade en enlevant une compression trop énergique de l'écorce. Ainsi chez l'opéré de M. Broca le bras gauche était contracturé et athétosique : quelques jours après l'opération la contracture avait disparu.

Il est impossible de se prononcer sur la valeur absolue du drainage des ventricules : dans certains cas il peut sauver momentanément la vie de l'enfant.

3° Crâniectomie ou opération de Lannelongue.

D'une façon générale la crâniectomie (1) est la résection d'une partie plus ou moins étendue des os du crâne dans un but thérapeutique quelconque.

L'opération de Lannelongue, la seule que nous allons décrire, est une crâniectomie spéciale que l'on pratique chez les microcéphales à soudure osseuse prématurée.

Manuel opératoire. — M. Lannelongue a fait d'abord la crâniectomie *linéaire* ou crâniotomie : c'est l'incision d'une portion du squelette crânien. Il faut la faire de préférence le long du sinus longitudinal supérieur, en la prolongeant en avant sur le frontal, en arrière sur l'occipital.

La crâniectomie *à lambeau*, qui a été le plus souvent employée, et qui théoriquement semble devoir donner de meilleurs résultats que la simple crâniotomie, a été exécutée par MM. Lannelongue et Poirier de la manière suivante :

A 4 centimètres de la ligne médiane, parallèlement à elle, sur le côté de la lésion dans le cas où on la constate, on fait une incision tégumentaire dépassant en avant de 3 à 4 centimètres la suture fronto-pariétale et se terminant en arrière au niveau de la suture pariéto-occipitale. Suivant le volume de la tête, la longueur de l'incision varie de 14 à 18 centimètres.

Les deux lèvres de la plaie tégumentaire s'écartent d'un bon centimètre, le périoste est incisé sous la

(1) Lannelongue, *Acad. des scienc.*, 30 juin 1890 et *Congr. franç. de chir.*, 1891.

lèvre externe et récliné avec elle sur une largeur de 1 centimètre dans toute l'étendue de l'incision. On fait l'hémostase, et on applique en un point quelconque de la bande osseuse dénudée une petite couronne de trépan. La rondelle osseuse étant enlevée, on décolle la dure-mère, et l'on introduit entre la dure-mère et l'os une pince coupante spéciale. Il n'y a plus qu'à pratiquer la section de la bande osseuse qui aura une largeur de 5 à 10 millimètres, et une longueur un peu inférieure à celle de l'incision cutanée.

Téguments et périoste seront réunis par une suture au crin de Florence.

Les complications sont rares : l'hémorrhagie de la méningée moyenne ne s'observe guère. Sur 25 cas M. Lannelongue n'a perdu qu'un malade de septicémie aiguë.

Indications et résultats. — La crâniectomie est basée sur ce fait que, chez les microcéphales, la soudure des os du crâne est anticipée, et oppose une barrière au développement du cerveau. En réséquant un fragment de la boîte crânienne, on favorise son expansion, et par suite celle du cerveau. Les microcéphales présentent souvent, indépendamment de leur idiotie, des crises épileptiformes. Chez un certain nombre de crâniectomisés on a observé de l'amélioration tant au point de vue intellectuel, qu'au point de vue des troubles moteurs.

Ackerman pratique la crâniectomie qu'il croit justifiée quand le sujet n'est pas trop débilité. L'opération, qui lui a donné une mortalité de 15 p. 100, lui a surtout réussi quand la microcéphalie s'accompagnait d'attaques épileptiformes, de soubresauts musculaires, de paralysies locales.

Horsley a fait un certain nombre de crâniecto-
mies : il a perdu un de ses malades par lésion de
la circonvolution frontale ascendante. Étant donné
l'impuissance de la thérapeutique en face de la microcéphalie, il croit la crâniectomie parfaitement
justifiée.

4° Trépanation de l'apophyse mastoïde (1).

C'est une opération qui a pour but d'ouvrir les cellules mastoïdiennes envahies par la suppuration.
Avant de la décrire il est nécessaire de rappeler quelques notions d'anatomie.

L'apophyse mastoïde est creusée d'un ensemble de
cavités, les cellules mastoïdiennes communiquant
entre elles et avec la caisse. Le nombre et les dimensions de ces cellules sont fort variables d'un individu à l'autre. Dans les apophyses *pneumatiques* elles
sont énormes, la mastoïde étant réduite à une
mince coque osseuse; dans les apophyses *diploïques*
au contraire elles existent à peine la mastoïde étant
presque tout entière formée par un tissu diploïque
dense. Entre ces deux variétés tous les intermé-
diaires. Chez l'enfant il n'y a pas encore de cellules
mastoïdiennes; elles ne se développent qu'assez tard.

Grâce à cette variabilité, on n'est jamais sûr,
quand on opère, de tomber sur les cellules mastoïdiennes chez l'adulte; on n'y tombe jamais chez
l'enfant.

Par contre, il y a dans la mastoïde une partie
constante à tous les âges et chez tous les sujets :

____

(1) Lubet-Barbon et Martin, *Soc. d'otol. et de laryng.*,
30 avril 1894.

c'est l'*antre mastoïdien*, appelé encore antre *pétreux* (Poirier). L'antre n'est autre chose qu'une énorme cellule qui fait communiquer les cellules mastoïdiennes avec la caisse. Son ouverture évasée, qui se fait sur la paroi postérieure de la caisse, s'appelle

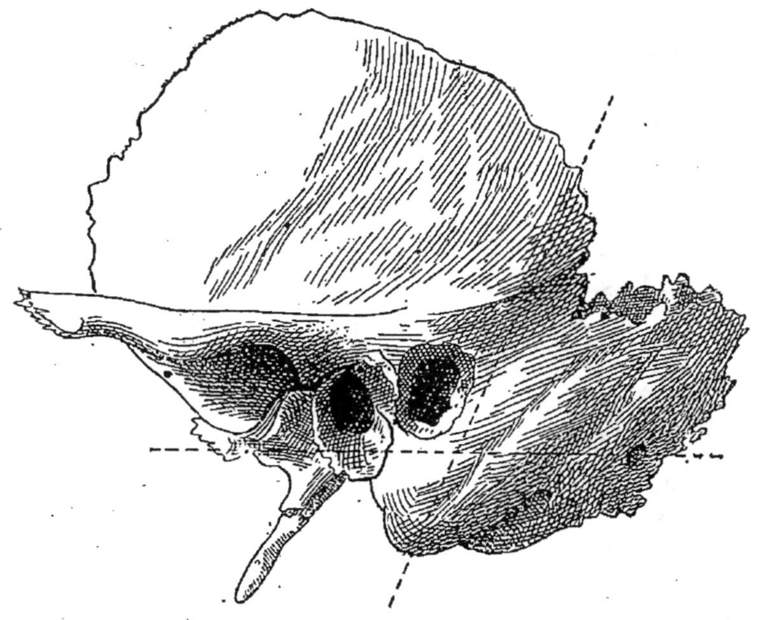

Fig. 4.

Orifice de trépanation de l'antre pétreux ou mastoïdien (Poirier).

l'*aditus ad antrum*. Étant donné sa situation constante, étant donné de plus que c'est la première cellule envahie par la suppuration, c'est donc toujours l'antre qu'il faudra trépaner.

A la surface extérieure du crâne l'antre est limité en avant par une ligne parallèle à la moitié supérieure du bord postérieur du conduit auditif et située à un demi-centimètre en arrière. En haut l'antre est limité par la crête temporale sus-mastoïdienne (fig. 4) ou linea temporalis, qui est la continuation de la racine postérieure de l'arcade zygomatique, et est marquée au niveau du conduit auditif par une saillie : spina supra meatum.

En opérant plus haut on risque d'ouvrir le crâne, en opérant plus en avant on risque de trouver le nerf facial et le canal demi-circulaire transverse. En se portant trop en arrière on tomberait sur le sinus latéral.

MANUEL OPÉRATOIRE. — 1° *Incision*. — On fait dans le sillon rétro-auriculaire une incision qui commence à la pointe de la mastoïde, et remonte plus haut que le conduit. On incise jusqu'à l'os, et à l'aide de la rugine on décolle le périoste en arrière puis en avant, refoulant le conduit auditif; on a ainsi sous les yeux toute la surface de la mastoïde. L'hémorrhagie, peu abondante, s'arrête par la compression et quelques pinces hémostatiques.

2° *Trépanation*. — On recherche la spina supra meatum et la ligne temporale, qui correspond à peu près à la suture de la portion écailleuse et de la portion mastoïdienne du temporal. C'est dans l'angle que forme cette ligne avec la paroi postérieure du conduit auditif qu'il va falloir trépaner. Quant à la blessure du sinus, il est à peu près certain qu'on l'évitera, si l'on ne se porte pas à un centimètre et demi plus loin que le bord postérieur du conduit auditif chez l'adulte, à un centimètre chez l'enfant (Ricard).

On opère avec le ciseau et le maillet. Si l'apophyse est pneumatique sa paroi, parfois aussi mince qu'une coquille d'œuf, est ouverte du premier coup. Pour les apophyses diploïques il faut faire sauter une couche d'os épaisse de un centimètre, et quelquefois même de 2 centimètres et demi. Dans le cas où l'on ne trouverait pas l'antre, on chercherait l'aditus ad antrum qui est situé un peu au-dessus de la ligne temporale.

L'antre étant ouvert, le pus s'écoule au dehors. On trouve quelquefois des bourgeons charnus et des séquestres qu'il faut enlever à la curette; on évitera de curetter en haut et en arrière à cause de la blessure du sinus latéral. Il faut ensuite ouvrir toutes les cellules voisines et bien découvrir tous les points malades.

Il ne reste plus qu'à drainer ou à tamponner la plaie, et à réunir les téguments par quelques points de suture.

3° *Curettage de la caisse.* — Inutile d'ordinaire dans les otites aiguës, il devient indispensable dans les inflammations chroniques. Il faut alors procéder de la manière suivante : l'incision tégumentaire comprend toute la longueur du pavillon que l'on rabat en avant et en bas. A l'aide d'une rugine on décolle le conduit de toutes ses attaches osseuses, on l'isole de toutes parts, on le coupe le plus profondément possible, et l'on a devant les yeux le pourtour du conduit osseux qui apparaît aussi nettement que sur le squelette.

On trépane l'antre au lieu d'élection, et on cherche dans son angle antéro-supérieur l'orifice de l'aditus par lequel on introduit un stylet qui s'enfonce dans la caisse. Ce stylet est séparé de l'extérieur par un pont osseux qui constitue la paroi externe du canal de l'antre. En se guidant sur le stylet, on fait sauter ce pont à la gouge et au maillet, en évitant la blessure du canal demi-circulaire transverse et du nerf facial; la caisse se trouve ainsi largement ouverte, on la nettoie, on la curette avec le plus grand soin, on enlève les restes des osselets.

Revenant aux parties molles, on fend le conduit cutané dans toute sa longueur jusqu'au méat en suivant sa paroi supérieure, et l'on a ainsi deux lambeaux qui vont tapisser la plus grande partie de la cavité osseuse ouverte. On tamponne à la gaze le conduit auditif et les cavités réunies de la caisse et de la mastoïde.

INDICATIONS ET RÉSULTATS. — La trépanation mastoïdienne est indiquée dans le cas d'abcès, alors que la douche d'air et la perforation du tympan n'ont donné aucun résultat. S'il y a, avec une collection intra-mastoïdienne, un abcès sous-périosté, il ne faut pas se contenter d'ouvrir cet abcès (*incision de Wilde*), cela n'avancerait à rien, on laisserait persister la lésion osseuse, la seule dangereuse. A moins que les deux abcès ne communiquent largement l'un avec l'autre par une trépanation spontanée, il faudra toujours trépaner. Quand la suppuration s'est ouverte spontanément au dehors, créant une fistule mastoïdienne persistante, il ne faut pas agrandir cette fistule, mais faire une trépanation classique sur l'antre que l'on raccordera avec le trajet fistuleux. S'il y a, au cours de la trépanation, des séquestres, on les enlève; s'il n'y a que de l'ostéomyélite diffuse, on évide à la curette les foyers malades.

Indépendamment de la blessure des organes voisins, la complication opératoire à redouter est la méningo-encéphalite. Dans sa statistique, Schwartze

de Halle, qui a été le grand promoteur de la trépanation mastoïdienne, note 20 p. 100 de morts,
70 guéris, et chez les 10 autres il persiste une
fistule que l'on peut d'ailleurs tarir par une intervention ultérieure. Jacobson, réunissant 100
cas de trépanation mastoïdienne, n'a trouvé que
12 p. 100 de morts et 57 guérisons définitives.
La blessure du sinus n'entraîne pas fatalement
la mort. Disons enfin qu'un certain nombre des
morts ne sont pas imputables à l'opération elle-
même. Si l'on considère ce que deviennent les malades abandonnés à eux-mêmes, on peut dire que toutes
les fois qu'on se trouve en présence d'un abcès mastoïdien il faut trépaner le plus tôt possible.

II. — Yeux.

Nous n'avons pas l'intention de décrire les nombreux progrès réalisés en ophtalmologie : cette
étude est trop *spéciale*, et nous entraînerait beaucoup
trop loin. Nous renvoyons pour cela à l'important
et remarquable traité que vient de faire paraître le
professeur Panas. Nous nous contenterons de rap-
porter quelques opérations pratiquées sur les annexes de l'œil, et qui sont en quelque sorte du
domaine de la chirurgie générale.

1° Opération du ptosis. *Procédé de Panas* (1).

Le ptosis paralytique ou chute de la paupière supérieure est dû à une paralysie du muscle élévateur.

(1) Panas, *Traité des maladies des yeux*, Paris, 1894, t. II,
p. 141.

La clinique montre que dans ce cas le muscle orbito-frontal tend à suppléer l'élévateur; c'est pour faciliter cette suppléance que M. Panas a fait l'*inosculation directe* de la paupière avec le muscle orbito-frontal.

Manuel opératoire (fig. 5). — La paupière étant tendue au moyen d'une plaque de corne, on fait une

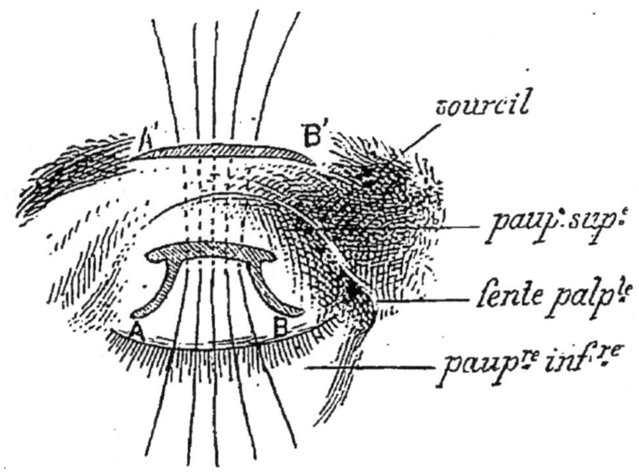

Fig. 5.

Opération du ptosis (Procédé de Panas).

incision horizontale dans le pli orbito-palpébral : elle comprend la peau et l'orbiculaire et elle s'arrête au ligament suspenseur. De cette première incision en partent deux autres descendantes et légèrement divergentes qui, arrivées au bord supérieur du tarse, prennent une direction horizontale : elles s'arrêtent en dedans B près du point lacrymal, en dehors A près de la commissure.

Le deuxième temps de l'opération consiste à faire le long et tout près du bord supérieur du sourcil une incision semi-circulaire A'B' à concavité inférieure, qui comprend la peau et la couche musculaire formée par le frontal et le sourcilier. On saisit avec une pince le pont cutané compris entre les deux incisions, et on le mobilise par transfixion à l'aide d'un bistouri passé à plat au-dessous de lui. Le lambeau palpébral est alors insinué sous ce pont cutané, et attiré en haut jusqu'à ce qu'il vienne s'adapter à lèvre supérieure de l'incision sourcilière, à laquelle on le réunit par un certain nombre de points de suture. Quand l'opération est terminée la ligne AB se trouve réunie à la ligne A'B'. Si le ptosis est très prononcé on fait le lambeau petit, c'est-à-dire que la première incision horizontale est faite très loin du sourcil. Si au contraire le ptosis est léger, on fait un grand lambeau.

Si l'on s'aperçoit que la paupière tend à s'ectropionner, on ajoute de chaque côté un point de suture profond passant à travers le ligament suspenseur. L'opération doit avoir pour but, tout en relevant la paupière paralysée, de lui faire exécuter. comme à l'état normal, un mouvement de charnière en haut et en arrière, autour d'un axe horizontal fictif passant par les deux commissures.

2° Transplantation du sol ciliaire (1).
Procédé de Panas.

Cette opération s'applique à l'entropion et au trichiasis de la paupière supérieure : elle a pour but de *redresser* les bulbes pileux qui regardent en dedans du côté du globe de l'œil.

---

(1) Panas, *loc. cit.*, p. 153.

2.

Manuel opératoire (fig. 6). — On commence par mettre dans le cul-de-sac palpébral une plaque de corne qu'un aide maintient fortement appliquée contre la paupière, pour éviter toute hémorrhagie.

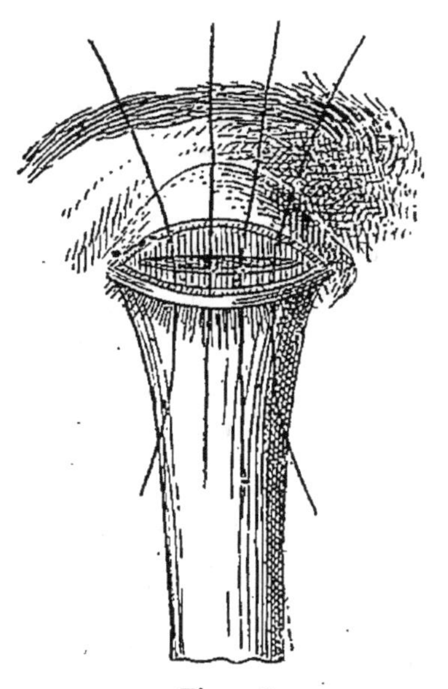

Fig. 6.

Transplantation du sol ciliaire (Procédé de Panas).

Un crochet pointu est enfoncé près du bord libre du tarse, et sert à bien tendre la paupière. A 3 millimètres au-dessus de la ligne des cils, on fait une incision horizontale allant de la commissure externe au point lacrymal. Cette incision comprend la peau et l'orbiculaire ; elle met à nu la face antérieure du tarse presque toujours ratatiné et déformé.

On dissèque au bistouri la lèvre inférieure de l'incision, jusqu'à ce que l'on arrive à la racine des cils reconnaissables à leur couleur noire. On dissèque de même la lèvre supérieure, jusqu'à ce que l'on ait découvert le bord supérieur du tarse et le ligament suspenseur de la paupière. Si le tarse est sain, on le respecte ; s'il est sclérosé et déformé, comme c'est le cas le plus ordinaire, on le fend horizontalement au bistouri dans toute son épaisseur, en y comprenant la conjonctive. On produit ainsi en plein tarse une boutonnière transversale qui va redresser son enroulement.

Pour placer les sutures on commence par enfoncer l'aiguille, munie d'un fil de soie fin, à travers le ligament suspenseur et le tarse à leur partie moyenne : puis l'aiguille est glissée sous le petit lambeau musculo-cutané inférieur et sort sur le bord libre de la paupière immédiatement derrière les cils. Quatre points de suture suffisent. En nouant les fils on fait remonter le petit lambeau inférieur, et avec lui les cils qui s'ectropionnent légèrement. La lèvre supérieure de l'incision laissée libre se réunit d'elle-même à la lèvre inférieure suturée au tarse. Les fils réunis en faisceau, sont fixés au front à l'aide de collodion, ce qui tend encore à redresser la paupière.

L'hémorrhagie, quand on sait se servir de la corne, est toujours insignifiante.

Au bout de quatre ou cinq jours on enlève les sutures. Les cils d'abord légèrement éversés reprennent peu à peu leur place normale.

Quant au *résultat définitif* constaté après plusieurs années il est absolument parfait.

3° Curettage du sac lacrymal (1).

C'est un procédé nouveau qui s'applique aux mêmes cas que la cautérisation ignée : son but est de détruire les fongosités du sac. Le manuel opératoire varie suivant les auteurs : Tartuferi fend le canalicule lacrymal supérieur, pratique la section sous-cutanée du ligament palpébral interne, introduit dans le sac une petite curette analogue à celle de

(1) Panas, *loc. cit.*, p. 351.

Daviel et en fait le grattage. Les jours suivants il fait des cathétérismes, et en une dizaine de jours en moyenne toute sécrétion est tarie.

De Wecker procède à peu près de la même façon; mais au lieu de faire simplement une section du ligament palpébral interne, il ouvre le sac de dedans en dehors dans une étemdue de un centimètre et demi. Par cette ouverture il introduit une curette tranchante ayant la forme de celle à chalazion, mais deux fois plus grande.

Despagnet ouvre directement la paroi antérieure du sac et fait par là le curettage : s'il existe des végétations saillantes, il les excise aux ciseaux.

Enfin Guaita, de Pavie, combine le curettage à l'introduction dans le canal nasal préalablement débridé d'une canule d'os décalcifié empruntée à la patte d'une grenouille, et dont le volume ne doit pas dépasser 2 à 3 millimètres. Une fois l'opération terminée, on réunit par des points de suture la paroi antérieure du sac qui avait été incisée au début.

Quel que soit le procédé employé, il se fait toujours après le curettage une hémorrhagie abondante que M. Despagnet conseille d'arrêter par les lavages au sublimé, puis par des attouchements avec un mélange de glycérine et de sublimé à 1/200.

De l'étude de ces différents procédés, M. Panas conclut qu'il faudrait un plus grand nombre de faits, et surtout suivis pendant plus longtemps, pour juger d'une façon définitive la valeur du curettage du sac. Jusqu'à plus ample informé, il lui préfère la vieille cautérisation ignée pratiquée avec les petits ¦cautères olivaires qu'employait Paul d'Égine.

4° Ablation des glandes lacrymales palpébrales (1).

Depuis longtemps on avait proposé, dans le cas de larmoiement incurable, d'enlever la glande lacrymale orbitaire, quand au congrès de Heidelberg de 1888 M. de Wecker préconisa l'ablation systématique par la conjonctive de la glande lacrymale palpébrale, espérant du même coup anéantir la sécrétion de la glande orbitaire par la section de ses canaux excréteurs.

MANUEL OPÉRATOIRE. — *Procédé de de Wecker.* — Le malade étant cocaïnisé, on relève à l'aide d'un écarteur étroit la paupière supérieure principalement dans sa partie externe. On fait regarder le malade en bas et en dedans, et la glande forme un bourrelet analogue à une fève aplatie. Pour faciliter l'opération on met une pince à fixer au-dessus du bord supérieur de la cornée, et on fait attirer par un aide le globe de l'œil en bas et en dedans.

On incise alors la conjonctive sur une étendue de 12 à 15 millimètres au niveau de la saillie produite par la glande. On dégage soigneusement la glande, en commençant par la ligne médiane, d'une sorte de capsule que lui fournit le tissu cellulaire sous-conjonctival. Les derniers coups de ciseaux, qui sectionnent les attaches de la glande près de la commissure externe, intéressent quelques artérioles qui donnent une hémorrhagie s'arrêtant vite avec la compression

(1) Panas, *loc. cit.*, p. 354, et Terson, *Les glandes lacrymales conjonctivales et orbito-palpébrales,* Th. de Paris, 1892.

digitale. On pourrait au besoin mettre une ou deux pinces hémostatiques.

Cette petite opération, simple en apparence, n'est pas toujours facile, surtout quand on a affaire à des yeux enfoncés dans l'orbite sur lesquels on n'arrive pas aisément à étaler la glande. On évitera la blessure de l'élévateur de la paupière supérieure et du muscle droit externe.

Procédé de Panas. — Le malade est chloroformisé : on renverse fortement la paupière supérieure, on place profondément dans le cul-de-sac conjonctival et vers la commissure externe une plaque de corne, pendant qu'on saisit avec un petit crochet le bord libre ectropionné. On incise au bistouri la muqueuse conjonctivale sur la glande saillante : cette dernière fait hernie sous la forme d'un petit pancréas. Avec une érigne on harponne son extrémité médiane que l'on détache à petits coups de ciseaux, en évitant de léser les tissus environnants. Parvenu à la commissure externe, on poursuit pour enlever le groupe glandulaire assez volumineux situé derrière le ligament palpébral externe, et qui se prolonge même quelque peu vers la paupière inférieure.

En procédant de la sorte l'ablation est complète, et l'on ne s'expose jamais à blesser le tendon du releveur. Grâce à la pression de la corne l'hémorrhagie est à peine sensible ; en inspectant le terrain opératoire, il devient facile de voir si l'on n'a pas négligé quelques lobules qu'on saisit isolément avec le crochet pour les exciser.

INDICATIONS ET RÉSULTATS. — Dans les cas de larmoiement simple, où tout se passe dans l'excès de sécrétion des larmes, il faut enlever la glande palpé-

brale. Quand les voies lacrymales sont manifestement
atteintes, qu'il y a rétrécissement et infection,
il faut soigner ces voies par tous les moyens et même
par la destruction du sac au thermocautère ou à la
curette. Ce n'est qu'en dernier ressort que l'on pratiquera l'ablation de la glande lacrymale. Dans certains cas rares de conjonctivite granuleuse avec larmoiement abondant, il y a intérêt à supprimer la
glande. Il faut, bien entendu, avoir au préalable
traité les granulations.

Les résultats ne sont pas toujours les mêmes :
l'opération guérit quelques malades, en soulage
d'autres, et enfin chez un certain nombre reste sans
effet. Dans ces derniers cas on a eu recours à l'extirpation de la glande orbitaire, mais sans grand
succès : il est alors logique de supposer que les larmes
sont sécrétées par les glandes conjonctivales anormalement développées. Dans ces cas il faut revenir
au traitement des voies lacrymales par le cathétérisme ou toute autre méthode.

III. — Suppuration des sinus crânio-faciaux (1).

1° Sinus frontal (2).

Les suppurations des sinus frontal, sphénoïdal et
maxillaire ont, dans ces derniers temps, bénéficié d'un
certain nombre d'interventions qui ont eu pour point

(1) Panas, *loc. cit.*, p. 472.
(2) Guillemain, *Les abcès des sinus frontaux* (*Arch. d'opht.*,
1891, p. 1 et 111).

de départ les nombreux progrès réalisés en clinique rhinologique.

MANUEL OPÉRATOIRE. — a. *Cathétérisme du sinus frontal par le canal fronto-nasal.* — Exécuté par Jurascz, Hansberg, Schutter, Lichtwitz, il vient d'être décrit avec le plus grand soin par le professeur Panas, qui se sert d'une sonde en acier nickelé ayant la forme ci-dessous (fig. 7). Pour la faire parvenir dans le sinus, on tourne le bec en avant et on l'in-

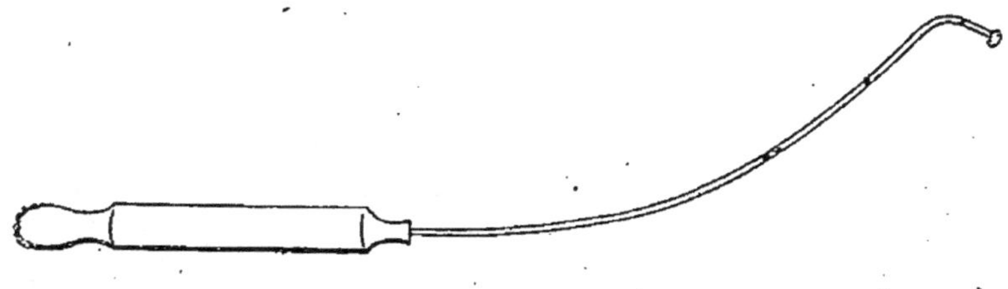

Fig. 7.

Sonde pour le cathétérisme des sinus frontal et maxillaire (Panas).

troduit par la narine, l'enfonçant de bas en haut jusqu'à ce que l'on soit arrêté par un obstacle qui n'est autre que la protubérance de l'ethmoïde et l'extrémité antérieure du cornet moyen. On soulève alors le manche de la sonde, son bec tombe dans l'infundibulum, et un simple mouvement de bascule l'engage dans le canal fronto-nasal qu'il est facile de parcourir en se rappelant qu'il se dirige obliquement de bas en haut et d'arrière en avant. On a la certitude que le cathétérisme a réussi quand, en tirant légèrement sur la sonde, on sent son bec accroché dans l'orifice du sinus.

Ce cathétérisme est possible dans 80 p. 100 des cas a la condition de réséquer, quand elle gêne, l'extrémité antérieure du cornet moyen, et d'enlever les productions polypoïdes si fréquentes dans le méat moyen.

b. *Drainage fronto-nasal.* — Après des recherches cadavériques faites en commun avec M. le professeur Panas, nous avons fait construire un cathéter en acier quelque peu flexible et à courbure plus que demi-circulaire : son extrémité terminée en bouton est pourvue d'un chas. Pour pratiquer l'opération, on fait au-dessous du sourcil une incision qui se rejoint en dedans à une incision verticale et médiane menée sur la racine du nez. On circonscrit ainsi un petit lambeau qui comprend les téguments et le périoste et que l'on décolle à la rugine. L'os mis à nu, on pratique sur le rebord orbitaire une couronne de trépan de 1 centimètre de diamètre, puis on ouvre le sinus en incisant sa muqueuse. On introduit alors le cathéter dans le canal fronto-nasal qu'il parcourt de haut en bas, pour venir ressortir par la narine. Un drain étant fixé à l'aide d'un fil sur le cathéter, on retire ce dernier qui entraîne avec lui le drain. On termine en suturant en partie le lambeau. L'extrémité supérieure du drain sort par la plaie frontale, tandis que son extrémité inférieure se trouve dans les fosses nasales : on y pratique des lavages de haut en bas.

c. *Ablation de la paroi antérieure du sinus.* — Certains chirurgiens (Kalt, Luc (1), etc.), s'inspirant de l'opération d'Estlander pour l'empyème thoracique, ont enlevé à la gouge et au maillet toute la paroi antérieure du sinus, quitte à produire un enfoncement disgracieux. Une fois le sinus ouvert, ses parois

(1) Luc, *Sem. méd.*, 1894, p. 276.

sont soigneusement curettées, puis touchées avec une solution de chlorure de zinc au dixième. Si l'on s'aperçoit que les cellules ethmoïdales sont envahies par la suppuration, on les ouvre en faisant sauter le rebord interne de l'orbite. A la fin de l'opération la paroi nasale externe est complètement défoncée au niveau des méats supérieur et moyen, et une large communication est établie entre la fosse nasale et le sinus; on fait passer par elle un gros drain qui assurera l'écoulement du pus par la narine. La large brèche osseuse ainsi produite est bourrée à la gaze stérilisée; on réunit le lambeau tégumentaire dans la plus grande étendue possible, laissant en bas un orifice juste suffisant pour laisser passer la mèche de gaze. Quand la guérison se produit, la face profonde des téguments vient se souder à la paroi postérieure du sinus, et la cavité de ce dernier est supprimée.

INDICATIONS. — Chacune de ces opérations a ses indications assez bien déterminées. Le cathétérisme, suivi d'injections antiseptiques et modificatrices à l'acide phénique, au sublimé, au chlorure de zinc, convient aux suppurations aiguës sans lésions profondes de la muqueuse, et avec intégrité du squelette. L'*Estlander* du sinus amène une guérison radicale et même assez rapide, mais au prix de délabrements tels qu'on ne l'emploiera que dans le cas où sinus et cellules ethmoïdales seront envahis en même temps; ou encore si l'on se trouve en présence d'une ostéite de l'ethmoïde avec ou sans séquestres. Aux autres cas, et c'est l'immense majorité, on appliquera le drainage fronto-nasal, en ayant soin après trépanation de faire un curettage complet du sinus, suivi d'une large cautérisation. On fera chaque jour des injections par le drain, que l'on enlèvera quand la suppuration sera tout à fait tarie.

2° Sinus maxillaire (1).

a. *Cathétérisme de l'orifice naturel.* — On peut employer, dit le professeur Panas, la même sonde que pour le sinus frontal. Il faut, quand on l'introduit, tourner sa courbure terminale en bas, s'arrêter au niveau de la saillie du cornet moyen, relever horizontalement le manche de l'instrument pour que son bec, parvenu dans l'infundibulum, pénètre de haut en bas et d'arrière en avant dans le sinus : il est bon à ce moment de reporter fortement le manche vers la cloison.

Ce cathétérisme, suivi de lavages, pourra s'employer dans le cas de suppurations légères, avec absence de lésions dentaires.

On a fait au cathétérisme un reproche capital : l'ostium maxillaire siégeant bien au-dessus du bas-fond de la cavité du sinus, il est impossible de la nettoyer complètement. C'est pour obvier à cet inconvénient que Schmidt, Lichwitz, Lermoyer (2) ont proposé de perforer la paroi externe des fosses nasales dans le méat inférieur, à une distance de 3 centimètres au moins de l'entrée des narines. Une fois la ponction faite, on retire la canule, et on peut par la lumière du trocart faire des injections.

b. *La voie alvéolaire,* employée depuis longtemps par Cooper, est encore celle qui s'applique à la majorité des sinusites maxillaires. Elle est à peu près

(1) Cartaz, *Soc. franç. d'otol. et de laryngol.,* 1893.
(2) Lermoyer, *Sem. méd.,* 1893, p. 45.

l'analogue du drainage fronto-nasal pour la sinusite frontale. Il faut, dit M. Cartaz, après avoir arraché une petite molaire, faire avec un foret américain une large ouverture par laquelle on pourra introduire des substances médicamenteuses. Pour éviter l'entrée des aliments dans le sinus, ce qui serait une cause d'infection, le malade portera un opercule au moment des repas.

c. *Le troisième mode de traitement* consiste à tailler un lambeau sur la gencive, à détacher le périoste, à faire une large ouverture du sinus par la fosse canine, à pratiquer le *curettage* de sa cavité, et au besoin à enlever les parties d'os qui sembleraient malades. On bourrera la cavité de gaze, et après guérison la muqueuse gengivale se sera soudée à la paroi profonde du sinus. C'est là une opération d'exception, à laquelle il ne faudra avoir recours qu'en dernier ressort, alors que tous les autres procédés auront échoué. Sur 64 empyèmes du sinus maxillaire M. Cartaz a opéré 32 fois par la voie buccale, 29 fois par l'alvéole et 3 fois seulement il a été forcé de faire le curettage.

3° Sinus sphénoïdal.

Si l'empyème du sinus maxillaire a été connu de tout temps, il n'en est pas de même de celui du sinus sphénoïdal, dont l'étude ne remonte qu'à ces dernières années (1). Le traitement consiste à faire, quand il est possible, le lavage par l'orifice naturel du sinus. Pour pratiquer le cathétérisme on se rap-

(1) E. Berger, *La chirurgie du sinus sphénoïdal.* Th. de Paris, 1890.

pellera que l'ouverture du sinus est située en avant et en haut, dans l'angle dièdre que forme la paroi antérieure du sinus avec le bec du sphénoïde. On prend une sonde de petit calibre, légèrement courbée à son extrémité, on la porte directement en arrière au-devant du corps du sphénoïde en passant entre la cloison et le cornet moyen. Arrivé à ce niveau, on relève doucement le bec de la sonde jusqu'à ce que l'on sente une petite dépression, on est dans l'angle dièdre ; poussant alors l'instrument avec précaution directement en arrière on ne tarde pas à tomber dans la cavité du sinus. Il ne reste plus qu'à faire des lavages antiseptiques.

Si l'on ne trouve pas d'orifice il faut en créer un artificiel, c'est-à-dire faire une trépanation de la paroi antérieure du sinus, chose assez facile attendu qu'il y a presque toujours amincissement et ramollissement de cette paroi par l'ostéite. Quand le cornet moyen empêche l'accès du sinus, il ne faut pas hésiter à le réséquer. Dans les cas où la guérison se ferait attendre, on pratiquerait (Heryng) le grattage du sinus avec une curette.

IV. — Névralgie faciale.

Les névralgies faciales, *rebelles* à tout traitement médical, ont été attaquées depuis fort longtemps par l'élongation, la névrotomie, la névrectomie. L'élongation est souvent insuffisante ; il en est de même de la névrotomie : les deux bouts ne tardant pas à se souder. L'opération de choix est la névrectomie, c'est-à-dire la résection d'un segment plus ou moins étendu du nerf malade.

Toutes les branches du trijumeau pouvant être affectées isolément, on a imaginé, pour la résection de chacune d'elles, un et souvent plusieurs procédés opératoires. Nous ne les décrirons pas tous, renvoyant pour cela aux traités de médecine opératoire. Nous nous contenterons d'insister sur la résection des troncs maxillaires supérieur et inférieur, et du ganglion de Gasser, opérations de date récente qui semblent donner des succès là où la simple névrectomie des branches échoue.

1° Résection du nerf maxillaire supérieur.

Procédé de Segond(1). — Cette opération, pratiquée pour la première fois par Carnochan, puis par Linhart, Lossen, Brown, Krönlein, Scriba, Czerny, est ainsi décrite par M. Segond :

1° *Incision des téguments.* — Elle commence à l'extrémité postérieure de l'arcade zygomatique dont elle longe le bord supérieur : parvenue à son extrémité antérieure, elle change de direction et se porte obliquement en bas et en avant en croisant la face externe de l'os malaire. Cette incision profonde doit comprendre les téguments et le périoste.

2° *Résection temporaire de l'arcade zygomatique.* — L'os malaire est scié avec la scie à chaîne immédiatement au-devant du bord antérieur du masséter ; puis, par un renversement brusque, on fracture au niveau de son col l'apophyse zygomatique. On obtient ainsi un lambeau angulaire ostéo-musculocutané qui est renversé en bas et en arrière.

(1) Segond, *Rev. de chir.*, 1890, p. 192.

3° *Écartement du muscle temporal et découverte de la fente ptérygo-maxillaire.* — Ce temps doit être exécuté uniquement avec les doigts et la sonde cannelée ; c'est la seule condition pour se mettre à l'abri de l'hémorrhagie. On s'attaque au bord antérieur du muscle temporal que l'on décolle d'avant en arrière ; quand cela est fait, on le rétracte fortement en arrière, et l'on a ainsi sous les yeux la fente ptérygo-maxillaire.

4° *Recherche et résection du nerf.* — Étant donné la profondeur à laquelle on opère et la graisse dont est remplie la fosse ptérygo-maxillaire, il est le plus souvent impossible de voir le nerf et le ganglion de Meckel. Prenant un crochet à strabisme, dont le bec regarde en haut, on le porte dans l'extrémité antérieure de la fente ptérygo-maxillaire. On pousse ce crochet à fond, en ayant soin d'incliner son bec un peu en avant comme si l'on voulait le faire pénétrer dans l'orbite ; on le ramène au dehors et le nerf est à peu près sûrement chargé. Pour s'en assurer on exerce des tractions sur le nerf sous-orbitaire à son émergence et on voit si elles se transmettent aux parties qu'a chargées le crochet.

Pour réséquer le nerf on le saisit avec une pince à mors étroits et longs sur laquelle on l'enroule par torsion, de façon à bien dégager son point d'émergence qu'il est facile de couper au ras du trou grand rond. On termine en sectionnant le nerf le plus en avant possible, dans la fente sphéno-maxillaire. L'ablation du ganglion de Meckel suit fatalement celle du nerf au bord inférieur duquel il est accolé.

Pendant ces manœuvres un accident est à redouter :

la blessure du tronc ou des branches de la maxillaire interne.

5° *Sutures et pansement*. — On remet en place l'arcade zygomatique sur l'extrémité antérieure de laquelle on place un point de suture, puis on réunit les téguments par des points profonds et superficiels. Il est indispensable d'avoir une réunion primitive, car la suppuration pourrait compromettre les mouvements de la mâchoire. De plus, les extrémités nerveuses englobées dans le tissu cicatriciel pourraient être une cause de récidive.

2° Résection du nerf maxillaire inférieur.

Procédé de Quénu (1). — Cette résection a été faite par Horsley, Krause, Salzer, Krönlein, Rose, etc.

1° *Dénudation de la fosse temporale*. — On fait une incision courbe à convexité supérieure s'enfonçant profondément jusqu'à l'os. Elle commence derrière l'apophyse orbitaire externe et aboutit au-devant du conduit auditif. L'apophyse est sciée à ses deux extrémités, et le lambeau, qui comprend le temporal, détaché à coups de rugine et rejeté en bas, jusqu'à ce que l'on soit arrivé à la crête qui sépare la fosse temporale de la fosse zygomatique.

2° *Trépanation*. — On applique une couronne de trépan un peu au-dessus de cette crête ; on l'agrandit avec la pince-gouge de Lannelongue, en décollant avec le doigt la dure-mère, avec la rugine la voûte de la fosse zygomatique. Quand la pince-gouge s'est avancée à un centimètre environ au delà de la

(1) Quénu, *Acad. de méd.*, 9 janv. 1894.

crête, on va à la recherche du trou ovale qui se trouve immédiatement en avant de l'épine du sphénoïde, facile à sentir. On introduit dans ce trou une aiguille mousse qui va servir de point de repère à la pince-gouge pour faire sauter le pont osseux qui reste encore pour arriver au trou ovale. Le tronc nerveux est mis à nu.

3° *Résection*. — Un écarteur refoule le ptérygoïdien externe et le temporal : il est alors facile de charger et de réséquer le nerf. L'opération est, dit M. Quénu, d'une exécution rapide : cinq minutes suffisent à partir du moment où la couronne de trépan a été appliquée.

On pourrait par ce procédé opératoire arriver jusqu'au ganglion de Gasser, ou au moins jusqu'à l'émergence de ses trois branches.

3° **Extirpation du ganglion de Gasser.**

Procédé de Doyen (1). — Elle a été faite pour la première fois par Rose, puis par Horsley, Finney, Doyen : chaque opérateur a décrit un procédé spécial.

1° *Incision* verticale de cinq centimètres, à égale distance du conduit auditif et de l'apophyse orbitaire externe, devant dépasser en bas de un centimètre et demi l'arcade zygomatique. Résection de l'apophyse zygomatique.

2° *Trépanation*. — On dénude avec soin la suture sphéno-temporale au niveau de laquelle va être appliqué le trépan ; on prolonge cette dénudation sur

(1) Doyen, *Congr. franç. de chir.*, 1893.

3.

la voûte de la fosse zygomatique jusqu'à ce que l'on ait atteint le trou ovale. On saisit avec une pince le dentaire inférieur et le lingual à trois ou quatre centimètres du trou ovale, et on sectionne leur bout périphérique. On applique une couronne de trépan dans la fosse temporale sur la suture précitée, se rappelant que l'on est au voisinage de la méningée moyenne qui sera liée à l'occasion. L'orifice de trépanation est agrandi à la pince-gouge qui va jusqu'au trou ovale qu'elle ouvre largement. La traction, exercée par un aide sur les nerfs lingual et dentaire inférieur sectionnés, sert de guide au chirurgien pour se diriger vers le trou ovale.

3° *Résection*. — Par la brèche ainsi faite, il faut décoller la dure-mère jusque sur le côté de la selle turcique, en séparant les deux feuillets qui enveloppent le ganglion de Gasser. On chemine ainsi entre la carotide, le sinus pétreux supérieur, le sinus caverneux ; et l'on finit par arriver au sommet du rocher. Le trijumeau est sectionné au delà du ganglion de Gasser, puis ce dernier enlevé dans sa totalité avec une certaine étendue des trois branches qui en émanent.

Indications et résultats. — La résection des nerfs maxillaires et surtout l'extirpation du ganglion de Gasser sont des opérations laborieuses, difficiles, graves. On ne devra les entreprendre que quand, après avoir épuisé toutes les ressources thérapeutiques, on se trouvera en présence de névralgies tellement intenses qu'elles rendront l'existence insupportable.

Quant au résultat, il est loin d'être parfait. Les nerfs maxillaires ont été réséqués un assez grand nombre de fois pour qu'on puisse émettre un avis sur la valeur de cette opération : le plus souvent il y a guérison, mais elle n'est pas durable. Au bout de quelques mois, de quelques années même, les douleurs réapparaissent; néanmoins le répit qu'elle a donné au malade justifie parfaitement l'intervention. L'extirpation du ganglion de Gasser met plus sûrement à l'abri de la récidive : par contre, elle est souvent suivie de la perte de l'œil par troubles trophiques.

CHAPITRE II

RACHIS, COU, THORAX.

I. — Rachis.

1° Trépanation rachidienne.

La trépanation rachidienne et la chirurgie médullo-rachidienne en général ont eu pour promoteur Horsley. En France, nous devons citer les travaux de MM. Ollier (1) et Chipault (2).

MANUEL OPÉRATOIRE. — A. *Trépanation postérieure ou lamnectomie. — Procédé d'Ollier.* — Il nous semble supérieur à tous les autres, ayant sur eux l'immense avantage de conserver le périoste et de faciliter la régénération osseuse.

1° *Incision des parties molles.* — Elle doit être lon-

(1) Ollier, *Traité des résections*, t. III, p. 833, 1891.
(2) Chipault, *Études de chirurgie médullaire*, 1893.

gitudinale, un peu en dehors de la ligne médiane, suivant l'un des côtés de la ligne des apophyses épineuses. Pour permettre d'écarter facilement les masses musculaires, elle doit être beaucoup plus longue que la portion d'os à retrancher. Jamais inférieure à 12 centimètres, elle pourra en avoir jusqu'à 20 ou 30.

L'incision ayant été faite le long de l'un des bords du ligament surépineux, on rejette du côté opposé ce ligament et le périoste qui recouvre les apophyses épineuses à enlever. On a ainsi une sorte de corde fibreuse tendue, en continuité avec l'aponévrose sacro-lombaire, et très utile pour la solidité ultérieure du rachis.

A l'aide du détache-tendon et du bistouri on dénude de chaque côté les lames dans toute leur étendue. On peut conserver tous les tissus interépineux et les ligaments jaunes.

2° *Ouverture du canal rachidien.* — Une fois la face postérieure de la colonne mise à nu, on peut pénétrer dans le rachis par trépanation : cela n'est guère possible qu'à la région dorsale où les lames horizontales sont imbriquées et forment un plan continu.

La pratique la plus simple et la meilleure consiste à couper l'apophyse épineuse à sa base avec une cisaille, et à la rabattre de haut en bas. On introduit ensuite la branche mousse de la cisaille sous les lames que l'on sectionne latéralement de chaque côté. La même manœuvre est répétée autant de fois qu'il y a de vertèbres à sectionner. Le premier arc est de beaucoup le plus difficile à enlever.

3° *Ouverture de la dure-mère.* — Elle est presque toujours le complément de la trépanation rachidienne ; elle permet l'exploration et le traitement des lésions intradurales. Lors de traumatisme cette ouverture est presque toujours indiquée. Il faut commencer par mettre à nu la dure-mère en isolant le tissu cellulo-adipeux qui la voile. L'incision sera longitudinale et médiane, on la fera aux ciseaux ou au bistouri, en ayant au préalable pincé et soulevé la membrane à l'aide d'une pince à griffes. Dès que la dure-mère est incisée, et avec elle bien entendu le feuillet pariétal de l'arachnoïde, le liquide céphalo-rachidien s'écoule par saccades.

Alors on peut traiter les lésions durales, enlever un caillot ou une tumeur, détruire des adhérences méningo-médullaires, explorer avec l'œil et le doigt la moelle. On a même tenté des opérations sur elle dans les cas où elle avait été sectionnée par une fracture ou un traumatisme ; on a essayé de réunir les fragments à l'aide de sutures pie-mèriennes, sans aucun succès d'ailleurs chez les animaux. On a pu chez l'homme, lorsque les racines rachidiennes avaient été sectionnées, les suturer soit à leur bout central, soit aux racines situées au-dessus d'elles.

Toutes les fois que la dure-mère aura été ouverte, on la refermera par des sutures ; sans cela il se produirait un écoulement continu de liquide céphalo-rachidien qui pourrait ne pas être exempt de danger.

Par-dessus les points de suture dure-mèriens on fera un second plan fibro-périostique et un troisième cutané.

4° Réparation de la perte de substance rachidienne. — Les résections, même étendues du rachis, se réparent bien chez les animaux et chez l'homme jeune : il n'est pas de même chez les sujets âgés. On a employé, pour favoriser cette réparation, un certain nombre de procédés analogues à ceux que nous avons vus à propos de la trépanation crânienne.

On a réimplanté les lames et les arcs enlevés : c'est une opération difficile à cause de la petitesse des fragments, qui d'ailleurs se résorbent là comme au crâne.

Dawbarn et Urban, s'inspirant de la résection temporaire de Chalot-Wagner (p. 10), ont proposé la taille d'un lambeau comprenant les téguments, les muscles et les arcs qui sont sciés et réappliqués ensuite. La taille de ce lambeau semble difficile, et de plus traumatisante et brutale pour la moelle.

Jusqu'à présent le meilleur moyen de faciliter la réparation de la brèche rachidienne, c'est la conservation minutieuse du périoste à la façon d'Ollier.

B. *Opérations sur les corps vertébraux et la face antérieure de la moelle.* — 1° *Méthode avec passage dans le canal rachidien.* — Cette opération convient aux cas où la lésion siège entre la face postérieure de la moelle et les méninges, entre les méninges et les corps vertébraux, ou à la face postérieure de ceux-ci. La lamnectomie étant faite, on libère d'une des faces latérales du canal rachidien, de la droite par exemple, la moelle entourée de ses enveloppes, on la récline du côté gauche et on met à nu la moitié droite de la face postérieure des corps vertébraux. On peut passer des instruments entre deux racines et aller enlever une tumeur ou un séquestre, curetter un abcès, évider un foyer d'ostéite tuberculeuse. On peut évidemment de la même manière récliner la moelle à droite, et mettre à nu la moitié gauche de la colonne vertébrale.

2° *Méthode en contournant le rachis*. — Elle s'applique aux lésions siégeant dans l'épaisseur et surtout à la face antérieure des corps vertébraux.

A la région lombaire on fait l'opération décrite par Trèves en 1884 : Incision entre la crête iliaque et la dernière côte suivant le bord externe de la masse sacro-lombaire. On sectionne d'abord les téguments et l'aponévrose postérieure, on met ainsi à nu la masse sacro-lombaire que l'on récline vers la ligne médiane, on incise sur le sommet des apophyses transverses l'aponévrose qui sépare la masse commune du carré des lombes, on tombe sur le bord interne du psoas qui déborde en dedans le carré, on le désinsère des apophyses transverses, puis on insinue le doigt sur la face antérieure de celles-ci jusqu'à ce qu'on ait atteint les corps vertébraux. En suivant les os on ne risque de blesser ni le péritoine, ni les artères lombaires. Dans le cas d'abcès froid symptomatique l'opération de Trèves est bien simplifiée ; en effet, dès que l'on arrive au psoas, on tombe sur la poche purulente, qui devient un guide précieux pour conduire à la lésion osseuse. Le traitement de la lésion tuberculeuse en elle-même n'a rien de bien spécial : c'est un grattage d'abcès, une ablation de séquestres, un évidement osseux.

A la région dorsale le manuel opératoire indiqué par Schœffer et Auffret a été surtout étudié par M. Vincent (1), qui a décrit les deux procédés suivants :

Drainage prévertébral par le sinus de l'angle de la gibbosité. — On commence par faire, le long du

(1). Vincent, *Rev. de chir.*, 1892, p. 276 et 379.

bord externe de la masse musculaire des gouttières spinales une incision verticale de 8 à 10 centimètres sur la lèvre externe de laquelle tombe une incision horizontale suivant l'intervalle de deux côtes ; on choisit de préférence l'espace intercostal qui est au niveau de la partie la plus saillante de la gibbosité. Cette incision aura 5 centimètres. On fera la résection d'une ou de deux côtes, si elles sont trop rapprochées au point d'empêcher l'exploration et le passage du drain. La même incision en T est faite de chaque côté ; puis on détache les muscles intercostaux, on écarte la plèvre, et on arrive avec le doigt dans le sinus d'inflexion de la colonne. Après avoir fait l'intervention nécessaire, on passe par l'incision de droite un drain qui ressort par celle de gauche.

Trépanation et drainage transvertébral. — Les temps opératoires sont les mêmes jusqu'à ce que l'on arrive sur les faces latérales de la vertèbre dans laquelle la sonde cannelée s'enfonce : c'est là qu'est la lésion. A l'aide d'une curette on évide ce foyer intra-vertébral ; et, s'il ne comprend pas toute la largeur de la vertèbre, on perfore en tissu sain le côté opposé à la lésion et l'on passe un drain.

En somme il y a là une seule opération : si l'on tombe sur une ostéite superficielle du corps vertébral, on fait le drainage prévertébral ; si l'os est creusé d'une caverne, on fait le drainage transvertébral.

A la région cervicale deux voies permettent d'arriver sur les corps vertébraux : la voie buccale, la voie latéro-cervicale.

Par la *voie buccale* on incise de haut en bas sur la ligne médiane la paroi postérieure du pharynx dans une étendue d'environ 6 centimètres, on écarte les deux lèvres de l'incision à l'aide d'érignes, et on a sous les yeux les corps vertébraux que l'on peut ruginer et évider. Par cette voie on atteint facilement le corps des deuxième, troisième et quatrième cervicales.

La *voie latéro-cervicale* conduit sur tous les corps cervicaux (Burckhardt). On fait une incision le long du bord interne du sterno-mastoïdien, et l'on tombe sur le paquet vasculo-nerveux du cou que l'on récline en dehors pour passer entre lui et le larynx. On décolle le tissu cellulaire lâche que l'on trouve à la face interne de la carotide primitive. On fait alors une petite boutonnière au tissu cellulaire rétropharyngien très induré lors d'abcès, on l'agrandit et on peut ainsi se donner derrière le pharynx un jour très large.

On peut également inciser le long du bord postérieur du sterno-mastoïdien.

Indications et résultats. — 1° *Traumatismes.* — Les fractures de la queue de cheval (et par là on doit entendre celles qui ne remontent pas au-dessus de la première vertèbre lombaire) avec déplacement osseux permanent et irréductible, sans déplacement mais avec phénomènes de compression, sont justiciables de la trépanation qui enlèvera les caillots intra-duraux, dégagera les racines de leur gangue sanguine ou cicatricielle, en fera au besoin la suture. Les bons résultats tiennent à ce fait que les nerfs de la queue de cheval offrent une résistance bien plus grande aux traumatismes que la moelle.

Les fractures médullaires basses, sans graves lésions de la moelle et avec compression osseuse permanente, pourront bénéficier d'une trépanation précoce.

Les fractures médullaires élevées, et en particulier celles de la région cervicale, seront, dans le cas où il y aurait déplacement, traitées par la réduction et jamais par la trépanation.

Les fractures des arcs, quel qu'en soit le niveau, sont toujours justiciables de la trépanation et de l'ablation des caillots extra-duraux.

On peut, dans les fractures anciennes avec accidents nerveux, pratiquer la trépanation qui sera d'ailleurs rarement suivie de résultat. Telles sont à peu près les conclusions de M. Chipault. Si le chirurgien obtient peu de succès, cela tient à ce qu'il n'a prise que sur l'élément osseux, et pas du tout ou à peu près sur les lésions médullaires : c'est en se basant sur ces faits que M. Ollier a pu dire que la trépanation était rarement indiquée dans les fractures de la colonne vertébrale.

2° *Tuberculose.* — *Lésions osseuses.* — Dans la tuberculose *vertébrale postérieure*, c'est-à-dire dans celle qui atteint les arcs, le chirurgien peut facilement intervenir soit pour gratter un abcès froid, soit pour extraire un séquestre, soit pour réséquer une apophyse épineuse ou une lame.

L'opération devient moins facile, et on ne peut guère la faire complète, quand la tuberculose s'est propagée aux apophyses articulaires.

La tuberculose *vertébrale antérieure*, c'est-à-dire celle qui envahit les corps, se traite différemment suivant les régions, comme nous l'avons vu.

Indépendamment des dangers inhérents à l'opération et de la blessure d'organes importants, une des causes d'insuccès est l'impossibilité où l'on se trouve souvent d'enlever tout le mal. Autant l'intervention chirurgicale sur les arcs est logique, autant celle sur les corps vertébraux est discutable : on ne doit donc la pratiquer qu'avec la plus grande réserve.

Lésions nerveuses. — C'est surtout la guérison de la paralysie que l'on a eu en vue. Cette paraplégie est liée d'habitude à une compression. C'est donc au point qu'il suppose être comprimé que le chirurgien fera son intervention. L'agent de la compression que l'on aura à enlever sera un abcès intra-rachidien, un séquestre saillant, un foyer de pachyméningite fongueuse.

Un certain nombre de malades ont succombé presque immédiatement après l'opération à des troubles respiratoires. Quant aux survivants, il est exceptionnel de les voir guérir d'une façon durable. Chez quelques-uns la paralysie s'améliore pour récidiver au bout d'un certain temps. Si l'on se rappelle que nombre de paralysies pottiques, traitées par l'immobilisation, guérissent spontanément, on voit que la trépanation est loin d'être indiquée dans les lésions nerveuses du mal de Pott.

3° *Tumeurs* (1). — Les tumeurs intra-médullaires échappent à l'intervention chirurgicale : si elles donnent de la paralysie, ce n'est point par compression mais par substitution de leurs éléments aux éléments nerveux : tels sont les gliomes, les sarcomes, les tubercules, les gommes. Les tumeurs extra-médullaires, à l'exception du cancer vertébral, sont au contraire justiciables de l'opération. Ce sont des lipomes

(1) Horsley et Gowers, *Med.-chir. Trans.*, t. LXXI, p. 377, 1888.

avec prolongement intra-rachidien, des kystes hydatiques à double poche extra et intra-rachidienne, enfin des tumeurs uniquement intra-rachidiennes ayant presque toujours pour point de départ les méninges. Elles sont le plus souvent situées à l'intérieur du sac dure-mèrien, s'implantant soit sur l'arachnoïde, soit sur la pie-mère, soit sur la face interne de la dure-mère, exceptionnellement sur sa face externe. Ce sont des tumeurs de petit volume, pédiculées, peu ou pas adhérentes, à évolution lente, sans tendance à la généralisation. L'opération est facile et donne d'assez bons résultats (1). Elle a été pratiquée pour la première fois par Horsley, en 1887, pour un fibro-myxome adhérent à la face postéro-latérale gauche de la moelle.

C'est, bien entendu, la trépanation rachidienne complète avec ouverture du sac dure-mèrien qu'il faut faire.

4° *Section intra-rachidienne des racines postérieures pour névralgies rebelles.* — Il faut, après ouverture de la dure-mère, couper les racines d'abord près de la moelle, puis le plus près possible de leur sortie de la cavité durale. On doit limiter la section à la racine postérieure, afin d'éviter la paralysie du territoire innervé par la racine antérieure. Cette opération a été faite pour la première fois par Abbe, en 1888 : il sectionna les sixième, septième et huitième racines cervicales pour une névralgie du membre supérieur. Il y eut soulagement momentané, mais au bout d'un an les crises douloureuses reparurent aussi intenses qu'avant

______

(1) Oustaniol, *Les tumeurs des méninges rachidiennes.* Th. de Paris, 1892.

l'opération. Bennett réséqua les racines des première, troisième, quatrième, cinquième paires lombaires, première et deuxième sacrées pour une névralgie avec contracture de la jambe gauche : la contracture disparut, mais la douleur persista. Le malade mourut au bout de quinze jours d'hémorrhagie cérébrale. Enfin Horsley a réséqué avec un succès relatif chez un malade les huitième et neuvième nerfs dorsaux, chez un autre les septième et huitième cervicaux. La valeur de cette opération est, on le voit, loin d'être établie.

2° Cure radicale du spina bifida par ostéoplastie.

Après l'excision du spina bifida (et c'est aujourd'hui l'opération de choix), il est fréquent, si la fissure vertébrale est étendue, de voir la tumeur se reproduire. C'est pour éviter cet accident que l'on a d'abord fait l'occlusion à l'aide de sutures musculo-aponévrotiques à étages bientôt reconnues insuffisantes, puis l'occlusion avec ostéoplastie.

Deux procédés ont été employés : l'un, le plus ancien, datant de 1883, est celui de la *greffe osseuse* (Robert Hayes, Mayo Robson, Berger). Il consiste à emprunter à un animal, et on s'est surtout adressé au lapin, une plaque ostéo-périostique que l'on place sur les méninges suturées au préalable, et que l'on suture elle-même aux lames qui bordent la fissure, et aux vertèbres supérieure et inférieure.

Le *deuxième procédé*, employé pour la première fois par Döllinger (1886), après lui par Senenko, et plus tard par Rochet, consiste à fermer la fissure par des fragments d'os empruntés à la colonne vertébrale elle-même. Voici comment M. Rochet (1) décrit le manuel opératoire : une fois le sac enlevé, il faut de chaque côté détacher les muscles vertébraux de la partie restante des arcs, et les faire tenir par des écarteurs de façon à avoir ces arcs bien sous les yeux. Alors, avec une forte rugine, on les fracture à 1 centimètre environ de leur extrémité libre : on a un nombre de fragments double de celui des ver-tèbres fissurées. Si la fente intéresse deux vertèbres, on a quatre fragments osseux, deux de chaque côté.

On mobilise ensuite ces sortes de plans ostéo-fibreux séparés par leur extrémité externe de la co-lonne vertébrale, mais toujours réunis entre eux et aux autres arcs des vertèbres intactes par des liens fibreux et tendineux, et constituant en somme une bande verticale continue sur les parties latérales de l'hiatus.

Ces deux bandes ostéo-fibreuses bien mobilisées, on les amène au contact sur la ligne médiane, et on les affronte non par leur bord interne, mais par leur face profonde pour produire un véritable adosse-sement en crête. Enfin on les suture. Un second plan de fils est placé sur les muscles et un troisième sur la peau.

Les résultats de cette ostéoplastie rachidienne semblent bons, surtout si l'on a recours au deuxième procédé. Néanmoins, ces opérations ont été prati-quées un trop petit nombre de fois pour qu'on puisse les juger.

(1) Rochet, *Cure radicale du spina bifida avec large brèche osseuse par ostéoplastie* (*Arch. prov. de chir.*, 1892, p. 357).

II. — Cou.

1° Laryngectomie (1).

La laryngectomie est l'ablation partielle ou totale du larynx, dirigée d'ordinaire contre les tumeurs cancéreuses de cet organe.

MANUEL OPÉRATOIRE. — a. *Laryngectomie partielle.* — Le cancer est souvent unilatéral, et, dans ces conditions, on a remarqué que quand on enlevait la moitié du larynx malade la récidive ne se faisait pas plus rapidement qu'à la suite de l'ablation totale. Par contre l'hémi-laryngectomie est moins meurtrière, et donne de meilleurs résultats au point de vue fonctionnel : il faudra donc y avoir recours toutes les fois qu'on le pourra. Si l'examen laryngoscopique n'a pas montré d'une façon péremptoire la bilatéralité de la lésion, il faut, après trachéotomie préalable, fendre le cartilage thyroïde sur la ligne médiane, examiner soigneusement la cavité laryngée ; et, si elle suffit, faire l'ablation unilatérale.

b. *Laryngectomie totale.* — *Procédé de Périer* (2). — 1° *Incision de la peau.* — On fait, à un travers du doigt au-dessous du bord inférieur du cricoïde, une incision transversale qui va du bord antérieur d'un sterno-mastoïdien à l'autre. Une seconde incision, parallèle à la première, réunissant aussi les deux sterno-mastoïdiens, est faite immédiatement au-dessous de l'os hyoïde : elle sectionne tout jusqu'à la

(1) Hartmann, *Traité de chir.*, 1891, t. V, p. 559.
(2) Périer, *Bull. de la Soc. de chir.*, 1890, p. 242, et Perruchet, Th. de Paris, 1894.

membrane thyro-hyoïdienne ; enfin une troisième incision médiane réunit les deux premières.

Il en résulte deux volets que l'on dissèque jusqu'au bord postérieur du cartilage thyroïde, et que l'on rabat en dehors. On sectionne les insertions thyroïdiennes et cricoïdiennes des constricteurs du pharynx, de sorte que le larynx ne lui adhère plus que par des liens conjonctifs. Si l'on rencontre l'isthme du thyroïde, on le coupe entre deux pinces.

2° *Section de la trachée.* — On passe à droite et à gauche, dans les premiers anneaux de la trachée, deux gros fils de soie qui ne traversent pas, autant que possible, la muqueuse. Ils sont très fortement tirés en avant pendant que le chirurgien introduit une sonde cannelée entre la trachée et l'œsophage, puis d'un seul coup de bistouri sectionne la trachée sur la sonde cannelée. Une canule spéciale en forme de crosse est enfoncée jusqu'à ce qu'elle oblitère complètement l'orifice trachéal, auquel elle est fixée à l'aide des fils de soie. C'est désormais par la canule que va se faire l'anesthésie.

3° *Dissection et extirpation du larynx.* — Le chirurgien, n'ayant pas à craindre l'entrée du sang dans les voies aériennes, saisit le larynx et l'attire en avant avec une pince de Museux : il dissèque sa face postérieure de bas en haut. Quand la dissection est terminée, il sectionne la membrane thyro-hyoïdienne, les cornes du cartilage thyroïde et l'épiglotte qui est laissée en place, à moins qu'elle ne soit envahie par le cancer. (Les malades qui ont leur épiglotte conservée déglutissent mieux.)

4° *Sutures.* — Les deux lèvres de l'incision longitudinale sont réunies l'une à l'autre. L'orifice du

pharynx est suturé à la partie médiane de l'incision
transversale supérieure dont les parties latérales
sont adossées à elles-mêmes. Si l'on veut que la
déglutition se rétablisse promptement, il faut diminuer autant que possible l'ouverture du pharynx.
Les fils qui réunissaient la canule à la trachée sont
dénoués, et cette dernière est fixée par une série de
points circulaires à l'incision transversale inférieure.

L'opération de M. Périer a, sur les procédés classiques de laryngectomie, l'avantage d'être nettement
réglée dans ses différents temps, d'être d'une exécution plus facile et plus rapide, de ne point exposer
à l'entrée du sang dans les voies respiratoires.
Quand l'extirpation totale est indiquée, c'est l'opération de choix. Par contre elle ne saurait convenir
aux nombreux cas où, au début de l'opération, le
chirurgien ne sait s'il enlèvera la totalité ou la moitié
du larynx.

INDICATIONS ET RÉSULTATS. — La laryngectomie est
une opération dont la valeur est encore fort discutée.
M. Hartmann dit qu'on doit la réserver aux cancers
intrinsèques, c'est-à-dire limités à la cavité du larynx,
et à certains cancers extrinsèques à marche lente
et ayant peu envahi les ganglions.

Dans tous les autres cas on devra, quand la respiration sera gênée, recourir au traitement palliatif,
à la trachéotomie.

Le résultat est meilleur quand on s'adresse aux
cancers extrinsèques : sur 23 laryngectomies partielles dans de pareils cas, Butlin a noté 7 morts, et
16 pour 51 laryngectomies totales. Pinçonnat, sur
41 laryngectomies partielles, a relevé 4 morts, et
71 morts pour 171 laryngectomies totales. Ce sont là

des statistiques assez dissemblables. Sur 6 opérations faites par son procédé M. Périer a eu 3 morts.

2° Thyroïdectomie partielle (1).

La thyroïdectomie est l'extirpation du corps thyroïde : elle a presque toujours été pratiquée pour des goitres, exceptionnellement pour des cancers. L'ablation totale des corps thyroïdes goitreux a été très bien étudiée dans sa technique par Kocher, qui l'a faite plus de trois cents fois. La mortalité opératoire est relativement très faible : 2,4 pour 100. Le résultat immédiat est donc parfait, surtout au point de vue esthétique. Malheureusement, comme l'a le premier constaté J. Reverdin, plus de la moitié des malades succombent au myxœdème : les accidents observés sont dus à la suppression des fonctions de la glande thyroïdienne. La thyroïdectomie totale n'est donc pas une opération *physiologiquement* permise, et aujourd'hui la plupart des chirurgiens l'ont abandonnée.

Au contraire, si on laisse en place au moins un *tiers* de la glande, il suffit à suppléer les parties enlevées. L'expérimentation sur les animaux confirme ce fait. Lors donc qu'il faudra enlever un goitre, c'est à la thyroïdectomie partielle qu'on aura recours : c'est une opération physiologiquement inoffensive.

MANUEL OPÉRATOIRE. — *Procédé de Socin*. — Il est basé sur ce fait que très souvent les kystes thyroïdiens, les nodosités du goitre parenchymateux sont,

(1) Broca, art. THYROIDECTOMIE, *Dict. de Dech.*, 1887, et Reclus et Forgues, *Trait. de thér. chir.*, t. II, 1892, p. 454.

dans l'intérieur même de la glande, entourés d'une coque de laquelle on peut les *énucléer*. A. Reverdin conseille une longue incision linéaire unique suivant le bord antérieur du sterno-mastoïdien, à laquelle on adjoindra s'il le faut des débridements latéraux. Il faut inciser couche par couche jusqu'à ce qu'on soit arrivé à la masse morbide. Si la tumeur est superficielle, immédiatement sous-jacente à la capsule thyroïdienne, l'opération est facile.

Si la tumeur est profonde, on doit, pour arriver jusqu'à elle, inciser une couche épaisse de la glande qui saigne beaucoup. Il faut aller vite, car l'hémorrhagie se fait en nappe, et ne saurait être arrêtée que par le tamponnement. On est arrivé sur la tumeur quand on rencontre une membrane gris bleuâtre, privée de vaisseaux, tranchant sur la coloration brun rougeâtre du tissu glandulaire : on énuclée avec le doigt qui va contourner sa surface.

On peut faire une suture hémostatique de la coque qui contenait la tumeur, et réunir par-dessus les téguments ; on peut aussi la tamponner avec de la gaze aseptique. A la suite de cette énucléation la mortalité est très rare.

Procédé de Mickulicz. — Il doit être réservé aux hypertrophies diffuses de la glande, qui ne sauraient être traitées par l'énucléation. On fera la même incision que pour la thyroïdectomie totale : une incision unique et longue, médiane ou latérale, est ce qu'il y a de mieux. Une fois arrivé sur la glande, on dissèque ses parties antérieures et supérieures en se servant des doigts et de la sonde cannelée, et en ne sectionnant les brides qu'entre deux ligatures. Quand on a libéré les cornes supérieures et l'isthme, on s'arrête; on place une ligature en masse sur les cornes inférieures qu'on laisse en place, et qui représentent une quantité de glande suffisante pour préserver le malade du myxœdème.

Indications et résultats. — On commencera par administrer l'iode à l'intérieur, et ce n'est que quand son action se sera montrée insuffisante que l'on interviendra. Les injections interstitielles sont dangereuses; de plus, si elles ne réussissent pas, elles rendent la thyroïdectomie extrêmement difficile par les adhérences qu'elles ont produites. La ligature des artères ne semble pas réussir dans beaucoup de cas. Aussi peut-on dire, avec M. Broca, que toutes les fois que la médication iodée aura échoué, c'est à la thyroïdectomie partielle qu'il faudra avoir recours.

Dans certains goitres suffocants le chirurgien devra intervenir rapidement.

On ne saurait mettre en parallèle les deux procédés de thyroïdectomie que nous avons décrits. Ils s'appliquent à des cas différents : chacun d'eux a ses indications nettement posées.

Quant aux résultats opératoires, nous avons vu qu'ils étaient bons. Quels sont les résultats éloignés? Il se produit quelquefois des récidives qui peuvent nécessiter de nouvelles interventions. Souvent la guérison est définitive : il se fait progressivement une régression des parties laissées en place (1).

(1) Sous le nom d'*exothyropexie*, M. A. Poncet a décrit une opération qui consiste à attirer à l'extérieur le goitre après avoir incisé les téguments et les plans musculo-aponévrotiques qui le recouvrent. On applique un pansement aseptique sur ce goitre en quelque sorte énuclée, et, dans nombre de cas, on le voit s'atrophier en même temps que la plaie se cicatrise.

III. — Thorax.

1° Chirurgie de la plèvre.

La pleurésie purulente doit être traitée par l'empyème aseptique sans lavages (1) : dans un grand nombre de cas elle guérira, parfois même avec une rapidité surprenante. Cependant certains malades, qui sont souvent des tuberculeux, voient leur fistule persister indéfiniment; cela tient, a-t-on dit, à ce que le poumon ratatiné, revenu sur lui-même, ne peut venir au contact de la paroi thoracique et combler la cavité pleurale. Un certain nombre d'opérations (*thoracoplastie*) ont été faites en vue de rapprocher la paroi du poumon. Jusqu'à présent, malgré les perfectionnements qu'on leur a fait subir, ces opérations n'ont donné des résultats qu'à moitié satisfaisants.

Estlander le premier a conseillé la résection sous-périostée d'une portion plus ou moins considérable de plusieurs côtes, pour mobiliser le thorax et l'amener au contact du poumon.

L'opération d'Estlander lui donnant des résultats insuffisants, Max Schede a réséqué toute la paroi thoracique. Il enlève avec les côtes les muscles intercostaux et la plèvre pariétale : la face cruentée du lambeau vient se mettre en contact avec le poumon. Les résultats ne semblent guère meilleurs qu'avec l'Estlander. MM. Quénu, Rochard, Delagenière viennent d'apporter à ce traitement classique des pleu-

(1) Guillemain, *Diagnostic et traitement des pleurésies purulentes* (*Gaz. hebd.*, 1891, p. 176).

résies purulentes quelques modifications que nous
allons décrire.

Opération de Quénu (1). — Sur la ligne axillaire
postérieure, on fait une incision verticale qui suit
le bord axillaire de l'omoplate, passe entre des fibres
du grand dorsal, et sectionne transversalement le
grand dentelé. A l'aide du costotome de Farabeuf on
résèque six côtes, de la quatrième à la dixième, sur
une étendue de 2 centimètres environ. D'autre part
on fait une incision verticale antérieure qui passe
derrière le mamelon : on résèque les mêmes côtes de
1 centimètre et demi à 2, et on s'assure que le plastron
thoracique ainsi formé s'enfonce facilement sous la
pression de la main. On mène de la fistule pleurale
à l'incision antérieure une ligne transversale : la
côte correspondant à cette ligne est réséquée, la plèvre
ouverte. Les trois incisions sont alors suturées ; un
gros drain passe au siège de là fistule, un autre à la
partie la plus déclive de l'incision postérieure.

Opération de Delagénière (2). — Elle a pour but de
drainer le cul-de-sac costo-diaphragmatique. Sur la
face externe de la huitième côte, au point où la ligne
axillaire postérieure la rencontre, on fait une incision qui se dirige en avant suivant une longueur
d'environ 18 centimètres. Des deux extrémités de
cette ligne on en fait partir deux autres, ascendantes,
longues de 6 à 8 centimètres.

Le volet musculo-cutané ainsi délimité sera disséqué de bas en haut, on fera la résection sous-périostée des huitième, septième et sixième côtes. La

<hr>

(1) Quenu, *Acad. de méd.*, 3 avril 1891.
(2) Delagénière, *Chirurgie de la plèvre et du poumon* (*Arch.
prov. de chir.*, 1894, p. 1).

section portera en arrière sur la ligne axillaire postérieure, en avant on s'arrêtera à la limite de la côte et du cartilage. On ouvrira la cavité pleurale de préférence dans l'espace qu'occupait la huitième côte.

Cette même voie peut à la rigueur suffire pour faire une pneumotomie de la base du poumon.

Une fois le drainage établi, la cavité pleurale sera hermétiquement fermée autour du drain : la guérison devra se produire par expansion du poumon qui ira à la rencontre de la paroi thoracique. La théorie est donc inverse de celle d'Estlander, de Schede et de Quénu. Le drainage du sinus costo-diaphragmatique faciliterait singulièrement l'ampliation du poumon, en diminuant la cavité pleurale à combler.

Opération de Eug. Rochard (1). — Après avoir précisé les rapports des scissures pulmonaires avec la paroi thoracique, M. Rochard a montré le manuel opératoire que l'on devait suivre dans le traitement des pleurésies purulentes interlobaires. La scissure du poumon gauche et la scissure *oblique* du poumon droit son homologue correspondent aux quatrième, cinquième et sixième espaces, et aux côtes que ces espaces renferment, c'est-à-dire à la cinquième et à la sixième côte. La scissure *horizontale* du poumon droit correspond au troisième espace et aux côtes qui le limitent (troisième et quatrième).

Pour aborder la scissure de gauche et la scissure oblique de droite, on fera une incision de 12 à 14 centimètres qui aura son milieu au niveau de la ligne axillaire moyenne, et suivra le bord inférieur de la sixième côte. Elle se terminera soit à l'une de ses

(1) Eug. Rochard, *Traitement de la pleurésie purulente interlobaire* (*Gaz. des hôp.*, 1892, p. 281).

extrémités (incision en T), soit aux deux (incision en H), par une ou deux incisions verticales qui permettront de relever deux lambeaux. Le grand dorsal, le grand pectoral, et quelques fibres du grand oblique et du grand dentelé sectionnés, on arrivera sur la sixième côte qui sera dépouillée de son périoste et réséquée sur une longueur de 10 à 12 centimètres. On réséquera de même la cinquième côte. On incisera la plèvre pariétale en H, dont on écartera les deux lambeaux. S'il y a des adhérences, on les déchirera, et on reconnaîtra presque toujours, sous forme d'une ligne noire, la scissure. Un instrument mousse ou le doigt s'insinuant dans la scissure décolleront les deux lobes pulmonaires, et finiront par ouvrir la cavité purulente. Il n'y aura plus qu'à drainer et à refermer la plaie pariétale.

Pour ouvrir un abcès de la scissure horizontale du poumon droit le manuel opératoire sera le même. L'incision sera menée sur le bord inférieur de la quatrième côte qui sera dénudée et réséquée sur une étendue de 10 à 12 centimètres. On arrivera à peu près certainement sur la scissure.

2° Chirurgie pulmonaire (1).

a. Pneumotomie.

La pneumotomie est l'incision du parenchyme pulmonaire faite soit pour évacuer une collection purulente, soit pour drainer une caverne, ou pour extraire un corps étranger.

MANUEL OPÉRATOIRE. — La percussion, l'auscul-

(1) Richerolle, *Chirurgie du poumon*, Th. de Paris, 1892, et Peyrot, *Traité de chir.*, 1891, t. VI, p. 116.

tation, la ponction exploratrice ayant indiqué le siège exact de la collection, on peut même savoir si le poumon a contracté des adhérences à ce niveau. On enfonce, perpendiculairement à la paroi. une aiguille fine jusque dans le parenchyme pulmonaire; s'il y a des adhérences, elles empêcheront le déplacement du poumon pendant la respiration et l'aiguille restera immobile. Dans le cas contraire, elle oscillera à chaque mouvement respiratoire. Cette manœuvre n'est pas infaillible; aussi vaut-il mieux agir avec prudence, inciser couche par couche, et faire comme si le poumon n'adhérait pas à la paroi.

On incisera les téguments en se guidant sur la ponction exploratrice; puis on réséquera, comme dans l'opération d'Estländer, une ou plusieurs côtes. Si le poumon est adhérent, on l'ouvrira au thermocautère peu chauffé pour éviter l'hémorrhagie. S'il n'est pas adhérent, avant de l'inciser, on le fixera à l'aide de points de suture à l'ouverture faite à la plèvre pariétale. Il faut éviter avec le plus grand soin l'issue du contenu pulmonaire dans la cavité pleurale ; car il peut occasionner un pneumothorax mortel. On fera l'asepsie et le drainage de la cavité ; mais on s'abstiendra de tout lavage, le liquide pouvant pénétrer dans les bronches et amener la mort.

MM. Poirier et Jonnesco ont montré que, pour les cavernes du lobe supérieur du poumon, on pouvait éviter la résection costale en passant à travers le premier espace intercostal qui a toujours une hauteur de 22 millimètres au moins. On fait une incision d'environ 9 centimètres qui part de la ligne médiane, sur le sternum, et parcourt en son milieu l'espace intercostal; on tombe sur le muscle grand pectoral, on agrandit un espace interfasciculaire, et l'on arrive immédiatement sur les muscles intercostaux. S'il y a une caverne, la présence d'adhérences est à peu près constante : il n'y a qu'à inciser au thermocautère l'espace intercostal, puis la plèvre pariétale, et la caverne se trouve ouverte. Il faut se rappeler que les cavernes qui occupent tout à fait le sommet du poumon sont un peu au-dessus de l'espace ; aussi, pour les ouvrir sûrement, faudra-t-il diriger l'instrument obliquement en haut et en arrière.

INDICATIONS ET RÉSULTATS. — Dans les *abcès* du poumon on doit toujours faire la pneumotomie. Sur 27 cas rassemblés par M. Richerolle il y a eu 17 guérisons, 2 améliorations, 8 morts. Mais il faut remarquer que plus les cas sont récents, plus il y a de succès, ce qui tient sans doute au perfectionnement du manuel opératoire. Les foyers limités de *gangrène pulmonaire* seront ouverts et drainés : par cette pratique il y aura beaucoup de décès, mais moins que quand on abandonnait les malades à eux-mêmes. Les *kystes hydatiques* du poumon sont le triomphe de la pneumotomie : la guérison s'obtient dans la plupart des cas. Dans la *dilatation bronchique* circonscrite certains chirurgiens font la pneumotomie ; d'autres n'en sont pas partisans. Pour les *corps étrangers* du poumon ayant amené la suppuration, il faut faire la pneumotomie : cela se voit dans les plaies pénétrantes de poitrine par armes à feu où des fragments de côtes, de vêtements, des balles vont se loger dans le poumon.

Pour ce qui est des *cavernes tuberculeuses*, l'opportunité de l'intervention est loin d'être résolue : il est certain que la caverne en elle-même gagnerait à être ouverte, désinfectée, drainée. Mais pour ouvrir une caverne il faut qu'elle soit volumineuse, pour qu'on puisse la diagnostiquer et arriver sur elle ; malheureusement les grandes cavernes ne sont jamais isolées, elles coexistent avec des cavernes plus petites, des foyers tuberculeux en évolution. Les statistiques sont assez mauvaises : c'est ainsi que Lopès sur 13 cas a eu 13 morts.

b. Pneumectomie.

La pneumectomie est la résection d'une partie ou de la totalité du poumon. Elle a été faite chez les animaux, et en particulier chez le lapin, un assez grand nombre de fois. L'extirpation totale, après ligature du pédicule, est très bien supportée, pourvu qu'elle soit aseptique. L'extirpation partielle, après pédiculisation, n'entraîne pas plus d'accidents et la ligature pédiculaire tient bien. Chez l'homme, Krönlein, opérant un sarcome de la paroi thoracique ayant envahi la plèvre, aperçut un petit noyau sarcomateux dans le poumon : il l'enleva avec une portion peu étendue de l'organe. Ce n'est pas à proprement parler une pneumectomie, pas plus que l'opération de M. Delagenière qui réséqua, dans une caverne gangreneuse, un fragment de tissu sphacélé.

On a proposé depuis longtemps de réséquer le sommet du poumon pour les tuberculoses localisées de cet organe. Block a fait la résection des deux sommets 1 fois, Krönlein 2 fois : les 3 malades sont morts. M. Tuffier (1) a été plus heureux : il a pu enlever avec succès le sommet du poumon droit. Après avoir incisé

(1) Tuffier, *Sem. méd.*, 1891, p. 202.

le deuxième espace intercostal, il a attiré au dehors le sommet du poumon, placé une ligature en chaîne au-dessous de l'induration qu'il avait sentie, fait la section de la partie malade, puis fixé minutieusement le pédicule au périoste de la deuxième côte pour éviter la pneumothorax. Il a ensuite refermé son espace par des sutures profondes et superficielles. « Le sommet enlevé mesurait 5 centimètres de hauteur, il contenait une nodosité tuberculeuse du volume d'une noisette sans excavation, autour de ce noyau siégeaient des tubercules disséminés. » Malgré son succès M. Tuffier n'a pas eu d'imitateurs et n'a pas fait, croyons-nous, de nouvelles pneumectomies.

Que vaut la pneumectomie? M. Peyrot la repousse absolument et proteste contre cette « tentative tout à fait injustifiable ».

CHAPITRE III

ABDOMEN, TUBE DIGESTIF.

I. — Cure radicale des hernies.

1° Hernies en général (1).

Nous n'avons pas l'intention d'éludier d'une façon complète la cure radicale des hernies aujourd'hui acceptée par tous les chirurgiens; nous nous contenterons de passer en revue, à propos de chaque

(1) J. Lucas-Championnière, *Cure radicale des hernies.* Paris, 1892.

hernie, les points spéciaux qui ont été étudiés dans ces dernières années.

Les principes généraux qui doivent guider toute cure de hernie ont été exposés de main de maître

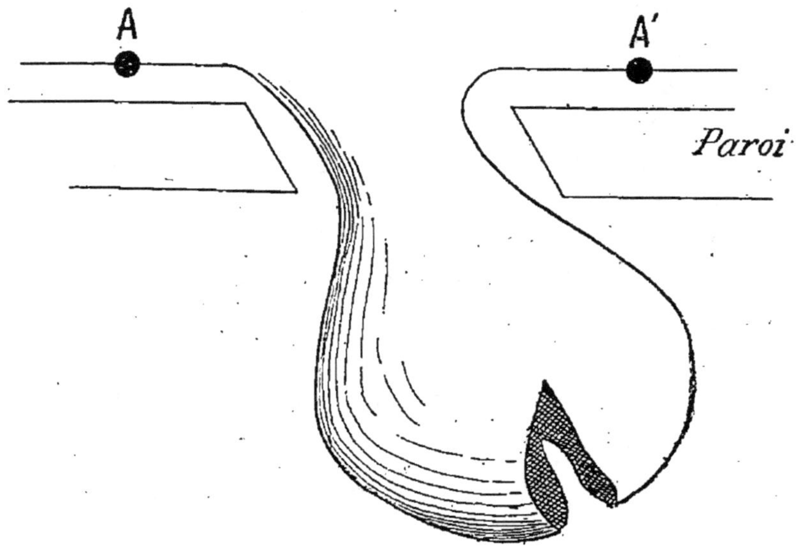

Fig. 8.

Cure radicale d'une hernie ; la séreuse doit être extirpée jusqu'aux points
A et A' (Lucas-Championnière).

par M. Lucas-Championnière. Pour qu'elle réussisse, trois conditions sont indispensables :

1° Il faut systématiquement supprimer tout ce que l'on peut atteindre d'épiploon par traction. Si le sac est vide, on introduit le doigt dans l'abdomen et on accroche l'épiploon que l'on attire au dehors. On peut en enlever jusqu'à 800 grammes. Cela a un double avantage : on vide l'abdomen d'une partie de son contenu et on laisse ainsi plus de place aux viscères qui, moins gênés, ont moins de tendance à sortir; de plus, on supprime un organe qui est un agent de production, et peut-être de récidive des hernies.

2° Il faut détruire l'infundibulum qui fait communiquer le sac avec la paroi abdominale, et pour cela extirper avec la séreuse du sac celle qui, dans l'abdomen, avoisine l'orifice herniaire (fig. 8). On ne doit s'arrêter, AA', que quand on voit le péritoine doublé d'une graisse molle, jaune, d'aspect tout spécial. Pour mener à bonne fin cette dissection, il est indispensable de fendre la paroi abdominale au-dessus du collet du sac : s'il s'agit par exemple d'une hernie inguinale, on fendra la paroi antérieure du canal inguinal.

3° On remplacera le trajet de la hernie par une cicatrice puissante, que l'on obtiendra en affrontant les surfaces cruentées sur une large étendue. Peut-on obtenir cette cicatrice par la simple suture des piliers? Non. La suture doit comprendre toutes les parties molles qui ont été sectionnées au cours de l'opération, et elle sera faite avec un ou deux plans de fil fort : il ne faut pas craindre de multiplier les points.

Quand les trois préceptes que nous venons d'énoncer seront scrupuleusement mis en pratique, quelle que soit d'ailleurs la variété de hernie, on aura toute chance d'obtenir une guérison définitive. Cependant, lorsqu'on a affaire à une très grosse hernie à vaste anneau, on s'expose malgré toutes les précautions prises à des échecs ; c'est pour les éviter que l'on a essayé de renforcer les sutures en plaçant différents tissus au-devant de l'orifice herniaire.

M. Championnière avive la peau d'une des lèvres de son incision par sa face externe, l'enroule sur elle-même et en fait une sorte de bouchon qu'il place devant l'orifice et qu'il maintient par de nombreuses sutures.

M. Schwartz, une fois la cure radicale de la hernie (inguinale) faite, fend longitudinalement la gaine du muscle droit antérieur et lui emprunte un lambeau large de 4 à 5 centimètres et comprenant environ la moitié de son épaisseur. Ce lambeau est disséqué de haut en bas, laissé adhérent par un pédicule infé- rieur, et insinué dans l'anneau inguinal : le trajet de la hernie est ainsi doublé d'une couche musculaire épaisse qui est suturée en bas à l'arcade crurale, en haut à l'aponévrose des muscles de la paroi abdomi- nale.

M. Poullet opère à peu près de même, mais il em- prunte son lambeau au tendon du moyen adducteur qu'il dissèque jusque sur le pubis à l'aide du bistouri et de la rugine : il a ainsi un lambeau fibro-périos- tique.

Enfin, M. Thiriar de Bruxelles place devant l'orifice herniaire une plaque d'os décalcifié, et l'y maintient à l'aide de points de suture. Les dimensions de la plaque varient avec celles de l'orifice lui-même. Cette plaque, comme l'auteur a pu s'en rendre compte dans un cas, se résorbe peu à peu et est remplacée par un tissu de cicatrice résistant et dur. Appliqué vingt et une fois ce procédé n'a jamais été suivi de récidive.

2° Hernie inguinale.

a. Hernie inguinale de l'adulte.

1° *Procédé de Lucas-Championnière*. — L'incision oblique de haut en bas suivant la direction du canal inguinal siégera très haut, sur la paroi abdominale, s'éloignant le plus possible du scrotum et de la grande lèvre. Une fois la paroi antérieure du canal inguinal mise à nu à l'aide de ciseaux, on la *fendra à peu près dans toute sa hauteur* : l'incision sera faite entre deux pinces hémostatiques à longs mors qui empêcheront les deux lèvres de fuir, et permettront de les retrouver facilement quand on voudra les réunir. On pourrait craindre que cette fente de la paroi abdominale ne laissât une cicatrice facile à effondrer et donnât des chances de récidive ; mais il n'en est rien, comme le prouvent les résultats. L'ouverture du sac, la résection de l'épiploon, la dissection du collet se pratiquent suivant les principes généraux de la méthode de l'auteur. Disons que l'incision de la paroi antérieure du canal inguinal permet de disséquer la séreuse dans l'abdomen aussi haut que l'on veut.

On termine par la *suture* de la paroi inguino-abdominale sectionnée et de *toutes les parties molles qui ont pu être ramassées*, en se gardant bien de prendre les éléments du cordon.

Quand la paroi abdominale est mince, on ne saurait, par le simple affrontement, obtenir assez de solidité, il faut faire chevaucher les deux lèvres fibro-musculaires l'une sur l'autre et les réunir dans cette position à l'aide d'une suture spéciale dite en U. Ce chevauchement permet de combler le vide qui peut exister en bas entre les piliers dans le cas d'anneau large. Sur ce premier plan de sutures on en placera avec avantage un second, en ayant recours aux points séparés de préférence au surjet, car ils peuvent exercer une traction beaucoup plus grande que lui.

L'ensemble des fils et des parois suturées doit donner une masse dure, un véritable cordon que le doigt sent au fond de la plaie. Plus la résistance de ce cordon sera grande, plus la paroi sera solide, moins il y aura chance de récidive.

La suture pure et simple des piliers ne saurait être d'une grande utilité.

La peau sera réunie au crin de Florence; entre les sutures cutanées et les sutures profondes on placera un petit drain.

On fera porter six mois une ceinture exerçant sa compassion non au niveau de la cicatrice, mais au-dessus d'elle.

2° *Procédé de P. Berger* (1). — Il consiste dans l'association plus ou moins modifiée des procédés de Barker et de Bassini : il se distingue du précédent par la façon spéciale dont est traité le collet du sac, et par la suture de la paroi postérieure du canal inguinal.

L'orifice inguinal étant bien dégagé, on y introduit une sonde cannelée qui glisse entre le tendon du grand oblique et le sac, et on fend sur cette sonde cannelée la paroi antérieure du canal inguinal dans une étendue de 4 à 5 centimètres, imitant en cela la pratique de Bassini et de Lucas-Championnière.

L'ouverture du sac, le traitement du contenu, la dis-

(1) Blaise, *Cure radicale de la hernie inguinale.* Th. de Paris, 1894.

section du sac n'offrent rien de spécial. Une fois le pédicule de ce dernier fait, on conserve deux fils. A l'aide d'une aiguille de Cooper on les porte dans le tissu cellulaire sous-péritonéal, l'un en dedans l'autre en dehors de l'anneau inguinal profond, on les conduit le plus haut possible, puis on les fait traverser la paroi abdominale d'arrière en avant et on les noue en avant de l'aponévrose du grand oblique (fig. 9). Cette manœuvre (1) a pour but de maintenir au-dessus de l'anneau inguinal interne le pédicule du sac. Il y a là un double avantage : ce pédicule fait une saillie qui prévient l'engagement de l'intestin dans l'anneau inguinal profond, de plus on peut fermer cet anneau par un point de suture.

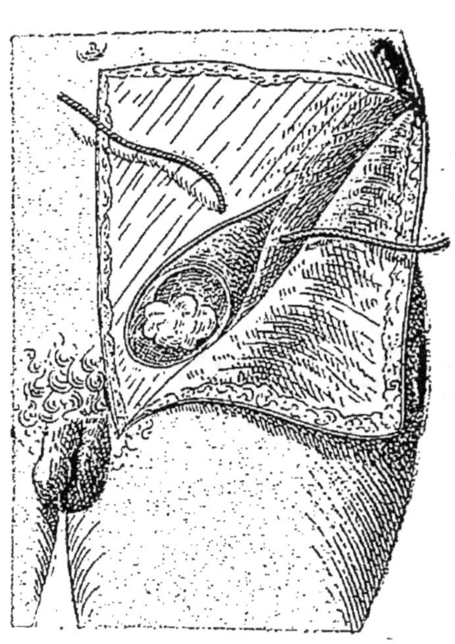

Fig. 9.

Procédé de Barker. Le moignon du sac est étreint par une ligature dont les deux chefs traversent les plans profonds et superficiels des parois externe et interne du trajet inguinal au-dessus de l'anneau inguinal profond (P. Berger).

Restauration de la paroi postérieure ou manœuvre de Bassini (2) (fig. 10). — On soulève et on attire en dedans le cordon à l'aide d'un crochet ; puis on suture le tendon conjoint,

(1) A. E. Barker, *Brit. med. Journ.*, 1887, t. II, p. 1203.
(2) E. Bassini, *Arch. f. klin. Chir.*, 1890, t. XL, p. 429.

c'est-à-dire l'aponévrose du transverse, à l'arcade de
Fallope. Le premier point de suture doit être placé
très haut : il est immédiatement au-dessous du cordon
qui se réfléchira sur lui. Comme il y a tiraillement,

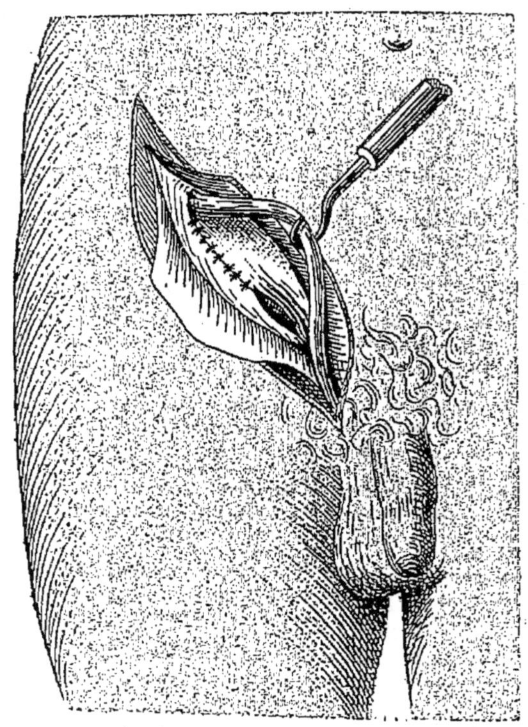

Fig. 10.

Procédé de Bassini. Suture de la paroi profonde du trajet inguinal (arcade de
Fallope et tendon conjoint. Le cordon spermatique est soulevé par un crochet
(P. Berger).

il doit être très fort et comprendre une bonne portion d'arcade et une bonne portion de tendon conjoint, voire même le bord externe du muscle droit
si c'est nécessaire. Les autres points se feront de
la même façon à une distance de 6 à 8 millimètres ;
le nombre varie d'ordinaire entre 5 et 7. M. Berger

a complètement renoncé à la suture en surjet employée par Bassini. Quand la restauration est achevée, on a un plan parfaitement tendu sous le doigt : l'orifice inguinal profond est rétréci et tout juste suffisant pour laisser passer le cordon. On se rend compte alors que cette barrière peut opposer une grande résistance à la pression abdominale.

La restauration de la *paroi antérieure* se fera après avoir mis le cordon en place. La plupart du temps il ne faudra pas simplement se contenter de rapprocher les deux lèvres incisées au début de l'opération, il faudra les faire chevaucher l'une sur l'autre comme le conseille M. Championnière. On prolongera cette suture aussi bas que possible, en ne laissant à l'anneau inguinal superficiel que l'ouverture suffisante au passage du cordon.

b. Hernie inguinale de l'enfant.

MANUEL OPÉRATOIRE. — *Procédé de Félizet* (1). — 1° *Incision de la peau.* — A l'incision longitudinale classique faite dans la direction du cordon, M. Félizet a substitué une incision *transversale* ou plutôt légèrement oblique en bas et en dedans, ayant en son milieu l'anneau inguinal externe et mesurant de 6 à 8 centimètres. La direction de cette incision se rapproche de celle de l'arcade de Fallope : elle aurait sur l'incision longitudinale l'avantage de ne sectionner aucun vaisseau, et de conduire directement sur le lieu où se passent les deux actes essentiels de l'opération : la ligature du collet et la suture des piliers.

(1) Félizet, *Les hernies inguinales de l'enfance*, Paris, 1894.

2° *Recherche du cordon*. — Une fois l'incision faite, on l'élargit dans tous les sens avec les deux index, et on ne tarde pas à voir émerger dans la profondeur une masse ferme, rosée, allongée, adhérente à l'orifice externe : c'est la gaine fibreuse commune qui contient les éléments du cordon et le sac herniaire. On la dénude comme une grosse artère dont on voudrait faire la ligature ; alors on prie un aide de saisir le fond du scrotum avec le testicule et de l'attirer en bas. Le rôle de cet aide est capital jusqu'à la fin de l'opération ; car si cette dernière est difficile, cela tient à ce que le cordon est mal tendu.

3° *Dissection du cordon*. — La gaine fibreuse commune est divisée parallèlement à son axe dans une étendue de 3 centimètres, à partir de l'orifice inguinal externe ; on met des pinces sur les lèvres de l'incision, et immédiatement on voit et on sent le cordon.

4° *Recherche du sac* (ce sac est habituellement vide, car avant l'opération on a eu soin de réduire la hernie). — Une fois que l'on a reconnu les vaisseaux à leur coloration bleuâtre, le canal déférent à sa consistance, on les récline en dedans, et l'on rencontre forcément à côté d'eux le sac qui se montre sous l'aspect d'un filament dont le diamètre ne dépasse pas 4 à 5 millimètres.

5° *Ouverture, décollement et ligature du collet du sac*. — L'ouverture doit être suffisante pour admettre l'extrémité de l'index, qui ira dans l'abdomen voir si le collet est libre, et si les viscères, intestin et épiploon, n'ont pas contracté d'adhérences. Ces adhérences sont d'ailleurs exceptionnelles chez l'enfant. Le collet du sac est isolé avec l'ongle du pourtour du trajet inguinal, attiré aussi bas que possible et

5.

traversé en son milieu par une aiguille munie d'un fil. Au lieu d'employer la ligature en chaîne ou celle de Tait, M. Félizet fait ce qu'il appelle le *nœud du meunier*.

6° *Suture du trajet inguinal*. — Elle est faite par le procédé des *fils couplés :* l'aiguille passe dans chacun des points en même temps un fil de catgut et un fil d'or. On noue d'abord les fils de catgut, puis on tord les fils d'or. La suture préalable au catgut a pour but de donner le degré de striction convenable, ce qui serait difficile avec le fil métallique, et de faciliter la torsion régulière de ce dernier. Quand le catgut se résorbe, son rôle est fini : c'est le fil d'or qui va dorénavant jouer un rôle actif. M. Félizet a d'abord employé uniquement l'or vierge, maintenant il se sert du fil de platine qui coûte moins cher. Les fils métalliques ont sur la soie, dit l'auteur, l'avantage d'être beaucoup plus faciles à stériliser : avec eux on n'aurait jamais à redouter ces éliminations de ligatures avec abcès que l'on a de temps en temps quand on emploie la soie.

Pour ce qui est de la suture des piliers proprement dite, les procédés de Championnière et de Bassini sont inutiles : il suffit de réunir les piliers l'un à l'autre par trois ou quatre points. Il n'est donc question ni de réfection, ni de suture de la paroi postérieure du canal inguinal. La suture des téguments se fait au crin de Florence. Un petit drain de 5 millimètres de diamètre assure l'écoulement de la sérosité : il est enlevé au bout de quarante-huit heures.

INDICATIONS ET RÉSULTATS. — Toute hernie de l'enfance que l'application sévère, méthodique et suffisamment prolongée du bandage n'a pu guérir est justiciable de l'opération radicale. Le succès est d'autant plus assuré, et le résultat d'autant plus ferme que l'action porte sur des enfants *plus jeunes*. Dans les deux premières années de la vie le bandage est difficile à appliquer et à maintenir : c'est surtout à ce moment qu'il faut faire la cure radicale. C'est entre la deuxième et la quatrième année que le bandage donne ses plus beaux succès : oblitération complète du collet, occlusion de l'anneau. Si, après une douzaine de mois d'application du bandage, les anneaux demeurent larges, quoique la hernie ne sorte plus, il faut faire la cure radicale.

Les contre-indications ne sauraient se tirer du très jeune âge des sujets ; au contraire un mauvais état général est une contre-indication formelle.

Quant aux résultats, sur 103 cures radicales faites par son procédé, M. Félizet a eu 1 mort, 4 opérations suivies d'accidents et 2 récidives ; les autres malades ont été radicalement guéris, et ne portent ni bandages, ni pelotes, ni ceintures. Un grand nombre ont subi l'épreuve de la coqueluche, de la rougeole et des maladies à toux sans que la guérison ait été compromise ; mais dans ces cas on a vu plusieurs fois une hernie se produire du côté sain.

c. Orchidopexie ou descente artificielle du testicule (1).

Nous plaçons l'orchidopexie à côté de la cure radicale des hernies inguinales, parce que l'*ectopie inguinale* du testicule à laquelle elle s'adresse est « presque toujours accompagnée d'une hernie communiquant

(1) Jalaguier, *in* Bezançon, *L'ectopie testiculaire du jeune âge et son traitement.* Th. de Paris, 1892.

avec la vaginale ectopiée, ou sans communication avec elle et située au-dessus d'elle. Du moins ce fait est tellement dans la règle qu'il ne faut accepter qu'avec une extrême circonspection les faits qui échappent à cette règle » (Championnière) (1).

La mise en place du testicule s'accompagnera presque toujours d'une cure radicale de hernie.

MANUEL OPÉRATOIRE. — *Procédé de Jalaguier.* — Dans un premier temps on a fait la cure de la hernie, et le cordon est déjà séparé de la séreuse dans sa partie supérieure ; mais si l'on exerce des tractions sur le testicule on voit qu'elles ne l'abaissent pas. Il faut disséquer les éléments du cordon réunis entre eux par des trousseaux fibreux qui les fixent également au canal inguinal : ces trousseaux sont le principal obstacle à la descente. On aura toujours sous le doigt le canal déférent que l'on se gardera bien de léser. Pour conserver au testicule toute sa vitalité, on coupera le moins possible de vaisseaux, et pour cela il faudra plutôt user des doigts et de la sonde cannelée que d'instruments tranchants. On mesure le travail accompli en essayant de temps en temps l'abaissement : l'état du canal déférent est d'une grande importance ; s'il est long, s'il décrit même des flexuosités, on a toute facilité pour amener la glande dans le scrotum. S'il est court, ce qui se voit quand on opère tardivement, l'opération devient fort difficile : dans ce cas on a conseillé d'isoler la portion du déférent qui est contiguë à l'épididyme. On ne perdra pas de vue ce fait que le testicule ne restera fixé dans le scrotum que s'il s'y laisse abaisser sans difficulté. Quand ce

(1) Lucas-Championnière, *loc. cit.*, p. 597-609.

résultat est obtenu, on ferme la vaginale par des sutures si elle a été ouverte.

Il reste à faire une place pour la glande dans le scrotum, qui est presque toujours fermé à sa partie supérieure par une membrane cellulo-fibreuse sur laquelle a justement insisté M. Jalaguier. Cette membrane se laisse d'ordinaire effondrer avec le doigt, mais parfois il faut la perforer aux ciseaux : le scrotum offre alors une loge toujours suffisante pour recevoir la glande.

Certains auteurs s'en tiennent là et laissent le testicule contracter lui-même ses adhérences avec le scrotum : il est cependant plus sage de le fixer au fond des bourses, de faire en un mot l'orchidopexie. Pour cela on retourne en doigt de gant le scrotum au niveau de la loge que l'on a creusée, et on en traverse les couches profondes avec une aiguille de Reverdin armée d'un catgut. Il arrive que ce catgut traverse le scrotum dans sa totalité et soit visible à l'extérieur : cela n'a pas grand inconvénient. Le catgut ainsi fixé à la peau est passé entre le testicule et la queue de l'épididyme sans traverser aucun organe important, et sans étrangler la queue de l'épididyme. La suture se résorbe au bout d'une dizaine de jours, et à ce moment l'adhérence entre la glande et la peau est faite. On a conseillé de consolider encore la fixation en suturant le cordon au trajet inguinal.

L'opération sera terminée par l'oblitération aussi soignée que possible de l'orifice herniaire et par la suture des téguments.

INDICATIONS ET RÉSULTATS. — L'orchidopexie est surtout appliquée à l'ectopie inguinale du testicule ;

mais elle peut aussi se faire pour l'ectopie abdominale (Championnière).

Dans les cas légers, où il n'y a pas de hernie, on pourra avec le massage et les tractions méthodiques arriver à la guérison. Nous croyons que le massage pratiqué un certain temps avant l'opération sera toujours une très bonne chose. Lorsqu'il y a hernie on peut, à l'aide du bandage en fourche, si le testicule est très mobile, guérir les deux affections. Ce sont là des exceptions et presque toujours il faut opérer.

A quel âge doit-on opérer? Le plus tôt possible, dit M. Félizet. Cependant il semble que, faite de très bonne heure, l'orchidopexie entrave le développement du testicule. Si ce fait était absolument démontré, il faudrait intervenir le plus tard possible, au moment de la puberté, vers l'âge de quatorze ans.

Les résultats immédiats sont bons et la guérison opératoire constante. Quant aux résultats éloignés ils sont d'ordinaire bons pour la hernie qui ne revient pas. Pour ce qui a trait au testicule, la situation qu'il conserve n'est pas la même dans tous les cas, et cela tient, comme on peut le prévoir au moment de l'opération, aux différences de longueur du cordon. Dans les cas les plus favorables le testicule reste au fond du scrotum, dans d'autres il remonte un peu, dans d'autres enfin il vient se placer à l'anneau. Les tractions répétées sur le cordon, qui sont le meilleur préparatif à l'opération, complètent heureusement son résultat.

Que devient le testicule orchidopexié? Au moment de l'opération il a toujours un volume beaucoup plus petit qu'à l'état normal, que celui du côté sain si la lésion est unilatérale. Sur 24 cas rapportés par M. Bezançon, 10 fois le testicule a grossi rapidement, et a acquis un volume égal à l'autre, 11 fois il a été trouvé un peu moins gros ; enfin 3 fois il s'est atrophié au point de n'être pas plus gros qu'un pois. En même temps qu'il s'atrophie le testicule remonte vers l'anneau. La cause de l'atrophie semble tenir à la lésion des vaisseaux du cordon lors de l'opération. En somme ces échecs sont rares, et l'on a toute chance de réussir en fixant le testicule au fond du scrotum.

3° Hernie crurale.

Procédé de Berger (1). — Jusqu'à la ligature du sac il n'y a rien de spécial. Une fois le sac lié, les deux chefs du fil sont conduits dans le tissu cellulaire sous-péritonéal et traversent d'arrière en avant la paroi abdominale le plus haut possible au-dessus de l'arcade crurale : cela fait, on les noue au-devant de l'aponévrose du grand oblique. C'est en somme le procédé de Barker appliqué à la hernie crurale : son but est, comme à la région inguinale, d'empêcher la formation d'un entonnoir qui exposerait à la récidive.

Pour oblitérer l'orifice on procède de la façon suivante : une anse de fil est passée sous l'aponévrose du pectiné, puis ses deux chefs sont conduits isolément dans l'arcade crurale qu'ils traversent d'arrière en avant, on les noue en avant de cette arcade et on rapproche ainsi l'aponévrose du pectiné de l'aponévrose abdominale. Trois ou quatre points de suture ainsi

(1) Berger, *Traité de chir.*, t. VI, p. 758, 1892.

superposés oblitèrent complètement la lumière du canal. Pour que les adhérences se produisent entre les plans fibreux que l'on a mis en contact, il faut maintenir pendant un certain temps la cuisse fléchie sur le bassin à l'aide d'un pansement approprié.

4° Hernie ombilicale. Omphalectomie (1).

MANUEL OPÉRATOIRE. — La réduction des viscères, la libération des adhérences au sac, la résection de l'épiploon se font comme dans tout autre procédé de cure radicale, sans qu'il soit besoin d'y insister. Nous allons seulement décrire la résection de l'ombilic et la suture à trois étages d'après le travail de M. Condamin.

Le collet de la hernie étant examiné, le chirurgien fera de chaque côté de lui deux incisions courbes à concavité interne se réunissant à 3 ou 4 centimètres au-dessus et au-dessous de lui. Après la peau il faudra inciser l'aponévrose sur le bord interne des droits et continuer la dissection jusqu'au péritoine pariétal inclusivement; à ce moment on ira avec beaucoup de précaution, surtout s'il s'agit d'une hernie étranglée, car on pourrait tomber sur des anses intestinales adhérentes à la paroi.

S'il s'agit d'une hernie sans adhérences l'ombilic se trouvera enlevé d'un seul bloc, et l'on n'aura plus qu'à faire la suture.

Si la hernie est adhérente, on libérera l'intestin et on réséquera l'épiploon.

(1) Condamin, *De l'omphalectomie et de la suture à trois étages dans la cure radicale des hernies ombilicales* (*Arch. prov. de chir.*, 1892, p. 193).

Si la hernie est étranglée, on fera le débridement de dehors en dedans.

On complétera ce temps par la régularisation de la surface de section et l'ouverture de la gaine des muscles droits, si elle ne l'est pas.

Suture. — On place d'abord deux gros fils métalliques aux extrémités de l'incision, un aide tire sur ces deux fils et fait saillir les surfaces que l'on suture ainsi :

a. *Premier plan* de sutures profondes à points séparés ou en surjet et à la soie fine. Ce plan était au début exclusivement péritonéal; mais ultérieurement (1), M. Condamin, ayant constaté que souvent la séreuse est adhérente au feuillet postérieur de l'aponévrose du droit et qu'il est impossible de l'en isoler, a modifié son modus faciendi et a conseillé de comprendre dans le premier plan la séreuse et feuillet postérieur de l'aponévrose du droit. Les points doivent être très rapprochés les uns des autres pour réunir solidement cette aponévrose postérieure qui est le tendon des muscles larges de l'abdomen.

b. Le *second plan* à la soie comprend le feuillet antérieur de l'aponévrose des droits.

c. *Troisième plan* cutané au fil métallique ou mieux au crin de Florence. Les points sont alternativement superficiels et profonds.

M. Brodier (2) a décrit dans sa thèse le procédé du professeur Le Dentu qui diffère de celui de Condamin en ce sens que l'omphalectomie n'est faite que secondairement, après la cure radicale, et que la suture est à deux étages, le premier péritonéo-fibromusculaire, le second cutané.

(1) Condamin, *Arch. prov. de chir.*, 1893, p. 325.
(2) Brodier, Th. de Paris, 1893.

Indications et résultats. — L'omphalectomie doit être faite, dit M. Condamin, toutes les fois que l'on opère une hernie ombilicale chez l'adulte, le nouveau-né ou l'enfant, qu'elle soit étranglée ou non. Il faut faire l'omphalectomie *totale*, c'est-à-dire aller jusqu'à la gaine des muscles droits qui sera ouverte, et ne pas se contenter de l'omphalectomie *partielle* ou ablation d'une partie de l'orifice fibreux ombilical.

L'omphalectomie totale est supérieure aux autres méthodes : parce qu'elle facilite la cure radicale dans ses différents temps, parce qu'elle permet une suture à triple étage absolument comme dans les laparotomies, et enfin parce qu'assurant une oblitération plus parfaite du sac herniaire, elle met plus sûrement à l'abri des récidives. Le but de l'omphalectomie est d'identifier la plaie opératoire avec une plaie de laparotomie, où nous savons que la suture à trois étages est le meilleur moyen pour se mettre à l'abri de l'éventration.

Nous en aurons fini avec la cure radicale des hernies si nous disons qu'elle s'est attaquée aux *exomphales congénitales* jusque-là abandonnées à elles-mêmes. Willis Macdonald (1) a pu réunir 19 opérations suivies de 17 succès; par contre sur 12 nouveau-nés non opérés 9 étaient morts. On a opéré quatorze heures, six heures et même une heure après la naissance. Ces résultats sont très encourageants et indiquent qu'il faut opérer de bonne heure toutes les hernies congénitales, sauf celles qui sont petites, réductibles, recouvertes d'une paroi épaisse et ne présentent aucun danger immédiat.

(1) W. Macdonald, *Amer. Journ. of. obst.*, janvier 1890.

II. — **Anastomoses viscérales sans sutures.**

Les anastomoses viscérales qui ont été faites sans sutures sont la gastro-entérostomie, l'entéro-anastomose, la cholécystentérostomie.

L'anastomose viscérale sans sutures est basée sur ce fait bien connu que les séreuses, adossées à elles-mêmes, contractent rapidement de solides adhérences. Elle a sur les procédés classiques d'anastomose avec suture un double avantage : c'est une opération facile à exécuter et pour ainsi dire à la portée de tout le monde, c'est une opération qui dure peu de temps.

L'anastomose viscérale sans sutures a été pratiquée pour la première fois par Denans, de Marseille, en 1826. M. Collin, qui possède encore l'appareil ingénieux dont il se servait, a pu nous le montrer. Après Denans quelques tentatives ont été faites par Baudens, Amussat, Péan, Bérenger-Féraud. Néanmoins cette méthode était tombée dans l'oubli depuis longtemps, quand en 1887, elle fut proposée de nouveau par Senn, chirurgien de Chicago, qui l'appliqua sur une vaste échelle. En 1892, un autre chirurgien de Chicago, Murphy, inventa un bouton basé sur les mêmes principes que celui de Denans, et s'en servit pour toutes les anastomoses viscérales. Nous allons décrire la méthode de Seen, puis celle de Murphy, d'ailleurs fort différente.

1° Méthode de Senn (1).

Plaques absorbables (fig. 11). — Leur préparation. — Pour anastomoser les viscères, Senn se sert de pla-

---

(1) Magill, *Approximations viscérales par plaques absorbables* (*Méthode de Senn*). Th. de Paris, 1894.

ques d'os décalcifié, qui sont préparées de la manière
suivante : on taille, dans le tissu compact du fémur ou
du tibia d'un veau, des plaques de forme ovalaire,
épaisses de 5 millimètres, larges de 2 centimètres

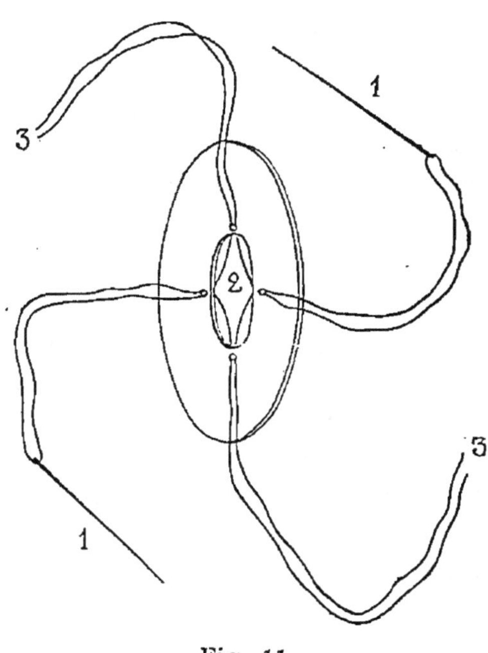

Fig. 11.

Plaque de Senn. 1, fils armés d'une aiguille;
2, orifice central; 3, fils non armés (Chaput).

et demi, longues de 5 à 7 centimètres. On les décalcifie dans une solution d'acide chlorhydrique à 10 p. 100 qu'on change tous les jours jusqu'à ce que l'os soit devenu flexible. On les transporte pendant quelques heures dans une solution de potasse caustique pour enlever l'excès d'acide. C'est alors qu'on les perce, à l'aide du bistouri, d'un large orifice central (2) elliptique lui-même, long de 2 centimètres, large de trois quarts de centimètre si l'on veut faire une anastomose gastro-intestinale. L'orifice sera plus petit pour une entéro-anastomose, et plus petit encore pour une cholécystentérostomie. D'une façon générale l'orifice mesure en longueur et en largeur le tiers des dimensions de la plaque.

Près de l'orifice central on perce quatre petits

trous : deux aux extrémités du grand diamètre, deux aux extrémités du petit. A chacun des trous on fixe un fil de soie double. Les deux fils qui correspondent aux extrémités du petit diamètre (1,1) sont armés chacun d'une aiguille ; les deux autres (3,3) en sont dépourvus.

Une deuxième plaque semblable doit être préparée, et les deux constituent l'appareil nécessaire pour une approximation viscérale par la méthode de Senn. Ces plaques sont plongées dans un mélange à parties égales d'alcool, de glycérine et d'eau : là elles conservent indéfiniment leur forme et leur souplesse.

Dawbarn a proposé de remplacer les plaques de Senn par des plaques végétales taillées dans une pomme de terre : Baracz a employé des tranches de navet. Ces plaques ont sur celles de Senn l'avantage d'être plus faciles à préparer. Elles se résorbent trop vite.

MANUEL OPÉRATOIRE DE LA GASTRO-ENTÉROSTOMIE. — Le ventre étant ouvert, on va à la recherche de la première anse du jéjunum, on la vide de son contenu par la pression digitale sur une longueur de 10 à 15 centimètres, on s'assure contre tout reflux soit par une double ligature élastique, soit à l'aide de pinces. Sur la convexité de l'anse on fait une incision d'environ 3 centimètres par laquelle on introduit la plaque. Les aiguilles des fils latéraux sont passées à travers toutes les couches intestinales de dedans en dehors, très près des bords de l'incision, et à égale distance de ses extrémités : les fils sans aiguille sont ramenés dans les angles de l'incision. Le tout est enveloppé avec une compresse stérilisée et confié à un aide.

Le chirurgien attire alors l'estomac au dehors, et
fait sur sa face antérieure, parallèlement à la grande
courbure et près du pylore, une incision longue
de 3 centimètres. Une suture en surjet sur les bords

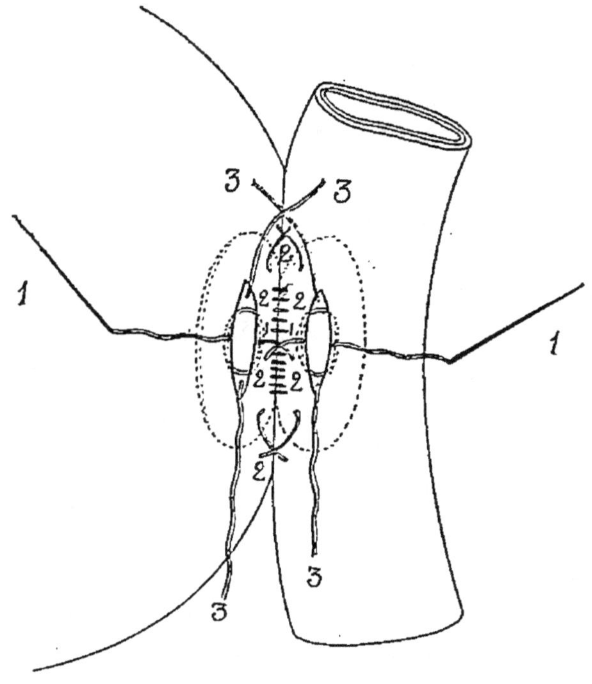

Fig. 12.

Emploi des plaques de Senn. A gauche est l'estomac, à droite l'intestin;
1, 1, 1, 1, fils antérieurs et postérieurs des plaques; 3, 3, 3, 3, fils supérieurs
et inférieurs; 2, 2, 2, 2, Suture séro-séreuse à la limite des plaques (Imité de
Chaput).

de l'incision peut être utile pour empêcher l'hémorrhagie et la hernie de la muqueuse. La seconde plaque est introduite de la même façon que la première.

On gratte légèrement les séreuses de l'estomac et
de l'intestin, en évitant toutefois une hémorrhagie
qui pourrait empêcher la formation d'adhérences.
On noue alors les uns aux autres les fils correspondants

de chaque plaque (fig. 12). On commence par les fils latéraux postérieurs, qui doivent être assez serrés pour établir le contact des surfaces, mais sans entraver leur circulation : on noue ensuite les fils terminaux (c'est-à-dire ceux du grand diamètre) et enfin les fils latéraux antérieurs. L'approximation est faite ; mais, pour plus de sécurité, on fait autour des plaques un rang de sutures séro-séreuses à la soie fine. Enfin on réduit les viscères et on referme la paroi abdominale.

Du troisième au dixième jour on retrouve les fragments des plaques dans les selles.

Le manuel opératoire est, on le comprend, sensiblement le même pour l'entéro-anastomose et la cholécystentérostomie. Il est inutile d'y insister. Seule la dimension des plaques diffère.

Indications et résultats. — 1° *Gastro-entérostomies*. — M. Magill a réuni 48 opérations pratiquées par la méthode de Senn : dans 45 cas il s'agissait de cancer du pylore, dans 3 cas de rétrécissement simple. Il y a eu 12 morts entre deux heures et dix jours après l'opération. Une seule mort a été due à un affrontement insuffisant. La mortalité serait donc de 25 p. 100, tandis qu'avec la méthode des sutures nous savons qu'elle oscille autour de 50 p. 100.

2° *Pylorectomies*. — Une fois la tumeur enlevée, Senn ferme par deux rangs de sutures l'orifice stomacal et l'orifice duodénal, puis il fait, à l'aide de ses plaques, une gastro-jéjunostomie telle que nous l'avons décrite. Sur 3 observations publiées, il y a eu 2 guérisons.

3° *Entéro-anastomose*. — Elle peut se faire sans résection ou avec résection de l'intestin. Dans ce dernier cas on ferme par deux plans de sutures chaque bout de l'anse réséquée, puis on les anastomose longitudinalement. C'est donc une opération analogue à celle de la pylorectomie. Sur 15 cas rapportés par Magill, il y a eu 3 morts dues au sphacèle de l'intestin qui n'avait pas été réséqué sur une assez grande étendue, et par conséquent non imputables à la méthode.

4° *Cholécysto-colostomie.* — Une seule a été faite avec un succès complet.

Que vaut la méthode de Senn? — M. Chaput la repousse absolument, en invoquant une série d'arguments dont deux certainement ont de la valeur : l'orifice qu'on obtient est très petit, 2 à 3 centimètres, ce qui est manifestement insuffisant et expose à une occlusion ultérieure. De plus, quand les plaques sont trop dures, elles produisent du sphacèle des tuniques intestinales, et à la chute de l'eschare il y a péritonite. Quand elles sont trop molles, elles ne servent à rien : l'affrontement ne se fait pas, et là encore il y a danger de péritonite.

M. Magill rejette ce second argument : sur 63 observations colligées par lui, il y a eu une seule fois insuffisance d'approximation; et encore était-ce au début de la méthode, alors qu'on l'appliquait mal.

Quant au rétrécissement de l'orifice, il ne se verrait pas plus souvent qu'avec les sutures : d'ailleurs, en agrandissant les incisions et les plaques, on peut le prévenir.

M. Magill conclut en disant que la durée très diminuée de l'opération et sa mortalité beaucoup moindre établissent la supériorité de la méthode Senn sur tous les procédés de suture. Il ajoute d'ailleurs que la méthode de Murphy est bien supérieure à celle de Senn.

2° Méthode de Murphy (1).

LE BOUTON ANASTOMOTIQUE DE MURPHY (fig. 13). — Il se compose de deux pièces que l'on peut comparer à un champignon et qui offrent comme lui un chapeau et un pédicule ou tige. La tige de l'une (pièce mâle) peut rentrer dans la tige de l'autre (pièce femelle). Quand on rapproche les deux tiges ainsi emboîtées, les deux chapeaux viennent au contact l'un de l'autre : si l'une de ces pièces a été introduite

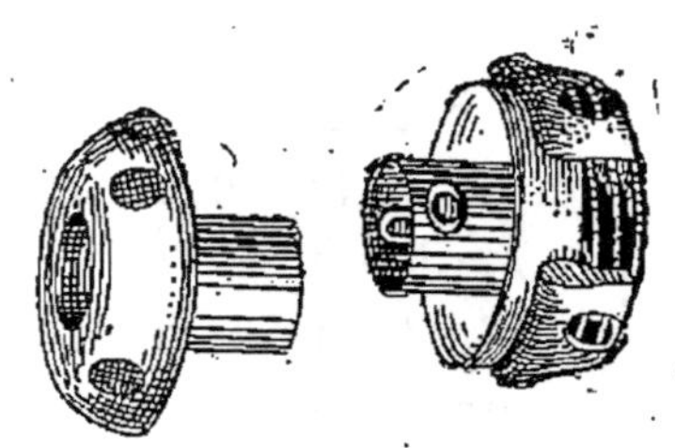

Fig. 13.

Bouton de Murphy. A gauche, pièce femelle, à droite pièce mâle.

dans l'estomac, l'autre dans l'intestin, en se rapprochant elles accoleront l'une à l'autre la tunique stomacale à la tunique intestinale (2). Tiges et chapeaux sont, bien entendu, percés d'un canal central.

La pièce femelle présente à l'intérieur de sa tige un pas de vis creux. La tige de la pièce mâle est garnie de deux petits crochets montés sur ressort, grâce auxquels elle s'introduit facilement dans la pièce femelle. Il n'est guère possible, à cause de ces crochets, de séparer les deux pièces l'une de l'autre,

(1) Tardif, *Les anastomoses viscérales sans suture*. Th. de Paris, 1894.

(2) Chaput, *Le procédé de Murphy* (Rev. de chir., 1893, p. 328, et *Pres. méd.*, 14 juillet 1894).

à moins que l'on ne dévisse l'appareil, ce qui est difficile quand il est en place. Donc entrée facile des deux pièces l'une dans l'autre, séparation difficile ou même impossible.

Murphy a fait construire trois modèles de boutons anastomotiques : le plus gros pour la gastro-entérostomie, il a une ouverture circulaire de 12 millimètres de diamètre ; le moyen pour l'entéro-anastomose, le petit pour la cholécystentérostomie.

MANUEL OPÉRATOIRE DE LA GASTRO-ENTÉROSTOMIE. — L'abdomen est ouvert et la première anse du jéju-

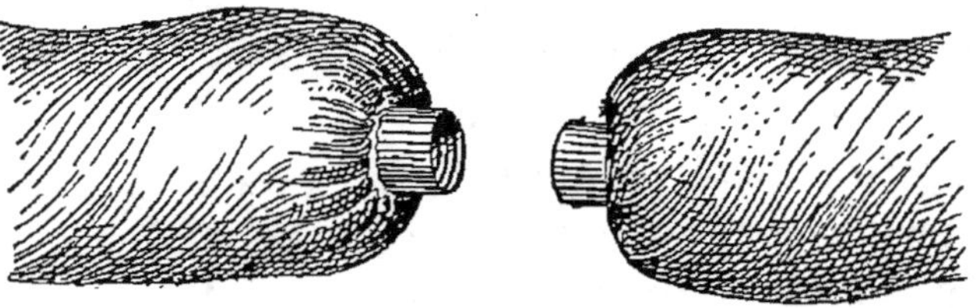

Fig. 14.

Entéro-entérostomie terminale à l'aide du bouton de Murphy. Il ne reste plus qu'à introduire la tige de la pièce mâle dans celle de la pièce femelle (Chaput).

num amenée dans les lèvres de la plaie. On passe à travers les tuniques de cette anse, sur son bord libre et près du point où portera l'incision, un fil de soie : cela fait, on incise suivant une longueur à peu près égale aux deux tiers du diamètre de l'intestin. A travers cette incision on introduit l'une des branches du bouton, le mâle par exemple, de telle sorte que sa tige seule soit à l'extérieur. On tire sur le fil que l'on noue : il embrasse la tige et l'intestin qui se trouve froncé autour de cette tige comme une bourse. Le tout est confié à un aide (fig. 14).

Le chirurgien agit de même du côté de l'estomac ; puis la tige mâle est glissée dans la tige femelle aussi fortement que possible, et suivant l'épaisseur des parois viscérales ; tout est enfin rentré dans le ventre. Il est bon de scarifier légèrement les séreuses aux points en contact, pour provoquer plus rapidement des adhérences protectrices. Durée de l'opération, neuf minutes.

Pendant les premiers jours, l'estomac communique avec l'intestin par le canal de 12 millimètres de diamètre dont est creusé le bouton. La pression continue des deux branches l'une sur l'autre amène le sphacèle des tuniques viscérales, pendant que des adhérences solides se forment à l'extérieur et garantissent la cavité péritonéale.

Le sphacèle étant complet, le bouton devient libre et ne tarde pas à être rejeté avec les selles, laissant à sa place une ouverture absolument régulière à bords linéaires. Cette ouverture est égale à la circonférence extérieure du bouton. Il faut de huit à quinze jours pour que l'expulsion se fasse.

De même que pour la méthode de Senn, le manuel opératoire s'applique, sans grande modification, à la cholécystentérostomie et à l'entéro-anastomose.

Indications et résultats. — Les indications sont à peu près les mêmes que celles de la méthode de Senn.

1° *Gastro-entérostomie.* — Sur 6 opérations réunies par M. Tardif, il n'y a eu qu'un seul décès, et encore survint-il à la suite d'une hémorrhagie de la tumeur cancéreuse que rien ne put arrêter. Le professeur Terrier a pratiqué, pour la première fois en Europe, la gastro-entérostomie à l'aide du bouton de Murphy (20 février 1894) ; son malade, très cachectique avant l'opération, est mort au bout de quatre jours; néanmoins l'autopsie, que j'ai faite, a révélé un état local parfait : les adhérences séreuses étaient déjà solides et la lumière du bouton non obstruée. Cette opération plaide absolument en faveur du procédé de Murphy.

2° *Entéro-entérostomie.* — Elle peut être terminale ou latérale.

a. *Entéro-entérostomie terminale.* — On introduit un bouton dans chacune des extrémités de l'intestin sectionné, puis on fait une suture en bourse, en ayant bien soin de rentrer en dedans la muqueuse qui ne manquerait pas de faire hernie, et par suite gênerait l'adossement des séreuses. Cette opération remplace l'entérorraphie; Murphy l'a employée dans les cas où il était devenu nécessaire de réséquer une partie du canal intestinal : gangrène par étranglement, anus contre nature, rétrécissement cancéreux, etc.

Sur 17 opérations, dont 5 faites par Murphy, il y a eu 1 seule mort par péritonite antérieure à l'opération.

b. *Entéro-entérostomie latérale.* — Elle se fait comme la gastro-entérostomie, et a toujours donné, entre les mains de Murphy, d'excellents résultats.

Murphy emploie encore son bouton après la pylorectomie, procédant comme Senn, c'est-à-dire fermant l'estomac et le duodénum, pour pratiquer une gastro-jéjunostomie. De même, après la résection du cæcum, il pratique à l'aide de son bouton l'iléo-colostomie.

3° *Cholécystentérostomie.* — Elle a été faite 22 fois et a donné seulement 2 morts non imputables à l'opération : dans 1 cas, le malade a succombé d'épuisement au bout de deux heures ; dans l'autre, la mort a été due à une torsion de l'intestin existant au moment de l'opération.

Quelle est la valeur du bouton de Murphy comparé aux sutures et aux plaques de Senn? — Il est de date trop récente pour qu'on puisse porter sur lui un jugement définitif ; néanmoins, les statistiques sont tellement belles, qu'elles ne sauraient trop engager les chirurgiens à l'expérimenter.

Il semble offrir sur les sutures, et même sur la méthode de Senn, un immense avantage. Il est probable que dans peu de temps on s'en servira pour la plupart des anastomoses intestinales.

III. — Estomac.

1° Gastrotomie ou taille stomacale.

La gastrotomie est une opération qui consiste à ouvrir l'estomac pour en extraire un corps étranger.

Ce n'est pas une opération nouvelle, puisqu'on la pratiquait déjà au siècle dernier ; pourtant depuis quelques années sa technique et ses résultats se sont tellement modifiés que nous devons la décrire.

MANUEL OPÉRATOIRE. — *Procédé de Terrier* (1). — Quand Labbé pratiqua en 1876 sa taille stomacale, il fit une incision latérale le long du cartilage de la neuvième côte et sutura *avant de l'ouvrir, l'estomac* à la paroi abdominale : il fit, en un mot, une gastrostomie, procédé qui a l'inconvénient d'établir des

____

(1) Terrier, *Soc. de chir.*, 22 mai 1889.

6.

adhérences entre l'estomac et la paroi abdominale, et surtout de créer une fistule stomacale qui retarde notablement la guérison.

Le procédé de Terrier diffère de celui de Labbé en ce que, une fois le corps étranger extrait, les lèvres de la plaie stomacale sont suturées et l'estomac réduit dans le ventre.

1° *Incision de la paroi abdominale.* — Elle doit être médiane, sur la ligne blanche, à égale distance de l'ombilic et de l'appendice xyphoïde, et avoir une longueur d'environ 10 centimètres. On arrive ainsi sur le bord inférieur du lobe gauche du foie, que l'on n'a qu'à soulever pour mettre à nu la paroi antérieure de l'estomac. Cette incision médiane donne plus de jour que l'incision latérale, suivant le rebord inférieur du thorax.

2° *Taille stomacale.* — La paroi antérieure de l'estomac est attirée et maintenue au dehors soit par des pinces à griffes, soit à l'aide de fils provisoires, soit plus simplement par les mains d'un aide. Elle est soigneusement isolée du reste de la cavité abdominale avec des compresses stérilisées. Cela fait, on ouvre l'estomac sur une ligne dépourvue de gros vaisseaux, en ayant soin de mettre des pinces hémostatiques sur les points qui saignent, et sur la muqueuse pour éviter qu'elle ne s'échappe. L'exploration de la cavité stomacale étant faite avec l'index, et le corps étranger retiré, il ne reste plus qu'à faire la suture à deux étages: l'un à points séparés pour la muqueuse, l'autre à points séparés également, musculo-séreux, à la manière de Lembert. Pour ces sutures on se servira de soie fine.

3° *Suture de la paroi.* — L'estomac étant réduit

dans le ventre, on ferme la paroi par une suture à étages comme dans toute laparotomie.

INDICATIONS ET RÉSULTATS. — La taille stomacale est indiquée toutes les fois que l'on a fait le diagnostic d'un corps étranger de forme et de volume tels qu'il ne pourrait être éliminé sans danger par les voies naturelles. C'est une opération relativement bénigne : sur 16 cas rassemblés par M. Jalaguier (*Traité de chirurgie* de Duplay et Reclus, t. VI), il n'y eut que 2 morts, l'une de péritonite, l'autre de collapsus ; encore ne sont-elles pas imputables à l'opération en elle-même, puisque dans le premier cas le corps étranger avait perforé l'estomac, et que le second malade était un vieillard très débilité.

La suture immédiate de l'estomac tient toujours quand elle est bien faite : elle a l'avantage d'amener une guérison rapide, et d'éviter la production d'une fistule souvent intarissable.

Par précaution on mettra les malades à la diète pendant deux jours ; puis on commencera l'alimentation d'une façon lente et progressive.

2° Gastrostomie.

Cette opération établit une bouche alimentaire stomacale quand l'œsophage est rendu infranchissable par un rétrécissement cancéreux ou cicatriciel. Le professeur Terrier et ses élèves MM. Delagenière. Louis, Hartmann, ont apporté à la technique de la gastrostomie des perfectionnements tels que, bien exécutée, elle ne présente aucune espèce de gravité même chez les sujets cachectiques.

Manuel opératoire. — *Procédé de Terrier* (1). — 1° *Ouverture du ventre.* — A 2 centimètres environ du rebord costal gauche, on fait une incision de 6 à 7 centimètres, parallèle à ce rebord. En dedans elle arrive à peu près à 5 centimètres de la ligne médiane, en dehors elle répond à la neuvième côte (2). Section de tous les plans de la paroi y compris le péritoine.

2° *Recherche de l'estomac.* — Les bords de la section péritonéale étant maintenus avec des pinces, on va à la recherche de l'estomac ce qui est facile : on le saisit avec un, puis deux doigts, et on l'attire au dehors, de façon à pouvoir l'explorer. On tombe d'ordinaire sur la région du pylore, ce qui s'explique puisque c'est la partie la plus voisine de la paroi abdominale antérieure, le cardia étant situé profondément contre la colonne vertébrale. On fait la bouche stomacale en un point qui n'est pas déclive : peu importe que ce point soit au voisinage du pylore. L'endroit sur lequel doit porter la fistule étant déterminé on l'attire entre les deux lèvres de la plaie et on le confie à l'aide.

3° *Suture séro-séreuse stomaco-pariétale.* — Avec l'aiguille de Reverdin courbe on place six points de suture dans le but d'unir la séreuse stomacale à la séreuse pariétale. Quatre de ces points (deux sur chaque lèvre) sont parallèles à l'incision, tandis que les deux points extrêmes lui sont perpendiculaires

---

(1) Terrier et Delagenière, *Rev. de chir.*, 1890, p. 198-216.

(2) Küster, Delagenière, Doyen font une incision médiane immédiatement au-dessous de l'appendice xyphoïde. Doyen fait encore une incision verticale le long du bord externe du muscle droit (*Arch. prov. de chir.*, 1892, fig. 25).

(fig. 15). Chaque fil pénètre du côté de l'estomac dans la séreuse et la musculeuse et ne doit pas perforer la muqueuse, pour éviter toute inoculation septique venue du contenu stomacal; les deux extrémités du fil perforent ensuite la séreuse pariétale et viennent à son côté externe se nouer dans l'épaisseur de la paroi abdominale. Lorsque les fils sont noués,

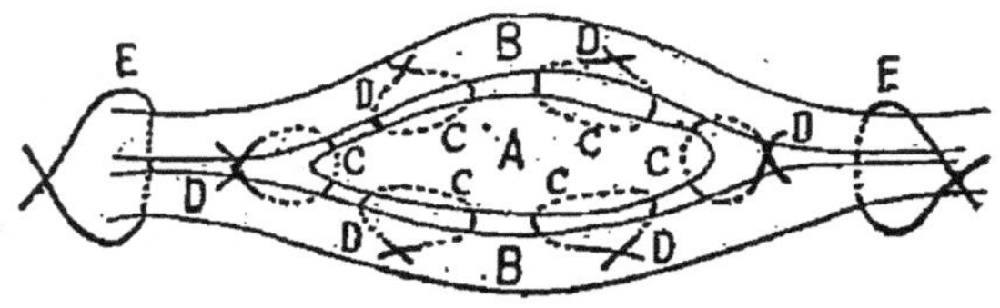

Fig. 15.

Gastrostomie (l'estomac n'est pas encore ouvert). A, paroi stomacale ; BB, paroi abdominale sectionnée ; CC, fils passés dans la séreuse gastrique et dans la musculeuse ; DD, mêmes fils noués dans l'épaisseur de la paroi abdominale ; EE, fils fermant la plaie pariétale (Terrier et Delagenière).

la séreuse stomacale se trouve largement affrontée à la séreuse pariétale (sutures *séro-séreuses*). Au début le professeur Terrier faisait ses points au catgut moyen, aujourd'hui il les fait à la soie.

Le reste de la plaie pariétale est fermé, au-dessus et au-dessous de l'union à l'estomac, par des points à la soie qui comprennent le feuillet séreux pariétal et une partie seulement de l'épaisseur de la paroi.

A ce moment la cavité péritonéale est *absolument close*, et au milieu de la plaie fort rétrécie il reste l'estomac à découvert qui forme bourrelet.

4° *Ouverture de l'estomac et suture muco-cutanée.* — Pour ouvrir l'estomac on fait avec la pointe du bistouri une ponction dans ce bourrelet, et on l'agrandit dans le sens de l'incision cutanée. L'ouverture stomacale est aussi petite que possible, ses bords sont rabattus en dehors et suturés à l'aide de la petite aiguille de Reverdin et de fins fils de soie. Ces fils traversent d'une part toutes les tuniques de l'estomac y compris la muqueuse, de l'autre les muscles et les téguments ; de sorte que, quand ils sont noués, l'ouverture stomacale confond ses lèvres avec celles de l'incision cutanée, et la muqueuse de l'estomac se continue directement avec la peau. Pour fermer plus exactement encore la plaie, on peut (Hartmann) placer à chacune de ses extrémités un point de suture cutané, qui charge en passant la séreuse stomacale.

L'organe est solidement maintenu, puisque ses trois parois concourent à sa fixation, l'occlusion est parfaite, et aucune parcelle alimentaire ne peut pénétrer dans l'abdomen ; enfin l'incision cutanée est doublée d'un repli de la muqueuse, ce qui évite sa digestion par le suc gastrique.

Les *soins* à donner à la plaie opératoire sont très simples : on la pansera à la gaze stérilisée après l'avoir saupoudrée avec du carbonate de magnésie, ce sel ayant pour but de neutraliser le suc gastrique qui viendrait à s'écouler.

Il ne faut pas essayer, à l'aide de certains appareils tels que canules, drains, sondes, d'obturer la fistule : l'accolement des plis de la muqueuse suffit parfaitement à occlure l'orifice, pour peu qu'on ait eu soin de le faire très petit (Hartmann).

Pour alimenter le malade, on introduira chaque fois par la fistule une sonde molle n° 13 ou 14. On commencera l'alimentation au bout de vingt-quatre heures, alors qu'on n'aura plus à craindre les vomissements chloroformiques. Dans les premiers jours on fera les repas aussi peu nombreux que possible pour ne point retarder la cicatrisation.

Indications et résultats. — Pratiquée par le procédé de Terrier qui se caractérise surtout par les sutures séro-séreuses, par la suture de la muqueuse à la peau pour border la fistule, et par la création d'un orifice aussi petit que possible, la gastrostomie est une opération bénigne, fort simple à exécuter, et dont les suites immédiates n'offrent aucune gravité. La guérison opératoire est de règle, même chez les sujets cachectiques. Quant à la survie du malade, elle dépend, on le comprend, de la nature et de l'étendue de la lésion pour laquelle on a pratiqué la bouche stomacale.

La gastrostomie trouve son indication principale dans les rétrécissements cancéreux de l'œsophage, lorsque la gêne pour la déglutition des liquides *commence* à se faire sentir. C'est l'opération palliative par excellence. Il faut, pour en obtenir de bons résultats, intervenir de *bonne heure*, alors que le malade peut encore avaler les liquides : dans ces conditions il ne sera pas trop affaibli par l'opération, qui n'aura sur lui aucun retentissement. Les interventions *tardives*, pratiquées chez des malades arrivés au dernier degré de la cachexie et qui ne peuvent plus rien prendre, ne feront bien souvent que précipiter la mort en quelques jours.

La gastrostomie doit être préférée à la dilatation, inutile et dangereuse, à la sonde à demeure souvent difficile à introduire et mal supportée, à l'œsophagostomie et à l'œsophagectomie, qui ne pourraient guère trouver leur indication que pour les cancers haut situés.

La survie, après l'opération, peut atteindre cinq, six mois et même davantage.

Dans les rétrécissements cicatriciels de l'œsophage qui sont infranchissables, la gastrostomie doit être faite; et dans ces cas, comme en font foi nombre d'observations, elle peut amener des survies indéfinies. Enfin, elle peut permettre la dilatation ultérieure du rétrécissement soit par les procédés ordinaires, soit par un cathétérisme fait de bas en haut par la bouche stomacale, analogue au cathétérisme rétrograde de la vessie. Quand le rétrécissement est suffisamment dilaté, on est autorisé à fermer l'orifice stomacal.

La gastrostomie trouverait encore des indications dans le cas de tumeurs bénignes de l'œsophage ne pouvant être extirpées.

3° Gastro-entérostomie.

Cette opération consiste à anastomoser l'estomac avec l'intestin lorsqu'il y a oblitération du pylore. Elle a été pratiquée pour la première fois par Wölfler, de Vienne, chez un malade auquel il ne pouvait, à cause des adhérences, faire une pylorectomie qu'il avait projetée. Elle est à la sténose pylorique ce qu'est la gastrostomie à la sténose œsophagienne, et la trachéotomie à la sténose laryngée.

MANUEL OPÉRATOIRE. — 1° *Ouverture du ventre.* — Elle se pratique dans la région sus-ombilicale, part de la pointe de l'appendice xyphoïde et descend suivant une longueur de 10 à 15 centimètres, et même plus si c'est nécessaire. Lücke conseille d'ajouter une incision transversale de 5 à 6 centimètres.

2° *Recherche et exploration des viscères à anosto-
moser*. — On doit d'abord examiner l'estomac, et voir
si l'étendue et la nature des lésions ne rendent pas
possible une pylorectomie; puis, on recherche l'anse
intestinale que l'on choisit très haut pour éviter les
troubles de digestion et d'absorption. On prend d'ordinaire la première anse du jéjunum dont la découverte
n'est pas toujours facile. Pour la trouver, on peut
partir du duodénum que l'on suit, ou encore se guider sur les vaisseaux mésentériques supérieurs après
lesquels commence le jéjunum. Dans tous les cas,
on se rappellera que cette première anse jéjunale
est située derrière le côlon transverse, contre la colonne vertébrale.

On peut réunir l'intestin à la face antérieure de
l'estomac (*gastro-entérostomie antérieure*, pré-colique
ou opération de Wölfler) ou à sa face postérieure (*gastro-entérostomie postérieure* ou rétro-colique). Hacker, Courvoisier, Heydenreich, Chaput accordent la
préférence à la gastro-entérostomie postérieure. Pour
M. Terrier, il est indifférent que l'anastomose se
fasse en avant ou en arrière. Comme la gastro-entérostomie antérieure est la plus facile, c'est à elle qu'il
donne la préférence.

3° *Établissement de l'anastomose gastro-intestinale*. — Nous allons successivement envisager le
manuel opératoire de MM. Terrier, Chaput, Senn,
Murphy.

a. *Procédé de Terrier* (1). — Il est analogue à celui
employé par le même auteur pour la cholécystentérostomie. Il faut opérer en dehors de la cavité péri-

(1) Trognon, *La gastro-entérostomie en France*. Th. de Paris,
1893.

tonéale, en isolant l'estomac et l'intestin à l'aide de compresses stérilisées, et ouvrir le tube digestif le plus tard possible, afin de diminuer les chances d'infection. Les sutures seront toutes faites à la soie fine.

Suture séro-séreuse postérieure faite à points séparés, et adossant l'estomac à l'intestin sur une longueur de 7 à 8 centimètres. Chaque fil, tant sur l'estomac que sur l'intestin, pénètre dans l'épaisseur de la paroi, la parcourt dans un trajet de quelques millimètres, sort, puis pénètre de nouveau quelques millimètres et ressort définitivement; ce double passage à travers la paroi a pour but de rendre l'affrontement plus large et la suture plus solide (voir fig. 23, p. 163). Les fils sont noués immédiatement.

Suture séro-séreuse antérieure dite *d'attente*, parce que les fils ne seront noués qu'à la fin de l'opération. Elle est placée parallèlement à la précédente, à une certaine distance au-devant d'elle, et a la même longueur. Pour que les fils ne gênent pas le chirurgien, ils sont réclinés à droite et à gauche, après que leurs extrémités ont été saisies entre les mors de pinces hémostatiques.

Ouverture du tube digestif, suture des muqueuses. — L'incision, tant sur l'estomac que sur l'intestin, doit être longue de 3 à 4 centimètres; elle sera faite au bistouri. Suture de la muqueuse stomacale à la muqueuse intestinale en commençant par les lèvres postérieures des deux incisions, pour finir par les antérieures. Il ne reste plus pour terminer l'opération qu'à serrer les points séro-séreux *d'attente*.

b. *Procédé de Chaput* (1) (fig. 16). — *Gastro-enté-*

____

(1) Chaput, *Pres. méd.*, 14 juillet 1894.

rostomie valvulaire. — M. Chaput fait la gastro-entérostomie postérieure, qui n'expose pas, dit-il, comme l'antérieure à la compression du côlon transverse. Au lieu de faire sur chaque viscère une simple incision linéaire, on exécute une incision en H qui limite deux lambeaux flottants . Après l'opération, l'orifice de communication se trouve constitué par deux lèvres mobiles qui pendent dans l'intestin.

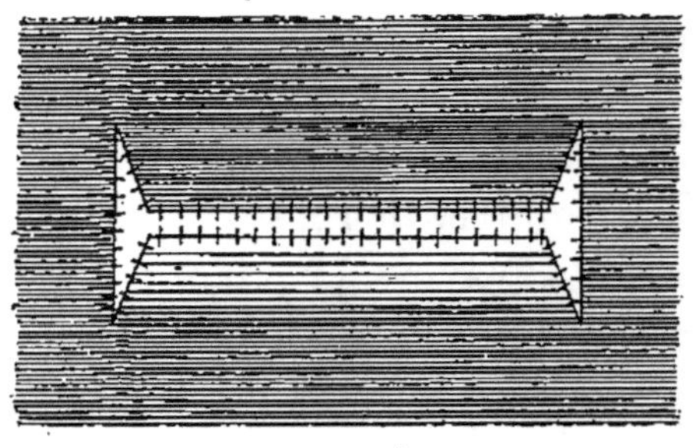

Fig. 16.

Gastro-entérostomie valvulaire vue d'en haut, par l'estomac (Chaput).

Après avoir réuni l'estomac à l'intestin par des sutures séro-séreuses, sur une étendue de 6 à 8 centimètres, on fait, à un centimètre et demi au-devant de cette suture, une incision stomacale et intestinale de 6 centimètres. Sur les deux extrémités de ces incisions on en fait tomber deux autres plus petites, verticales, longues de 3 centimètres ; l'ensemble a l'aspect d'un H.

Cet H limite sur chaque viscère deux lambeaux flottants : l'un antérieur, l'autre postérieur. On réunit par des sutures muco-muqueuses les trois bords des lambeaux postérieurs, les trois bords des lambeaux antérieurs, puis les deux branches verticales de l'H. On termine en plaçant des sutures séro-séreuses en avant du lambeau antérieur et sur les parties latérales.

L'orifice fourni par cette opération est beaucoup

plus grand que celui de l'incision simple (fig. 16). Tandis que l'incision simple ne donne qu'un périmètre de 12 centimètres, celui de l'anastomose valvulaire est de 18. Cette valvule facilite la traversée stomaco-intestinale, tout en s'opposant au reflux des matières intestinales et de la bile dans l'estomac. L'orifice n'a, dit M. Chaput, aucune tendance à se rétrécir ultérieurement, car il n'est pas limité par des bords suturés, comme dans l'incision linéaire, mais par la charnière que forme la base des lambeaux.

c. *Procédés de Senn et de Murphy*. — Nous les avons décrits longuement (p. 91 et 97), nous n'avons pas à y revenir.

4° *Fermeture du ventre*. — Elle se fera à étages une fois que les viscères auront été réduits.

Afin d'éviter la rupture des sutures, il faut maintenir le malade à la diète et au repos absolu pendant deux jours, puis on lui donnera un peu de lait. Le quatrième jour on commencera l'alimentation liquide. Au quinzième jour seulement on prescrira les aliments solides.

INDICATIONS ET RÉSULTATS. — Des quatre procédés que nous avons décrits, lequel faut-il adopter? C'est là une question difficile à résoudre : les opinions varient, on peut le dire, avec chaque chirurgien. S'il s'agit d'un rétrécissement non cancéreux, si la gastro-entérostomie a la prétention d'être curative, on pourra l'exécuter à l'aide des sutures. Chez les cancéreux, l'opération devant durer le moins longtemps possible, c'est au bouton de Murphy qu'il faudra accorder la préférence.

La gastro-entérostomie est indiquée quand,

contre une sténose du pylore menaçant de tuer le malade par inanition, on ne peut faire la pylorectomie, la pyloroplastie ou la dilatation du pylore.

Voici un *cancer du pylore* accompagné de sténose, de douleurs, de vomissements, d'amaigrissement rapide : que faire ? Si l'état général du malade le permet, s'il n'est pas trop affaibli par la cachexie, on fera la laparotomie ; et, si l'on se trouve en présence d'un cancer peu étendu, n'adhérant pas aux parties voisines, facile à attirer hors de la cavité abdominale, on réséquera le pylore. Dans tous les autres cas on se contentera de la gastro-entérostomie : opération plus facile, plus courte, et exposant par cela même beaucoup moins le malade.

Néanmoins, pour qu'elle ait des chances de succès, il faut que la gastro-entérostomie soit pratiquée de bonne heure. Les médecins devront donc, toutes les fois qu'ils seront en présence d'un cancer du pylore avec phénomènes d'obstruction même légers, appeler le chirurgien.

Dans les *rétrécissements cicatriciels du pylore*, on peut faire la gastro-entérostomie qui est alors une opération *curative*.

Dans la *dilatation grave de l'estomac*, la gastro-entérostomie a été proposée par M. Baudoin et exécutée par M. Jeannel, mais sans succès. Son malade mourut le cinquième jour.

Les résultats de la gastro-entérostomie ne sont pas très encourageants, M. Jalaguier trouve une mortalité de 48,4 p. 100, en ne prenant que les chirurgiens qui font cette opération d'une façon courante. Néanmoins, certains opérateurs auraient vu leur mortalité s'abaisser à 12.5 et même 11 p. 100.

D'ailleurs, il est certain que si nombre de malades succombent, c'est qu'ils ont été opérés trop tardivement. Il est à supposer que si l'on intervient de bonne heure, on verra la mortalité diminuer dans de notables proportions.

Quand l'opération réussit, les douleurs, les vomissements disparaissent; le malade peut s'alimenter, il engraisse. Quand il s'agit d'un cancer du pylore, la survie oscille entre un mois et un an : la moyenne est de sept mois. La mort, comme l'a montré M. Guinard (1), survient par cachexie progressive. Elle n'est pas précédée par les atroces douleurs de l'obstruction pylorique et de l'inanition : c'est là une considération qui n'est pas à dédaigner. La gastro-entérostomie est donc une opération parfaitement justifiée dans les cancers inopérables du pylore et les rétrécissements cicatriciels.

Opérations complémentaires de la gastro-entérostomie. — Elles sont destinées à empêcher le reflux de la bile dans l'estomac et l'accumulation des matières dans le cul-de-sac duodénal.

On a vu, à la suite de certaines gastro-entérostomies, les malades succomber après avoir présenté des vomissements bilieux continus ; à l'autopsie on a trouvé l'anse intestinale coudée, formant un éperon qui conduisait la bile dans l'estomac et s'opposait au passage des matières stomacales dans le jéjunum. C'est pour remédier à ces inconvénients que l'on a proposé des opérations complémentaires.

M. Chaput établit d'abord la gastro-entérostomie; puis, entre la portion d'anse qui monte vers l'esto-

(1) Guinard, *Traitement chirurgical du cancer de l'estomac.* Paris, 1892.

mac et celle qui descend, il fait une entéro-anastomose avec un orifice de 2 centimètres environ.
Il place ensuite sur l'anse ascendante, entre les deux
anastomoses, une ligature peu serrée de façon à la
rétrécir sans couper les tissus : la bile ne peut
remonter dans l'estomac et s'écoule fatalement dans
l'intestin.

M. Jaboulay abouche l'anse jéjunale sous-jacente
à l'ouverture stomacale non plus à elle-même, mais
à la troisième portion du duodénum ; en un mot, il
ajoute à la gastro-entérostomie une jéjuno-duodé-
nostomie. Ce sont là des compléments qui prolongent
beaucoup la durée de l'opération et augmentent par
suite les chances de mort par collapsus. Aussi sont-ils
condamnés avec raison par M. Terrier. Rien ne prouve
d'ailleurs qu'ils améliorent les fonctions digestives
du gastro-entérostomisé.

M. Jaboulay, après avoir été enthousiaste de sa
double opération, n'a pas tardé à l'abandonner pour
pratiquer la gastro-duodénostomie : il abouche la
face antérieure de l'estomac à la face antérieure de
la seconde portion du duodénum. Après cette opération les liquides biliaire et pancréatique ne pourraient pénétrer dans l'estomac.

4° Gastrectomie et pylorectomie.

On donne le nom de gastrectomie à la résection
d'une portion plus ou moins étendue des parois stomacales, pour une altération qui est d'ordinaire de
nature cancéreuse.

Il est facile d'enlever un cancer siégeant sur les
faces ou les courbures de l'estomac et de suturer en-

suite la plaie ; mais c'est une opération qu'on a exceptionnellement l'occasion de faire, de tels cancers ne donnant lieu à aucun trouble fonctionnel, et n'attirant l'attention qu'à la période de cachexie. D'ordinaire la gastrectomie est faite pour un néoplasme du pylore accompagné de *sténose* de cet orifice : c'est donc une pylorectomie. opération pratiquée pour la première fois par M. Péan, en 1879.

Manuel opératoire. — A. *Pylorectomie classique avec abouchement gastro-duodénal.* — La veille le malade ne prendra rien par la bouche, on l'alimentera avec des lavements nutritifs : immédiatement avant l'opération on lui lavera l'estomac à l'eau de Vichy d'abord, puis à l'eau boriquée. L'opération comprend cinq temps principaux (1) :

1° *Incision de la paroi abdominale.* — Elle se fait sur la ligne médiane, entre le xyphoïde et l'ombilic, et a une longueur de 10 à 12 centimètres. Une fois le péritoine ouvert, on explore la tumeur, on reconnaît son siège, son volume, ses connexions : pour cela il est nécessaire de fendre le grand et le petit épiploon, ce que l'on fait suivant des lignes perpendiculaires aux courbures de l'estomac pour éviter l'hémorrhagie. Cette exploration nous apprend si la résection est possible et quelle en doit être l'étendue.

2° *Isolement du pylore.* — C'est le point le plus délicat de l'opération. Les adhérences se font surtout avec le côlon transverse et son méso ; elles doivent être rompues avec le plus grand soin, en employant le doigt de préférence à l'instrument tranchant : les vaisseaux seront pincés à mesure qu'ils

____

(1) Jalaguier, *Trait. de chir.* de Duplay et Reclus, t. VI, p. 426, 1892.

saigneront. Une fois la libération faite, la partie à réséquer est attirée à l'extérieur.

3° *Section stomacale et duodénale.* — Pour éviter l'hémorrhagie et surtout l'épanchement du contenu du tube digestif dans la cavité péritonéale, on place au delà des limites de la tumeur, tant sur l'estomac que sur le duodénum, deux pinces peu écartées l'une

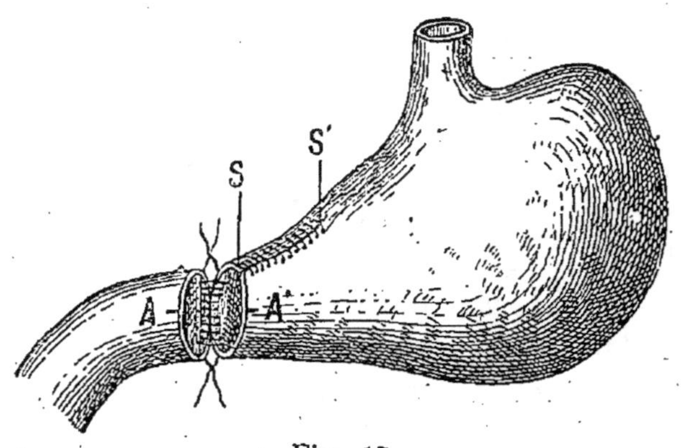

Fig. 17.

Résection typique (ou en raquette) du pylore. A, A', bord antérieur des sections gastrique et duodénale S, S', suture du manche de la raquette (Doyen).

de l'autre et entre lesquelles doit passer la section. On peut se servir soit des pinces à pression élastique de Doyen(1), soit des pinces à crémaillière de Chaput. La section se fait aux ciseaux d'abord sur l'estomac, puis sur le duodénum. On lie immédiatement les vaisseaux qui saignent, puis on fait une toilette soignée du champ opératoire.

4° *Abouchement au moyen de sutures du duodénum à l'estomac* (fig. 17). — La grande difficulté provient de l'inégalité de dimension de l'orifice intes-

(1) Doyen, *Arch. prov. de chir.*, 1892, p. 36.

7.

tinal petit, et de l'orifice stomacal énorme. Rydigier conseille de réséquer sur la grande courbure un coin triangulaire dont la base est à droite, et de suturér les bords de cette nouvelle plaie. Billroth arrive au même résultat en suturant la partie de l'ouverture stomacale qui avoisine la pétite courbure, et en ne laissant subsister que juste ce qu'il faut pour adapter le duodénum. La suture a ainsi dans son ensemble la forme d'une raquette (Doyen). Faite à la soie à l'aide d'une fine aiguille, elle comprend un plan intérieur muco-muqueux réunissant la muqueuse stomacale à la duodénale, doublé d'un et quelquefois de deux plans extérieurs séro-séreux. On commence par la suture séro-séreuse de la région postérieure de l'estomac et du duodénum; puis on fait la suture muco-muqueuse postérieure, l'antérieure, et enfin on termine par la séro-séreuse antérieure. Des sutures de renforcement sur les plans séreux et les épiploons voisins, ajoutent encore de la solidité.

Ces sutures se font soit à points séparés, soit en surjet. M. Doyen emploie le surjet à *points passés;* tous les trois ou quatre points il arrête son surjet en passant son aiguille au travers du point précédent. Sous le nom de suture *continue spiroïde segmentée,* M. Defontaine (1) a décrit un procédé à peu près semblable.

5° *Fermeture du ventre* après réduction des organes.

B. *Pylorectomie combinée à la gastro-entérostomie* (fig. 18). — Pratiquée par Billroth dans les cas où il ne peut, à cause de l'étendue des parties enlevées, abou-

____

(1) Defontaine, *Arch. prov. de chir.,* 1892, p. 77.

cher ce qui reste d'estomac au duodénum, elle a été
faite de propos délibéré par M. Doyen et conseillée
par M. Chaput.

Une fois le troisième temps de la pylorectomie
classique pratiqué, on oblitère successivement l'ori-

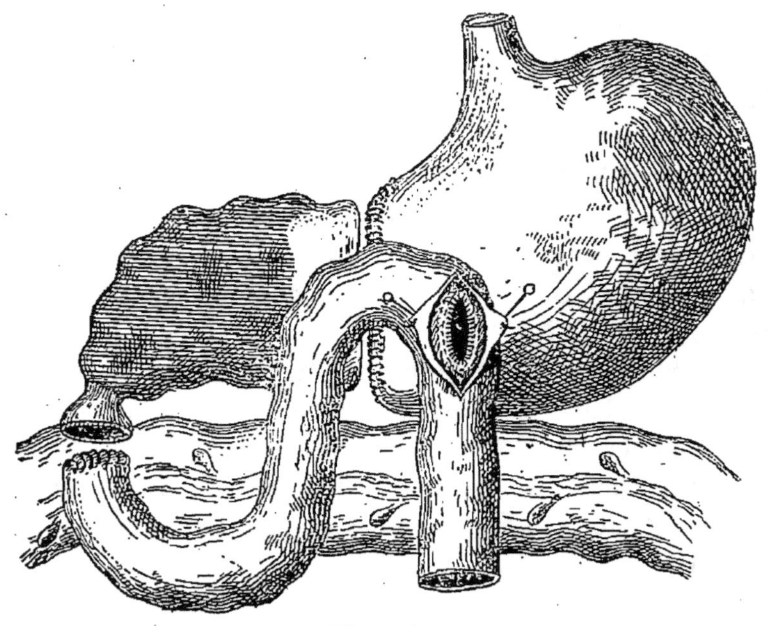

Fig. 18.

Pylorectomie combinée à la gastro-entérostomie antérieure. La face antérieure du jéjunum est ouverte pour montrer l'anastomose gastro-intestinale.
Le duodénum a été figuré par erreur en avant du côlon transverse (Doyen).

fice duodénal et l'orifice stomacal par une double ou
une triple rangée de sutures : la première muco-muqueuse, les autres séro-séreuses. Cela étant fait, on
abouche la première anse du jéjunum à la face antérieure de l'estomac.

Senn pratique aussi l'occlusion duodénale et stomacale, pour faire ensuite une gastro-entérostomie

à l'aide de ses plaques. On peut agir de même avec le bouton de Murphy.

Quel que soit le procédé employé, le malade sera, après l'opération, soumis au même régime que pour la gastro-entérostomie.

INDICATIONS ET RÉSULTATS. — La pylorectomie est indiquée dans les *rétrécissements inflammatoires* du pylore à une double condition : c'est qu'ils soient très serrés et non adhérents aux organes voisins. S'ils sont peu serrés, on pourra les guérir par la pyloroplastie ou la simple dilatation. S'ils sont adhérents, on devra se contenter de la gastro-entérostomie.

Pour ce qui est des *rétrécissements cancéreux* (on les reconnaît aux ganglions, à la forme et à la consistance toute spéciale de la tumeur), la ligne de conduite a été fort bien tracée par M. Defontaine. Toutes les fois qu'on peut la faire, la pylorectomie est l'opération de choix ; d'abord parce qu'elle enlève le mal et arrête ainsi momentanément son évolution, ensuite parce qu'elle laisse les fonctions digestives dans de bien meilleures conditions que l'anastomose gastro-intestinale.

On doit faire la pylorectomie quand on peut enlever *largement* et *facilement* le néoplasme : il faut donc qu'il soit *limité* et non *adhérent*. Pratiquement il est rare de réunir ces conditions, les malades étant vus à une époque trop avancée ; aussi la pylorectomie trouve-t-elle rarement son indication, et est-on forcé de se rabattre sur la gastro-entérostomie qui est une opération de nécessité, absolument comme on fait un anus contre nature lorsque l'on ne peut extirper un cancer de l'intestin.

La mortalité brute des pylorectomies est de 50 p. 100

(Jalaguier). Quant à la survie, elle peut être indéfinie s'il s'agit d'un rétrécissement. Elle oscille entre un mois et quatre ans environ pour le cancer. Les causes de mort immédiate sont le collapsus ou la péritonite par perforation.

La petite statistique suivante de Billroth vient bien confirmer les indications posées par M. Defontaine. Sur 14 pylorectomies pour cancer, il a eu les résultats suivants :

Adhérences nulles, 2 cas, 2 guérisons opératoires.

Adhérences légères, 7 cas, 3 morts opératoires.

Adhérences étendues, 5 cas, 5 morts opératoires.

On n'est donc autorisé à entreprendre la pylorectomie que lorsqu'il n'y a pas ou peu d'adhérences.

5° Pyloroplastie (*opération d'Heinecke-Mikulicz*).

Cette opération consiste dans la section *longitudinale* d'un rétrécissement pylorique, suivie de sa suture *transversale*. On transforme ainsi la portion rétrécie en une portion dilatée.

MANUEL OPÉRATOIRE (1). — Le ventre étant ouvert, on fait sur la face antérieure du pylore, dont on a libéré les adhérences s'il y en a, une incision de 5 à 6 centimètres dont le milieu correspond au point le plus rétréci. En écartant les bords de la fente ainsi obtenue on lui donne facilement la forme d'un losange ; et, si la traction est plus forte, on obtient même une fente transversale. On suture les deux bords de cette fente à deux ou trois étages : quand

(1) Jalaguier, *loc. cit.*, p. 430.

l'opération est terminée la suture est parfaitement perpendiculaire à l'axe du pylore.

INDICATIONS ET RÉSULTATS. — Cette opération n'a été pratiquée qu'un petit nombre de fois. Sur 16 pyloroplasties faites à l'étranger, Kœhler a constaté 12 succès et 4 morts post-opératoires. Sur 3 pyloroplasties M. Doyen a eu 2 morts. Ce dernier chirurgien ouvre d'abord l'estomac, explore le pylore, et n'opère que si cet orifice admet l'extrémité de l'index. Quand le rétrécissement est plus étroit, il pratique soit la pylorectomie, soit la gastro-entérostomie.

Au point de vue fonctionnel l'opération est bonne en ce sens que, chez des malades qui ont succombé plusieurs mois après l'opération, on a pu reconnaître que le pylore était parfaitement perméable.

La pyloroplastie ne saurait s'appliquer aux rétrécissements cancéreux ; elle ne convient qu'aux rétrécissements cicatriciels, encore faut-il qu'ils ne soient pas trop serrés.

6° Dilatation du pylore (1).

La dilatation du pylore ou *opération de Loreta* consiste à ouvrir le ventre, puis l'estomac, à introduire l'index droit graduellement dans le rétrécissement, puis l'index gauche. Alors on écarte les deux doigts avec force, jusqu'à ce que l'on ait obtenu une dilatation de 7 à 8 centimètres et senti le pylore céder. On referme l'estomac, puis la paroi.

L'opération de Loreta n'a guère été pratiquée qu'en Italie et en Amérique. Sur 25 cas, on a noté 15 guéri-

(1) Jalaguier, *loc. cit.*, p. 431.

sons et 10 morts. Elle n'est applicable qu'aux rétrécissements cicatriciels, car pour les cancers elle est suivie de mort rapide.

IV. — Intestin.

1° Entérotomie ou taille intestinale (1).

Par entérotomie nous n'entendons pas la section de l'éperon dans l'anus contre nature, mais simplement l'ouverture d'une anse intestinale dans le but d'en extraire un corps étranger.

MANUEL OPÉRATOIRE. — Après ouverture du ventre et recherche de l'anse qui renferme le corps étranger, on fait sur son bord convexe une incision de longueur suffisante pour que l'extraction soit facile. Une fois le corps étranger enlevé, on suture soigneusement la plaie à l'aide de points de Lembert et l'on referme le ventre. Si l'anse intestinale présentait des lésions inflammatoires étendues, on ferait l'anus contre nature, ou l'entérectomie suivie d'entérorraphie.

INDICATIONS ET RÉSULTATS. — La taille intestinale est indiquée quand le corps étranger irrégulier menace de perforer l'intestin. Cela se voit dans le cas de corps étrangers de l'estomac (fourchettes, couteaux, morceaux de bois, etc.) ayant franchi le pylore.

La cause qui d'ordinaire force le chirurgien à intervenir est l'occlusion, et le corps étranger est presque toujours un calcul biliaire. Le diagnostic de

____

(1) Jalaguier, *loc. cit.*, p. 422, et Dagron, Th. de Paris, 1891.

la nature de l'occlusion n'est d'ailleurs fait qu'après laparotomie exploratrice.

Sur 14 entérotomies pour calculs biliaires, M. Dagron a relevé 11 morts et 3 succès seulement. Ce sont là des résultats peu encourageants ; néanmoins il faut intervenir quand même, la maladie abandonnée à elle-même ayant à peu près certainement une terminaison fatale.

2° Entérostomie.

L'entérostomie est une opération qui consiste à suturer une anse d'intestin à la paroi abdominale, et à l'inciser de façon à dériver le cours des matières. Ce n'est pas une opération nouvelle, tant s'en faut : elle a été exécutée pour la première fois par Monod en 1838. Elle a surtout été étudiée par Nélaton, qui en a réglé les indications et le manuel opératoire. Si nous en parlons, c'est qu'elle vient d'être l'objet d'études spéciales de la part des chirurgiens allemands Schede, Czerny, etc., et que nous devons dire deux mots de ses indications. Elle est applicable aux cas d'occlusion intestinale qui ne sont justiciables ni de l'entéro-anastomose, ni de l'entérectomie.

MANUEL OPÉRATOIRE. — 1° *Entérostomie avec suture* (procédé de Terrier). — L'opération est analogue à la gastrostomie (p. 104). On fait à la paroi abdominale une incision qui, suivant les cas, est médiane ou siège dans l'une des fosses illiaques ; on attire au dehors l'anse que l'on veut inciser et on rétrécit la plaie abdominale à 3 ou 4 centimètres. Alors on fixe l'intestin à la paroi par six points de suture séro-séreux comme s'il s'agissait de l'estomac.

Si les choses ne pressent pas, on peut arrêter là l'opération ; et ouvrir l'intestin, au bout de quelques jours, quand les adhérences se sont produites. S'il s'agit d'une occlusion aiguë, on ouvre l'intestin immédiatement dans une étendue de 2 centimètres au plus, et on termine par une suture muco-cutanée.

2° *Entérostomie sans suture* (Maydl-Reclus). — Voici comment M. Reclus décrit le manuel opératoire tel qu'il l'a exécuté pour la première fois en 1887 pour un cancer du rectum : la paroi abdominale étant anesthésiée à la cocaïne, puis incisée, et l'anse de l'S iliaque attirée au dehors, on passe au-dessous d'elle, au travers du méso-côlon une bougie en gomme. Cette bougie est fixée à la paroi par des bandes de tarlatane imbibées de collodion iodoformé, puis l'anse intestinale est protégée par un pansement. L'opération a duré quatre à six minutes. Au bout de cinq à six jours on ouvre l'intestin au thermocautère, et à partir de ce moment les matières et les gaz peuvent s'écouler au dehors. L'intestin forme sur le ventre une saillie disgracieuse, mais peu à peu les tissus se rétractent et elle disparaît. Cette opération est sans doute d'une exécution plus facile que l'entérostomie avec suture, mais ses indications sont bien plus restreintes : elle ne saurait convenir aux occlusions aiguës.

Indications et résultats. — L'entérostomie est indiquée dans les rétrécissements et les cancers inopérables du rectum, dès qu'apparaissent les phénomènes d'obstruction. Dans *l'occlusion intestinale chronique* on fait d'abord la laparotomie ; si l'on ne peut lever l'obstacle pour une raison quelconque et si l'on ne veut faire l'entéro-anastomose, on se rabat sur l'entérostomie. Jusqu'ici tous les chirurgiens sont d'accord; mais il n'en est plus de même quand il s'agit d'une *occlusion intestinale aiguë*. Les chirurgiens allemands, Schede, Czerny, etc., à l'avis desquels se range M. Chaput, veulent que l'on fasse à peu près toujours l'entérostomie; les chirurgiens français au contraire, dont les idées sont représentées par M. Jalaguier (1), ont en général recours à la laparotomie. C'est leur conduite que nous allons exposer.

Si l'état général du malade est mauvais, si on le suppose incapable de résister à une opération prolongée, on fera l'*entérostomie primitive :* c'est un pis-aller, une opération de nécessité purement palliative. Si le malade se remonte, on pourra avoir recours ultérieurement à une opération curative. L'entérostomie se fait sans anesthésie ou avec la cocaïne ; on incise dans la fosse iliaque droite, si le cæcum est distendu on l'attire au dehors, on fait une cæcostomie. Si le cæcum est affaissé, on dévide l'intestin grêle jusqu'à ce qu'on trouve une anse dilatée.

Toutes les fois que l'état général est bon, on commence par faire la laparotomie et l'on va à la recherche de l'obstacle que l'on lève si possible; dans le cas contraire on fait l'*entérostomie secondaire* que l'on appelle encore *laparo-entérostomie*. Cette opération est indiquée quand on ne trouve pas l'obstacle: il y a alors presque toujours obstruction fécale ou paralysie. Il faut, suivant la pratique du professeur Terrier, faire un anus contre nature autant que possible sur le gros intestin : la guérison est de règle.

(1) Jalaguier, *loc. cit.*, p. 471.

Quand on tombe sur un cancer comprimant l'intestin ou sur ün cancer de l'intestin lui-même, pour peu qu'il y ait des adhérences et que l'ablation soit difficile, on l'abandonnera pour l'entérostomie.

Enfin, on fera encore l'entérostomie dans le cas d'invagination aiguë irréductible, et quand on aura affaire à une occlusion par adhérences, si ces adhérences (Schede) sont telles qu'on ne puisse les rompre sans danger de déchirer l'intestin.

Dans tous ces cas il vaudrait évidemment mieux faire l'entérostomie primitive, si l'on avait un diagnostic précis; mais malheureusement on ne peut l'avoir qu'après ouverture du ventre.

3° **Entéro-anastomose** (*opération de Maisonneuve*).

L'entéro-anastomose (1) fait communiquer latéralement deux anses d'intestin dont l'une est au-dessus, l'autre au-dessous d'un obstacle. Décrite et exécutée pour la première fois par Maisonneuve en 1854, cette opération était depuis longtemps tombée dans l'oubli quand, dans ces dernières années, elle a été remise en honneur par Wölfler, Billroth, Chaput, etc.

L'anastomose peut être établie entre deux anses d'intestin grêle, *iléo-iléostomie*; entre l'intestin grêle et le gros intestin, *iléo-colostomie;* entre deux anses du gros intestin, *colo-colostomie;* enfin entre l'S iliaque et le rectum, *colo-rectostomie.*

Manuel opératoire. — L'entéro-anastomose s'exécute par quatre procédés :

1° Procédé des plaques d'os décalcifié (Senn).

(1) Chaput, *De l'entéro-anastomose* (*Arch. gén. de méd.*, 1891 t. I, p. 543).

2° Procédé du bouton (Murphy).

3° Procédé des sutures (Wölfler-Billroth).

4° Procédé de la pince (Chaput).

Ce que nous avons dit des méthodes de Senn et de Murphy nous dispense d'y insister de nouveau.

Procédé de Wölfler-Billroth. — Il ressemble beaucoup à la gastro-entérostomie avec sutures, à la description de laquelle nous renvoyons. On commence par serrer modérément, à l'aide d'une grosse soie ou d'un fil de caoutchouc passé dans le mésentère, chaque anse au-dessus et au-dessous du point où portera l'incision. Cette ligature est faite dans le but d'interrompre le cours des matières fécales.

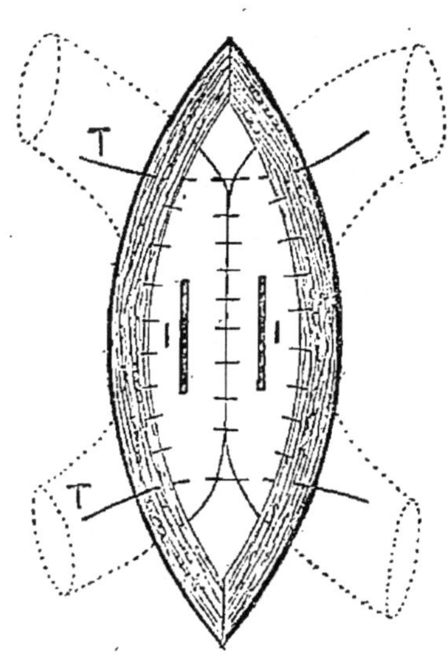

Fig. 19.

Entéro-anastomose par le procédé de la pince I, I, incision des deux anses ; T, T, fils terminaux fermant le péritoine (Chaput).

On place alors les deux anses l'une à côté de l'autre, et on les réunit par une double rangée de *sutures séro-séreuses*. On ouvre au-devant de cette double rangée, et sur une étendue un peu moindre qu'elle, les deux bouts de l'intestin, en évitant l'effusion des matières. On fait, à points séparés, la *suture muco-muqueuse* des lèvres *postérieures* ; les fils sont noués dans l'intestin. Pour la suture *muco-muqueuse* des lèvres *antérieures*, que l'on exécute ensuite, on noue les fils au dehors. On termine l'opération par un double plan *séro-séreux antérieur*.

Procédé de Chaput (fig. 19). — Les deux anses que l'on veut anastomoser sont amenées dans la plaie abdominale, et suturées l'une à l'autre sur une hauteur de 5 à 6 centimètres. On les fixe ensuite toutes les deux par des sutures aux lèvres du péritoine pariétal T T. On ferme le péritoine en haut et en bas, et on fait sur chaque anse d'intestin une incision longitudinale de un centimètre, I, I.

Dans un deuxième temps, on introduit par les deux orifices les mors d'un entérotome avec lequel on saisit la cloison formée par l'adossement des deux anses. A la chute de l'entérotome la communication se trouve établie.

Dans un troisième temps on pratique l'oblitération des orifices intestinaux.

Quel est le meilleur de ces procédés? — Le chirurgien qui a une grande habitude des sutures intestinales peut se permettre le procédé de Wölfler; aux autres nous conseillerons de préférence les procédés de Chaput et de Murphy : ce dernier ayant l'avantage d'être d'une exécution extrêmement facile et rapide.

INDICATIONS ET RÉSULTATS. — 1° *Plaies de l'intestin.* L'entéro-anastomose a été employée dans la guerre d'Amérique où l'on sutura ensemble, au lieu de les oblitérer séparément, deux perforations d'anses voisines l'une de l'autre. C'est une opération qu'on a rarement l'occasion de pratiquer. Elle est d'ailleurs mauvaise ; car, d'après les expériences de M. Chaput sur le chien, elle détermine souvent les coudures de l'intestin et des accidents d'étranglement.

2° *Cancer de l'intestin.* — C'est là qu'est la principale indication de l'entéro-anastomose, alors qu'il y a des phénomènes d'occlusion. L'étendue des adhérences du néoplasme, l'état cachectique du sujet feront repousser l'entérectomie qui reste, quand il est possible de la pratiquer dans de bonnes conditions, l'opération idéale. Sur 9 interventions rapportées par M. Chaput il y a eu 7 guérisons.

3° *Rétrécissement de l'intestin.* — On peut opérer de deux manières : ou bien faire l'anastomose entre deux points très rapprochés du rétrécissement (Billroth, Hacker); ou bien faire l'anastomose à distance. C'est ainsi que pour un cancer du côlon ascendant M. Chaput a abouché la fin de l'intestin grêle dans l'S iliaque. L'entéro-anastomose pour rétrécissement donne de bons résultats, puisque sur 6 opérations il n'y a eu qu'une mort : elle mérite donc d'être mise en parallèle avec la résection.

4° *Occlusion intestinale.* — Là l'entéro-anastomose a été préconisée par Senn. C'est une opération mauvaise, dit M. Chaput, car l'état général du sujet commande le minimum de durée et de choc opératoire. De plus, l'intestin étant distendu par des matières, par des gaz, et souvent friable, il est bien difficile de ne pas souiller le péritoine : c'est donc aux opérations simples, à l'anus contre nature avec ou sans résection préalable qu'il faut avoir recours.

5° *Hernies étranglées.* — Dans les hernies étranglées avec anse suspecte, on peut laisser cette anse au dehors et pratiquer l'anastomose entre les bouts afférent et efférent à un travers de main du collet de la hernie. Ultérieurement, si l'anse est saine, on la fiiduit; si elle se gangrène, on n'aura qu'à oblitérer l'orréce résultant de la chute de l'eschare.

6° *Anus contre nature.* — Dans l'anus contre nature compliqué de rétrécissement considérable des
deux bouts, comme cela se voit surtout pour les
anus ombilicaux, on peut faire la laparotomie et
anastomoser le bout supérieur avec le bout inférieur, ou avec le cæcum, ou encore avec l'S
iliaque.

4° Entérectomie et entérorraphie (1).

L'entérectomie est la résection d'un segment de
l'intestin.

Manuel opératoire. — Le ventre étant ouvert
d'ordinaire sur la ligne médiane, l'anse intestinale est
libérée de ses adhérences, s'il y a lieu, et attirée au
dehors ; puis l'on fait la coprostase : pour cela on place
au-dessus et au-dessous de l'anse, à une certaine distance du point où portera la section, un double
lien. On peut employer des fils de soie, des lanières
de gaze, des tubes de caoutchouc ou des pinces
spéciales : ce qu'il y a de mieux ce sont les pinces
ou les tubes. On coupe l'intestin entre les pinces et
l'on désinfecte immédiatement chaque moignon avec
une solution de sublimé au millième ; tandis que
l'anse malade, isolée à l'aide d'une compresse stérilisée, est encore retenue par son mésentère que l'on
sectionne en pinçant au fur et à mesure les vaisseaux
qu'il contient.

Une fois la résection faite, on réunit les deux bouts
l'un à l'autre, ou bien on les abouche à la peau.
Nous résumons dans le tableau ci-dessous les dif-

(1) Chaput, *Technique des opérations sur l'estomac, l'intestin
et les voies biliaires.* Paris, 1892, p. 29.

férents moyens de traiter l'intestin après l'entérectomie :

1° On fait l'enté-
rorraphie
{ Entérorraphie circulaire classique (Czerny).
Entérorraphie circulaire avec fente (Chaput).
Entérorraphie longitudinale (Chaput).
Procédé de Senn.
Procédé de Murphy.

2° On ne fait pas l'entérorraphie, on établit un anus contre
nature.

a. *Entérorraphie circulaire classique (Czerny).*
— On fait un double étage de sutures en négligeant
toutefois de réunir la muqueuse.

Premier étage. — C'est une suture séro-musculeuse
dans laquelle l'aiguille traverse la séreuse et sort
par la tranche de la musculeuse. On place d'abord
un premier point au niveau du mésentère, un second
à l'opposé sur le bord convexe de l'intestin et entre
les deux on échelonne les points à un intervalle variant entre 3 et 5 millimètres.

Deuxième étage de Lembert, c'est-à-dire séro-
séreux, appliqué par-dessus le premier. — La suture
est surtout difficile dans la région du mésentère ; et là
il faut avoir grand soin de ne point lier les vaisseaux,
ce qui compromettrait la vitalité de l'intestin et
préparerait le sphacèle. Quand des deux bouts de
l'intestin l'un est plus large que l'autre on peut,
comme après la pylorectomie, faire une excision
triangulaire sur lui, ou pratiquer la suture en raquette.

M. Chaput reproche à cette entérorraphie d'être
difficile à exécuter, surtout dans la région mésentérique ; d'exposer à un rétrécissement immédiat par
suite de l'adossement séro-séreux des deux bouts qui

fait saillie à l'intérieur de la cavité. Ce rétrécissement peut être tel que de 4 centimètres de diamètre le calibre de l'intestin soit réduit à 2. Enfin, l'absence de suture muco-muqueuse expose à l'infection et au rétrécissement secondaire. Aussi M. Chaput, réservant l'entérorraphie de Czerny pour le gros intestin,

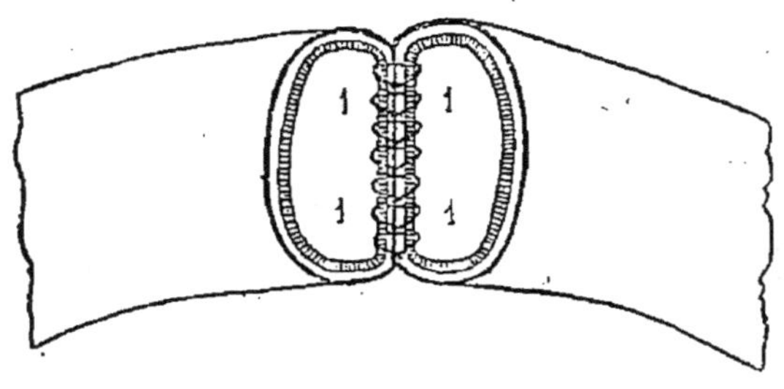

Fig. 20.

Entérorraphie circulaire avec fente. Premier temps. Suture séro-muqueuse
1, 1, de la demi-circonférence postérieure (Chaput).

préfère les procédés suivants pour tous les autres cas :

b. — *Entérorraphie circulaire avec fente (Chaput).* — Elle comprend trois temps principaux :

1° *Suture de la demi-circonférence postérieure* ou mésentérique par un premier étage de points séro-muqueux 1, 1, que l'on noue en dedans (fig. 20). Les deux ou trois points situés au niveau de l'insertion du mésentère doivent être musculo-muqueux, pour ne pas intéresser les vaisseaux.

2° *Exécution et suture de la fente.* — On fait aux ciseaux, sur le bord convexe de chaque bout, à l'opposé du mésentère, une fente de 3 centimètres (fig. 21). On arrondit les lambeaux ainsi formés en réséquant leur sommet pointu, ce qui donne à la fente l'aspect d'un losange. On suture les bords contigus du losange à points séparés séro-muqueux.

3° *Deuxième étage séro-séreux*, 2, 3, que l'on place
tant sur la demi-circonférence postérieure qu'en
avant sur les lèvres de la fente.

Les avantages de ce procédé sont d'abord la suture
de la muqueuse, qui n'augmente pas les chances

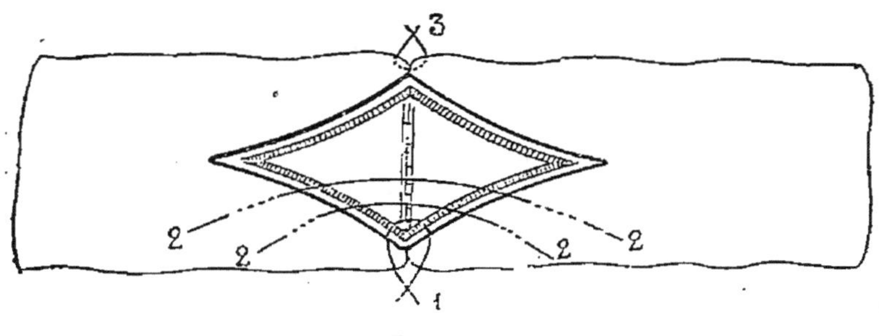

Fig. 21.

Entérorraphie circulaire avec fente. Deuxième temps. Suture de la fente.
1, suture séro-muqueuse ; 2, 3, sutures séro-séreuses (Chaput).

d'infection et qui prévient les rétrécissements secondaires ; ensuite la fente longitudinale augmente singulièrement les dimensions de l'orifice de communication des deux bouts. Cette fente permet aussi
de remédier efficacement aux inégalités de calibre :
il suffit en effet de la prolonger un peu plus sur le
bout le plus étroit, pour l'adapter au bout le plus
large.

c. *Entérorraphie longitudinale (Chaput)*. — Elle
consiste à faire, sur chacun des deux bouts, une fente
longitudinale de 5 à 6 centimètres, à suturer ensemble les bords de ces deux fentes et à fermer
l'extrémité des deux intestins ainsi réunis. Voici les
différents temps :

1° *Accolement des deux anses par suture*. — On
accole les deux anses par une double rangée de

sutures séro-séreuses, longue de 6 à 7 centimètres et
située à égale distance du mésentère et du bord
convexe.

2° *Incision longitudinale.* — Elle se fait avec des
ciseaux immé-
diatement en
avant de la su-
ture, et par con-
séquent dans le
voisinage du
bord convexe de
l'intestin.

3° *Suture des
lèvres.* — Les
deux fentes ainsi
produites pré-
sentent deux
lèvres posté-
rieures et deux
lèvres anté-
rieures (fig. 22)
qu'il s'agit de
suturer ensem-
ble. On fait
d'abord sur les
lèvres postérieu-

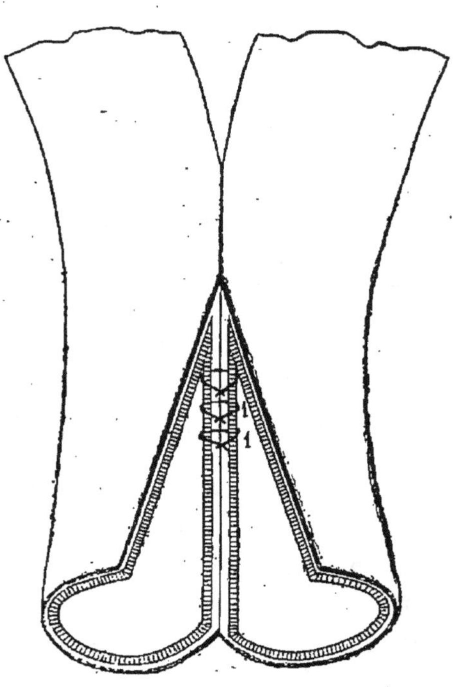

Fig. 22.

Entérorraphie longitudinale. 1, 1, suture muco-
muqueuse des lèvres postérieures (Chaput).

resune suture muco-muqueuse à nœuds internes 1, 1,
puis sur les lèvres antérieures un plan muco-muqueux
à nœuds externes, enfin un double plan séro-séreux.

4° *Fermeture de l'orifice terminal* par un double
plan de sutures de Lembert.

Ce procédé, dit M. Chaput, permet des adosse-
ments aussi larges que possible sans avoir jamais à

craindre le rétrécissement. On n'a pas à compter avec les difficultés de la région mésentérique. Enfin le procédé est surtout avantageux quand il s'agit de réunir deux intestins de calibre très inégal.

d. *Procédés de Senn et de Murphy* (pag. 91 et 97). — Il semble que l'on doive accorder la préférence soit aux méthodes de M. Chaput qui évitent le rétrécissement ; soit au bouton de Murphy, si l'on a besoin d'agir vite.

e. *Établissement d'un anus contre nature.* — Si, après la résection, on a décidé de ne point faire l'entérorraphie, si l'on établit un anus contre nature, on peut procéder de la manière suivante : on réunit l'une à l'autre la demi-circonférence postérieure des deux bouts de l'intestin par une rangée de sutures séro-muqueuses doublée d'un plan séro-séreux. Cela étant fait, le reste de la circonférence de l'intestin est suturé au péritoine pariétal par des points séro-séreux.

Ainsi exécuté l'anus contre nature n'a pas d'éperon : c'est en somme une entérorraphie incomplète avec large fistule à la peau.

Quand faut-il, à l'opération idéale (entérorraphie complète), préférer l'anus contre nature? Quand on a besoin d'opérer vite, à cause du mauvais état général du malade, et quand l'état des parois intestinales fait craindre pour la solidité des sutures.

INDICATIONS ET RÉSULTATS DE L'ENTÉRECTOMIE. — 1° *Plaies et ruptures de l'intestin.* — « L'entérectomie est indiquée, dit Jalaguiér, lorsque la perte de substance comprend plus du quart de la circonférence de l'intestin, lorsque l'intestin traversé de part en part présente sur chacune de ses faces une perfo-

ration, lorsque la plaie même peu étendue occupe
le bord mésentérique, lorsqu'il existe plusieurs perforations rapprochées les unes des autres sur une
même anse intestinale. Dans toutes ces conditions
le rapprochement, par la suture, des lèvres de la
perte de substance ne saurait être obtenu sans compromettre la libre circulation des matières intestinales. »

Il arrive quelquefois que deux entérectomies successives soient nécessaires ; pourtant, si la distance
qui sépare les deux parties à réséquer ne dépasse pas
60 à 80 centimètres, il vaut mieux enlever la partie
intermédiaire. L'entérectomie sera immédiatement
suivie d'entérorraphie. Le pronostic est fort grave
puisque, sur 16 opérations, M. Jalaguier ne relève
que 3 guérisons.

2° *Cancer de l'intestin.* — L'entérectomie est
l'opération de choix toutes les fois que le cancer est
facilement extirpable, qu'il n'a pas envahi les organes
voisins, qu'il n'y a pas d'engorgement ganglionnaire,
que le sujet n'est pas trop cachectique.

3° *Les rétrécissements simples ou tuberculeux*
sont les plus beaux succès de l'entérectomie, et là la
guérison peut être définitive : comme il s'agit presque toujours de la région du cæcum, nous les
étudierons dans le chapitre spécial consacré à cet
organe.

4° *Dans l'invagination chronique*, comme l'a
montré M. Boiffin (1), on fera la laparotomie et l'on
tentera la désinvagination. Si elle est impossible soit
par les adhérences des séreuses accolées, soit par

(1) Boiffin, *Invagination intestinale chronique* (*Arch. prov. de
chir.*, 1892, p. 291).

menace de gangrène et de rupture, on fera la résection en masse de la partie invaginée; puis, si l'état général le permet, on pratiquera une entérorraphie. Dans le cas contraire, on se contentera de l'anus contre nature.

5° *Occlusion intestinale aiguë.* — L'entérectomie se trouve indiquée pour un volvulus que l'on ne peut détordre, pour un intestin perforé ou sur le point de le devenir. La mortalité est énorme, 86,6 p. 100; aussi, pour ne pas aggraver la situation, doit-on toujours se contenter de l'anus contre nature.

6° *Hernies étranglées et gangrenées.* — Cette question a, dans ces derniers temps, préoccupé la Société de chirurgie (1). Dans un rapport, M. Chaput a formulé les conclusions suivantes : l'entérectomie suivie d'entérorraphie par suture est la méthode de choix pour les hernies gangrenées, parce qu'elle est plus bénigne que l'anus contre nature, et qu'elle guérit d'emblée les malades. Il est permis d'y renoncer quand les opérés sont en état de collapsus, ou lorsqu'il existe une péritonite déclarée. Il est formellement indiqué de s'en dispenser lorsqu'on n'a l'expérience nécessaire : on se contentera alors de l'anus contre nature.

MM. Segond, Kirmisson, Lucas Championnière, ont en principe repoussé les conclusions de M. Chaput, et se sont montrés partisans de l'anus contre nature. Le professeur Terrier a bien mis les choses au point en disant: « La résection de l'intestin suivie d'entérorraphie, tout en étant l'opération idéale, doit être con-

(1) *Société de chirurgie*, 14 mars et 16 avril 1894.

sidérée comme extrêmement grave en raison de sa durée trop longue ; mais d'autre part il convient de ne pas oublier les résultats obtenus par M. Murphy avec sa nouvelle méthode d'entéro-anastomose qui, appliquée au traitement des hernies gangrenées, a donné sur 8 cas 7 succès et une mort seulement.

Avec le procédé de Murphy, l'opération est très simple, facile à exécuter et ne dure qu'un quart d'heure. Il serait bon qu'on répétât ces essais ; et, s'ils confirmaient ceux de Murphy, ils modifieraient certainement les règles de conduite que nous appliquons actuellement au traitement des hernies gangrenées. »

7° *Anus contre nature.* — L'entérectomie a été faite pour les anus compliqués (bouts déviés, rétrécissement considérable ou oblitération du bout inférieur, etc.) ne pouvant être traités par l'entérotomie suivie d'anaplastie. La mortalité considérable (32 p. 100 au moins) engage peu à pratiquer l'entérectomie, que M. Chaput a essayé de remplacer par son entérotomie intra-péritonéale.

5° Traitement de l'anus contre nature (*Procédés de Chaput*) (1).

a. *Suture par abrasion.* — L'éperon ayant été détruit par l'entérotome ou par la section en un temps, on isole, par une incision circulaire, l'intestin sur une hauteur d'environ 2 centimètres. A l'aide d'une pince et de ciseaux à strabisme, on sépare la mu-

(1) Chaput, *Nouvelles méthodes de traitement de l'anus contre nature (Arch. gén. de méd.,* 1890).

queuse de la musculeuse sur une hauteur de 1 centimètre ; on se garde bien de sacrifier cette muqueuse
qui semble exubérante et gênante, on l'invagine en
dedans et on la suture à elle-même par des fils non
perforants. On fixe alors, face interne contre face
interne, les musculeuses avivées par des points
séparés.

Il est bon de ne pas faire la suture intestinale hermétique ; on laissera une fistule qui servira de sou-
pape de sûreté, et qui, grâce à un drain, évitera
l'infection et la désunion de la plaie pariétale. Cette
fistulette se fermera d'elle-même en quelques jours.
On fera isolément une suture de la paroi au crin de
Florence. Ce procédé a l'avantage d'adosser, sur
une étendue beaucoup plus grande que dans les
procédés ordinaires, les surfaces destinées à se souder
entre elles ; il permet la réparation avec le minimum
d'étoffe possible et il évite le plus souvent l'ouverture
du péritoine. Sur 21 cas, il y a eu 18 guérisons.
M. Chaput a généralisé cette suture par *abrasion*
et l'applique notamment à l'entérorraphie circulaire.

b. *Entérotomie intra-péritonéale combinée à l'oblitération des deux orifices.* — On fait, à deux travers
de doigt de l'anus contre nature, une incision parallèle à l'arcade crurale et l'on reconnaît les deux
bouts adhérents à la paroi. Sur chacun d'eux, à
deux ou trois travers de doigt de leur extrémité,
on pratique une fente longitudinale de 4 à 5 centimètres. On suture les deux fentes l'une à l'autre
comme dans l'entéro-anastomose.

Cela étant fait, on revient à l'anus contre nature :
on dissèque les deux bouts sur une hauteur de

2 centimètres, et on les ferme à l'aide d'une suture par abrasion.

Ce procédé s'applique aux cas où, pour une raison quelconque, on ne peut employer l'entérotomie classique avec anaplastie. Il convient aux mêmes cas à peu près que l'entérectomie et a pour but de substituer à cette dernière opération, qui, on le sait (p. 139), est excessivement meurtrière, une intervention plus bénigne.

6° Résection du cæcum (1).

La résection du cæcum est une variété d'entérectomie qui, par son manuel opératoire et ses indications quelque peu spéciales, mérite d'être étudiée à part. Elle a été pratiquée pour la première fois par Kraussold en 1879. Dans sa thèse M. Baillet a pu en réunir 80 cas. Billroth et Czerny sont les opérateurs qui ont fait le plus souvent la résection du cæcum. En France citons MM. Péan, Broca, Doyen, Hartmann, Richelot, etc.

MANUEL OPÉRATOIRE. — 1° *Incision de la paroi.* — La laparotomie médiane permet sans doute une exploration facile de toute la cavité abdominale, mais par cette voie on a beaucoup de difficultés pour enlever le cæcum. L'incision oblique en bas et en dedans, parallèle à l'arcade crurale, située à mi distance de l'épine iliaque antéro-supérieure et de l'ombilic, conduit directement sur le cæcum et la terminaison de l'iléon : c'est à elle qu'il faut donner la préférence. On la fera longue; 15 centimètres ne sont pas trop.

(1) Baillet, *La résection du segment iléo-cæcal de l'intestin.* Th. de Paris, 1894.

2° *Résection.* — Si le cæcum est mobile, il sera facile de l'amener au dehors et d'en pratiquer la résection. Le plus souvent, il y a des adhérences avec les organes voisins, des fistules pyo-stercorales, l'envahissement des ganglions de la région. On commence d'abord par sectionner l'iléon après avoir fait sur lui la coprostase; puis on détache la tumeur de la fosse iliaque, de bas en haut, en commençant de préférence par son bord externe. Suivant les cas la dissection se fera avec les doigts ou le bistouri. Parfois les adhérences avec le fascia iliaca sont telles qu'il faut enlever ce dernier. Quand les limites de la région malade sont dépassées, on fait la coprostase sur le côlon ascendant et on le sectionne. Enfin, on termine en coupant le pédicule mésentérique du segment iléo-cæcal que l'on enlève.

3° *Iléo-colorraphie.* — A moins d'indications spéciales d'établir un anus contre nature, on réunit l'iléon au cæcum. Là se présente une difficulté résultant de l'inégalité de calibre des deux surfaces de section intestinales. Dans ses premières opérations, Billroth employait un procédé analogue à la raquette que nous avons décrite pour l'abouchement gastroduodénal; c'est-à-dire qu'avant de faire l'entérorraphie, il oblitérait par suture une partie de la lumière du côlon ascendant.

Plus tard, il sectionna obliquement, en bec de flûte, l'iléon dans le but d'augmenter son diamètre.

L'entérorraphie avec fente et l'entérorraphie longitudinale de M. Chaput peuvent être employées avec avantage. Il en est de même du bouton de Murphy, des plaques de Senn dont on ne se servira, bien entendu, qu'après occlusion du côlon ascendant et de l'iléon. Dans ce dernier cas on fera en somme une entéro-anastomose, une iléo-colostomie.

Signalons enfin l'*iléo-colorraphie par implantation latérale* de Billroth : après fermeture du côlon, on fait sur sa paroi latérale une fente à laquelle on suture l'extrémité de l'iléon.

4° *Fermeture du ventre*. — Après réduction des organes on fera, suivant les cas, la fermeture du ventre sans drainage, avec drainage, ou avec tamponnement à la gaze.

Jusqu'à ce que la réunion soit solide, le malade sera soumis à une diète sévère.

INDICATIONS ET RÉSULTATS. — 1° *Cancer du cæcum*. — La résection ne convient qu'aux cancers bien limités, sans envahissement des organes voisins : dans les autres cas c'est l'entéro-anastomose, l'iléo-colostomie qu'il faut faire. Sur 28 cas rassemblés par M. Baillet il y a eu 14 morts, dont 7 ne semblent pas imputables directement à l'opération. On diminuera notablement la mortalité, si l'on ne s'attaque ni aux tumeurs trop étendues et nécessitant une opération fort laborieuse, ni aux malades trop cachectiques.

2° *Rétrécissements non cancéreux de la valvule iléo-cæcale*. — La plupart sont tuberculeux ; quelques-uns sont d'origine inflammatoire. Sur 25 opérations, il y a eu 3 morts, dont 2 imputables à la péritonite, et 1 au collapsus. On peut donc dire que pour la tuberculose du cæcum la résection est une excellente opération.

3° *Invaginations chroniques*. — La résection est le seul procédé à employer quand les tentatives de désinvagination n'auront pas réussi, ou si l'on a des doutes sur la vitalité du segment désinvaginé. La mortalité est néanmoins assez élevée : 4 morts sur 11 opérés.

4° Anus contre nature et fistules stercorales. — Pour les anus contre nature artificiels, la résection du cæcum n'est pas mauvaise ; et, chose curieuse, elle donne une mortalité beaucoup moindre que la résection pour les anus de l'intestin grêle. Au contraire, pour les fistules stercorales la mort est presque constante : cela tient à ce que l'on opère sur un foyer infecté et adhérent toujours aux organes voisins.

CHAPITRE IV

FOIE, BASSIN, ANUS ET RECTUM

I. — Foie (1).

1° Opérations sur la vésicule biliaire (2).

a. Cholécystolithotripsie.

Cette opération consiste à ouvrir le ventre et à écraser sur place, à travers les parois du canal cystique et de la vésicule, les calculs qui s'y trouvent. Il ne faut pas confondre la cholécystoli-

(1) Pour tout ce qui a trait au foie, nous avons largement emprunté aux remarquables travaux du professeur Terrier, qui ont fait faire un si grand pas à la chirurgie hépaticobiliaire.

(2) Terrier, *Les opérations qui se pratiquent sur les voies biliaires. Rapport au Congrès français de chirurgie (Gaz. hebd.* 1892, p. 198).

thotripsie avec l'écrasement des calculs après cholécystotomie. Elle a été pratiquée avec succès deux
fois par Mayo-Robson, qui a refoulé les fragments des
calculs dans l'intestin. L'écrasement se fait avec les
doigts ; mais, si ceux-ci sont insuffisants, on peut
avoir recours, comme l'a proposé Lawson-Tait, à
des pinces dont les mors sont recouverts de petits
tubes de caoutchouc. Mayo-Robson pense que la
cholécystolithotripsie doit être, d'une façon générale,
préférée à la cholécystotomie. Théoriquement l'écrasement des calculs semble assez rationnel ; mais
l'opération a été pratiquée un trop petit nombre de
fois pour qu'on puisse la juger.

b. Cholécystostomie.

La cholécystostomie consiste à créer une ouverture
persistante de la vésicule biliaire, de façon que la
bile puisse s'écouler au dehors : on établit une
véritable fistule biliaire cutanée. Elle a été faite
en un temps ou en deux temps, suivant que l'on
a cru nécessaire ou non d'attendre la formation
d'adhérences entre la paroi abdominale et la vésicule,
avant d'ouvrir cette dernière.

Manuel opératoire. — 1° *Cholécystostomie en deux
temps.* — Proposée par Bloch en 1774, elle a été
exécutée pour la première fois par Kocher, puis par
Bardenheuer et Riedel. Elle est aujourd'hui à peu
près délaissée, comme d'ailleurs presque toutes les
opérations en deux temps. Elle consiste à inciser la
paroi abdominale, péritoine compris, au niveau de
la tumeur. La vésicule, généralement distendue,
apparaît au fond de la plaie. On peut se borner à
tamponner et à attendre. Il vaut mieux suturer

la vésicule aux bords de la plaie abdominale et appliquer un pansement antiseptique.

Dans un délai variant entre trois et huit jours, on enlève le pansement, et on exécute le deuxième temps, c'est-à-dire l'ouverture soit au bistouri, soit au thermocautère de la vésicule adhérente à la paroi abdominale.

Il n'est pas rare que le bord du foie passe en avant et cache la vésicule peu distendue : il devient alors difficile de l'amener au contact de la paroi et de faire l'opération en deux temps.

2° *Cholécystostomie en un temps.* — Pratiquée pour la première fois en 1867 par Bobbs pour une erreur de diagnostic, elle n'a été faite de propos délibéré et vulgarisée que beaucoup plus tard par Marion-Sims et Lawson-Tait. Cette opération étant faite de deux façons, il est nécessaire de décrire séparément les deux procédés.

a. *Cholécystostomie ordinaire à incison première et à fixation dernière.* — Elle consiste, une fois le péritoine ouvert, à inciser la vésicule et à ne suturer ses bords à la plaie abdominale qu'à la fin de l'intervention.

1° *Incision de la paroi abdominale.* — Pour arriver sur la vésicule biliaire, quelle que soit d'ailleurs l'intervention, un certain nombre d'incisions ont été conseillées. Les incisions transversales (Deroubaix), obliques, en T renversé (Langenbuch) sont à rejeter. Elles intéressent le muscle droit, sectionnent de nombreux vaisseaux, encombrent le champ opératoire de pinces hémostatiques et ne donnent que peu de jour. L'incision verticale, la seule qui doive être employée, est médiane ou latérale. L'incision *médiane* partant de l'appendice xyphoïde ou de son voisinage saigne peu, on l'agrandit à volonté, elle permet d'explorer facilement la cavité abdominale et la vésicule : elle convient à beaucoup de cas.

Cependant, quand le foie est hypertrophié, la vésicule tend à être rejetée en dehors, dans l'hypocondre droit, et l'incision *latérale* est la meilleure. Elle doit être faite en dehors du bord externe du muscle droit ou même au delà. M. Calot a donné une technique précise pour tomber sur le fond de la vésicule, quand elle a à peu près sa situation normale. Ce fond répond très exactement à l'articulation lâche et facile à sentir (1) qui unit l'extrémité antérieure du neuvième cartilage costal droit au dixième ; de plus, elle est située à 1,5 ou 2 centimètres du bord externe du muscle droit. Donc à 2 centimètres en dehors et parallèlement à ce bord, à partir du rebord costal, on fera aux téguments une incision de 8 à 12 centimètres.

2° *Ouverture de la vésicule.* — Le péritoine étant ouvert, la vésicule est recherchée et explorée avec le doigt, qui constate ses adhérences et montre si elle renferme des calculs. Il est bon de faire une ponction aspiratrice du liquide pour qu'il ne s'écoule pas dans la cavité abdominale quand on ouvrira la vésicule.

Le lieu d'élection de cette ouverture est le fond. Après avoir saisi les bords de l'incision avec des pinces hémostatiques, on examine avec soin la cavité vésiculaire ; on extrait les calculs, on explore par le cathétérisme le canal cystique. Sauf dans le cas de dilatation considérable ou de cholécystite suppurée,

(1) On sait que cette articulation a depuis longtemps été utilisée à gauche pour pratiquer la gastrostomie.

on ne réséquera pas une portion de la vésicule.

Cette dernière étant attirée hors de la plaie abdominale on procède à la suture, qui sera faite à deux étages : le premier séro-séreux adossant le péritoine pariétal au péritoine vésiculaire, le second muco-cutané.

b. *Cholécystostomie à fixation première et à incision dernière.* — Pratiquée pour la première fois en 1882 par Ranshoff, cette opération n'a guère été faite qu'une quinzaine de fois. On suture d'abord la vésicule aux bords de l'incision pariétale, puis on l'ouvre de sorte qu'aucune goutte de son contenu ne puisse pénétrer dans la cavité abdominale.

On reproche à cette méthode de créer, par le passage de l'aiguille, des orifices par où peut s'écouler le contenu vésiculaire qui serait susceptible d'aller infecter le péritoine. On peut, dit avec raison M. Terrier, éviter cet accident soit en ponctionnant au préalable la vésicule, soit en enfonçant l'aiguille uniquement dans les couches externes de la paroi vésiculaire. La fixation étant faite, on ouvre la vésicule au bistouri. Quand on se propose de créer une fistule biliaire persistante, il est bon de faire une suture muco-cutanée ; sans cela, on est exposé à voir la fistule se rétrécir peu à peu et s'oblitérer.

Indications et résultats. — La cholécystostomie est la plus prudente des opérations pratiquées sur la vésicule, et celle qui expose le moins aux insuccès opératoires. C'est parfois une opération de nécessité, qui peut rendre des services lorsque des adhérences rendent impossible une cholécystectomie nettement indiquée, ou lorsque l'altération des parois de la vésicule s'oppose à la cholécystentérostomie.

L'hydropisie et *l'empyème* de la vésicule seront d'abord traités par la simple incision, quitte à faire plus tard la cholécystectomie.

Lorsque le chirurgien se trouve en présence d'une *cholécystite calculeuse*, qu'il a ouvert la vésicule et évacué les calculs, si les voies biliaires sont perméables et les parois vésiculaires intactes, il fera la cholécystotomie. Si les parois sont très malades, et si en même temps le cholédoque est libre, il enlèvera la vésicule. Dans les autres cas, et ils sont nombreux, il se contentera de faire la cholécystostomie.

C'est dire que la cholécystostomie est indiquée toutes les fois qu'avec perméabilité des voies biliaires, il y a une inflammation et une friabilité des parois vésiculaires telles que les sutures auraient toute chance de ne pas tenir.

Voici une autre alternative, et celle-là plus embarrassante : les calculs sont enlevés, le cathétérisme du canal cystique est impossible, la vésicule est peu malade. Que faut-il faire? La cholécystostomie. Si l'on avait la certitude d'une oblitération définitive du cystique, la vésicule, organe désormais inutile devrait être enlevée : mais on ne l'a pas. De ce qu'un cathéter ne peut franchir le cystique, on ne saurait conclure à son oblitération, comme l'a montré M. Hartmann (1). Si, en introduisant le cathéter on perçoit un frottement rugueux, c'est l'indice d'un calcul enclavé dans le cystique ou dans le bassinet de la vésicule. Il faut l'enlever, et cela suffira presque toujours à rétablir la perméabilité du canal.

Fréquemment il existe dans les voies biliaires nor-

(1) Hartmann, *Soc. anat.*, juillet 1891.

males des valvules membraneuses, siégeant surtout à l'abouchement du cystique dans la vésicule : alors la sonde, quelle que soit sa forme, que son extrémité soit droite ou tortillée, qu'elle soit introduite de haut en bas ou de bas en haut, vient toujours butter contre une de ces valvules. Le cystique est pourtant libre ; car, une fois les valvules écartées (expériences cadavériques) il laisse passer des instruments de 3 à 4 millimètres de diamètre.

Dans le doute il faut adopter l'hypothèse la plus avantageuse, croire à la perméabilité des voies biliaires, et faire la cholécystostomie. Si ces voies sont réellement libres, la fistule se cicatrisera d'elle-même. Si elle persiste, si elle résiste aux tentatives d'avivement et de suture, il faut en rechercher la cause dans une altération profonde des parois de la vésicule, dans une oblitération du cystique ou du cholédoque.

La cholécystostomie aura été le premier temps d'une intervention dont le second sera, suivant les cas, une cholécystectomie, une cholédochotomie, ou une cholécystentérostomie.

Le pronostic de la cholécystostomie est bénin, et sa mortalité opératoire très peu élevée.

Dans tous les cas que nous avons envisagés jusqu'à présent, la fistule biliaire créée par la cholécystostomie devait avoir, dans l'esprit du chirurgien, une durée transitoire, la plus courte possible. M. Terrier (1) a essayé de traiter, par l'établissement d'une *fistule biliaire permanente*, certaines affections du foie qui jusqu'alors semblaient être uniquement justiciables

______

(1) Terrier, *Acad. de méd.*, novemb. 1890.

d'un traitement médical. La première opération a été faite pour combattre des accidents de congestion et d'hypertrophie du foie avec ictère très prononcé et accès fébriles. Elle a été suivie d'un plein succès : deux ans après le malade était en parfaite santé, sa fistule biliaire persistait toujours.

Il est probable que dans ce cas la cholécystostomie a agi en favorisant l'élimination des agents infectieux cause de la maladie. Le simple écoulement de la bile au dehors a peut-être aussi joué un rôle dans la décongestion du foie.

M. Terrier a essayé de combattre par la cholécystostomie les accidents de la cirrhose hypertrophique : jusqu'à présent les résultats obtenus ne sont pas encore très probants, et il est impossible de se prononcer sur la valeur de cette opération.

c. Cholécystotomie.

La cholécystotomie ou *taille biliaire* consiste à ouvrir la vésicule pour y manœuvrer pendant un temps relativement court, d'ordinaire pour extraire les calculs qu'elle renferme, et à la refermer aussitôt après.

Elle a été proposée au xviiie siècle par Jean-Louis Petit, qui avait émis l'idée assez juste, que l'on pourrait pratiquer sur la vésicule biliaire les mêmes opérations que sur la vessie. Malgré quelques rares tentatives, elle n'est entrée dans la pratique que depuis peu de temps. Meredith en 1883, Parkes en 1886 ont fait la taille biliaire, chacun par un procédé différent.

MANUEL OPÉRATOIRE. — *Cholécystotomie à sutures perdues intra-pariétales.* — Elle est en quelque sorte intermédiaire entre la cholécystostomie et la cholécystotomie dite idéale, ou à sutures perdues intra-péritonéales. Elle a été pratiquée en Amérique d'abord par Parkes, puis par Carmalt.

Une fois la paroi abdominale incisée, la vésicule est fixée aux bords de la plaie, puis largement incisée à son tour : on explore sa cavité, on évacue son contenu, on cathétérise le canal cystique; s'il renferme des calculs on les extrait ou on les broie; puis on referme la vésicule en pratiquant une suture extra-péritonéale des deux lèvres de son incision. Cette suture est faite au fond de la plaie pariétale; de sorte que, si l'un des points cède, la bile s'écoule au dehors et non dans l'abdomen. Cet écoulement au dehors est absolument assuré, si l'on a soin de mettre un petit drain entre la suture vésiculaire et celle des téguments.

Cholécystotomie à sutures perdues intra-péritonéales. — Cholécystotomie idéale de Bernays. Cholécystendyse de Courvoisier. — Elle consiste à arriver sur la vésicule, à l'inciser, à manœuvrer dans son intérieur, puis à fermer l'incision et à réduire le tout dans l'abdomen. Faite pour la première fois par Meredith, dont elle porte le nom, elle a été exécutée un certain nombre de fois par Courvoisier, Gross, Küster, etc.

Le seul temps de l'opération qui soit important, celui d'où dépend le succès, est la suture des parois vésiculaires. Les uns ont eu recours à la suture de Lembert, d'autres à celles de Czerny, d'autres ont fait une suture séreuse à trois étages. Loreta a fait la suture à deux étages suivante : après un premier surjet oblitérant la plaie, il déprime la ligne de suture et fait ainsi deux plis longitudinaux parallèles, qui sont suturés l'un à l'autre au dessus du surjet.

Wölfler et Sänger ont imaginé une *cholécystotomie idéale en deux temps*. Dans un premier temps la vésicule est attirée dans la plaie abdominale et fixée à elle : on l'incise, on la vide de son contenu et on referme la paroi. Dans un deuxième temps, pratiqué à une époque plus ou moins éloignée, on libère les adhérences de la vésicule à la paroi et on la rentre dans le ventre.

INDICATIONS ET RÉSULTATS. — La cholécystotomie a été critiquée beaucoup et un peu partout. Ce n'est pourtant pas une opération aussi mauvaise qu'on l'a voulu dire, puisque, sur 33 cas rassemblés par Courvoisier, il y a eu 26 guérisons définitives, et sur les 7 insuccès 6 fois la mort n'était pas imputable à l'opération.

Après ouverture de la vésicule et extraction des calculs, le chirurgien est autorisé à faire la suture immédiate quand le cathétérisme explorateur lui a montré la perméabilité des canaux cystique et cholédoque, et que de plus il y a intégrité parfaite des parois vésiculaires.

La cholécystotomie a, sur la cholécystostomie, l'avantage d'amener une guérison plus rapide en évitant la fistule biliaire. Le danger c'est de voir, pour une raison quelconque (altération des parois vésiculaires, oblitération méconnue du cholédoque), la suture se rompre et le contenu de la vésicule se répandre dans le ventre. C'est pour obvier à cet inconvénient que l'on a substitué à la cholécystotomie idéale de Bernays soit la cholécystotomie à sutures perdues intra-pariétales, soit la cholécystotomie idéale en deux temps de Wölfler-Sänger.

d. Cholécystectomie (1).

La cholécystectomie est l'extirpation de la vésicule biliaire. Etmüller au xviie siècle, Herlin au xviiie enlevèrent la vésicule biliaire chez le chien et le chat, et virent que ces animaux continuaient à vivre : toutefois ils n'osèrent pratiquer l'opération chez l'homme.

Ces tentatives passèrent inaperçues pendant bien longtemps quand, en 1882, Langenbuch fit la première cholécystectomie chez l'homme : son malade guérit. Il fut beaucoup critiqué par Lawson-Tait, l'ardent défenseur de la cholécystostomie. Malgré cela il ne tarda pas à être imité par Credé, Israël, Couvoisier, Thiriar, Riedel, Terrier, etc.

Manuel opératoire. — 1° L'*incision de la paroi abdominale*, toujours verticale, sera, suivant les cas, latérale ou médiane. L'incision latérale convient lorsqu'une hypertrophie du foie a déjeté la vésicule en dehors. L'incision médiane doit être préférée quand la vésicule est considérablement distendue, et quand on suppose l'existence de calculs dans le cystique : elle donne plus de jour.

2° *Exploration de la vésicule*. — Elle sera d'abord externe, portant sur la vésicule elle-même et son pédicule. Dans beaucoup de cas, ce simple examen ne saurait suffire à dicter une ligne de conduite. Il faut ouvrir la vésicule, enlever les calculs qu'elle renferme, s'assurer de l'état de perméabilité des voies biliaires,

(1) Calot, *De la cholécystectomie*, Th. de Paris, 1890, et Guillemain, *Gaz. hebd.*, 1891, p. 461.

ce qui peut être fait par le palper des canaux cystique et cholédoque, ou mieux par leur cathétérisme. Enfin il faut passer à l'examen des parois de la vésicule ; car souvent leur altération suffira pour légitimer la cholécystectomie. L'opération est décidée : il en faut exécuter les différents temps.

3° *Libération de la vésicule.* — On commence par la séparer de la face inférieure du foie à laquelle elle adhère normalement, puis de l'angle du côlon, parfois de l'intestin grêle, de l'estomac, du rein droit. En général les adhérences sont limitées au foie en haut et au côlon en bas. Elles sont déchirées avec le doigt ou un instrument mousse ; rarement avec le bistouri ou le thermocautère. L'hémostase est facile du côté de l'intestin ; du côté du foie, on peut avoir des artérioles qu'il faut lier, ou une hémorrhagie en nappe qu'on arrêtera avec le thermocautère.

Les vieilles cholécystites s'entourent parfois d'une atmosphère scléro-adipeuse, et il est possible d'isoler la vésicule de cette sorte de loge, en faisant une opération qui rappelle beaucoup la néphrectomie sous-capsulaire (Hartmann).

4° *Isolement et ligature du cystique.* — La vésicule étant libre, il faut isoler le canal cystique dans la plus grande partie de son étendue : on manœuvre beaucoup plus facilement quand on a vidé la vésicule à l'aide d'une ponction. C'est un des temps les plus délicats de l'opération, en raison de la profondeur à laquelle on est obligé d'agir, et des organes importants que l'on pourrait blesser. Il faut éviter des tractions trop grandes qui pourraient rompre le cystique ou la vésicule.

Quand le canal est suffisamment isolé, on applique

sur lui, le plus près possible du cholédoque, une forte ligature à la soie. On évite de comprendre dans la ligature la branche droite de l'artère hépatique, les canaux hépatique et cholédoque. Pour empêcher toute contamination du péritoine par la bile septique, il est bon de placer une seconde ligature au-dessous de la première, et de sectionner le canal entre les deux. Le pédicule du cystique devra être soigneusement désinfecté avec une solution phéniquée ou bichlorurée, ou mieux avec la pointe du thermocautère.

On a parfois mis quelques points de suture sur le moignon cystique. On l'a fixé à la paroi abdominale, ce qui est une pratique très rationnelle. On peut aussi l'abandonner dans le ventre; mais dans ce cas il est prudent de l'isoler dans une sorte de cavité indépendante de la grande cavité péritonéale et dans laquelle on pourra mettre un drain. Pour ce faire, il faudra suturer au péritoine pariétal le bord droit du grand épiploon ; et, s'ils existent, les ligaments cystico-colique et hépato-rénal. Si la ligature vient à céder, la bile trouvera un trajet tout préparé pour s'écouler au dehors, et ne se répandra pas dans le ventre (Terrier).

L'incision de la paroi sera refermée comme dans toute laparotomie, avec deux ou trois plans de sutures. Elle laissera ou non passer un drain, suivant que le chirurgien aura ou n'aura pas jugé prudent de drainer la cavité occupée antérieurement par la vésicule.

Facile, quand la vésicule est à peu près normale, la cholécystectomie peut devenir très laborieuse quand les parois de la vésicule sont friables, quand il existe des fistules cutanées, intestinales, voire même pleurales. Souvent le cystique renferme des calculs qu'il est difficile d'extraire.

D'autres fois il est friable ; en le liant on le déchire et on est obligé de porter une seconde ligature un peu plus haut. Dans le cas de friabilité du cystique il faut drainer avec soin : une fistule biliaire étant toujours à craindre et pouvant devenir dangereuse quand la bile est septique.

INDICATIONS ET RÉSULTATS. — La vésicule biliaire n'est pas un organe indispensable et sa suppression n'entraîne pas la mort de l'individu. D'ailleurs l'anatomie comparée, en montrant que dans une même classe d'animaux, la vésicule manque chez certaines espèces tandis qu'elle existe chez des espèces très voisines, qu'elle peut même faire défaut chez certains individus d'une même espèce, devait faire prévoir ce fait. La chirurgie expérimentale nous montre que les animaux auxquels on a enlevé la vésicule ne présentent aucun trouble marqué des fonctions digestives : leur poids ne diminue pas, leur santé reste bonne ; les nombreux opérés de cholécystectomie continuent à vivre et à se bien porter. En se basant sur toutes ces raisons, on peut donc conclure que la cholécystectomie est une opération physiologiquement permise.

Si les indications de la cholécystectomie sont très nettes dans certains cas, elles sont dans d'autres beaucoup plus discutables.

On peut pratiquer la cholécystectomie d'une façon *accessoire*, pour faciliter une autre intervention. C'est ce qu'a fait M. Terrier (1), dans plusieurs cas de kys-

(1) Terrier, *Quelques résultats immédiats et éloignés d'opéra-*

tes hydatiques du foie : la vésicule, interposée au-devant du kyste, rendait impossible l'ouverture de ce dernier et sa fixation à la paroi abdominale.

Les *perforations* traumatiques de la vésicule sont tout à fait exceptionnelles : on les traitera par la suture : ce n'est que quand elles seraient trop étendues, que le chirurgien serait autorisé à pratiquer la cholécystectomie.

Les perforations spontanées peuvent succéder à une surdistension de l'organe, qui se rompt au cours d'une colique hépatique : c'est exceptionnel. Le plus souvent elles sont consécutives à des ulcérations, qui surviennent soit au déclin d'une fièvre typhoïde, soit dans le cours d'une cholécystite calculeuse. Si la perte de substance est peu étendue et la vésicule peu malade, on suturera les lèvres de la plaie vésiculaire à la paroi abdominale et l'on drainera : dans le cas contraire, c'est à la cholécystectomie qu'il faudra s'adresser.

Pour les *tumeurs solides* de la vésicule, qui sont le plus souvent malignes, on fera la cholécystectomie précoce.

Pour les *tumeurs liquides*, hydropisie ou empyème, on ne fera l'ablation de la vésicule qu'après avoir constaté une altération notable de ses parois, ou une imperméabilité persistante du canal cystique. Dans tout autre cas on tentera d'abord la cholécystostomie.

La *cholécystite calculeuse* constitue l'indication de beaucoup la plus importante de la cholécystectomie. Ce n'est d'ordinaire qu'après laparotomie exploratrice, ouverture de la vésicule et examen des voies

tions pratiquées sur les voies biliaires (Rev. de chir., 1892, p. 553).

biliaires, que l'on peut prendre un parti. Pour que l'ablation de la vésicule soit motivée, il faut que cet organe devienne inutile par oblitération de son canal excréteur ou par altération de ses parois.

Nous avons vu, en parlant de la cholécystostomie, que l'impossibilité de cathétériser le cystique n'indique pas forcément son oblitération. Le simple obstacle au cathétérisme n'est donc pas une raison suffisante pour enlever, du moins d'emblée, une vésicule calculeuse. L'altération des parois vésiculaires est au contraire beaucoup plus importante, comme l'a montré M. Hartmann (1). Deux alternatives peuvent se présenter : on se trouve en présence de parois friables, se déchirant facilement, elles ne sauraient supporter les sutures, il faut faire la cholécystectomie. Dans une autre série de cas la vésicule semble, à la simple inspection, moins malade, mais elle l'est tout autant : c'est quand de gros calculs restent longtemps enchatonnés dans sa cavité. Toute la paroi en contact avec le calcul a perdu son aspect réticulé : elle est devenue lisse et fibreuse. L'examen histologique montre que l'épithélium, les fibres musculaires, les glandes ont disparu : simple réservoir fibreux, la vésicule est désormais inutile. En résumé, l'altération des parois avec obstacle au cathétérisme est la véritable indication de la cholécystectomie dans la cholécystite calculeuse.

Les *fistules biliaires*, le plus souvent consécutives à une cholécystostomie pratiquée pour une cholécystite calculeuse, réclament un traitement variable suivant les cas. S'il y a perméabilité des canaux

(1) Hartmann et Pilliet, *Soc. anat.*, juillet 1891.

cystique et cholédoque, on tentera l'avivement et la suture de la fistule qui, d'ailleurs, dans la plupart des cas, se ferme d'elle-même. Si la fistule est entretenue par un calcul du cholédoque, il faudra faire la cholédochotomie. Seules les fistules muco-purulentes, l'altération notable des parois vésiculaires légitimeront la cholécystectomie.

Les *coliques hépatiques rebelles* seraient, d'après Langenbuch, justiciables de la cholécystectomie. Il peut se faire qu'au moment de l'opération la vésicule ne contienne pas de calculs, ceux-ci ayant été chassés dans l'intestin lors du dernier accès, il n'en faut pas moins l'enlever ; car on supprime ainsi le foyer d'origine des calculs, on fait une *cure radicale* de la lithiase biliaire. Une telle pratique est loin d'être adoptée par tous les chirurgiens : elle n'est d'ailleurs pas exempte de dangers. S'il y a en même temps gravelle intra-hépatique, les calculs peuvent venir s'arrêter dans le cholédoque et causer des accidents mortels.

Maintenant que nous avons passé en revue les indications de la cholécystectomie, il nous faut dire un mot de ses contre-indications. La trop grande étendue des adhérences peut rendre impossible ou du moins dangereuse l'ablation de la totalité ou d'une partie de la vésicule. Il faut alors se contenter de l'incision et du drainage. L'imperméabilité du cholédoque, dûment constatée ou même soupçonnée, contre-indique l'ablation de la vésicule.

Accidents de la cholécystectomie : la péritonite est due à la malpropreté du chirurgien ou à l'infection du péritoine par le contenu vésiculaire. Il arrive parfois que le cystique friable se rompt au bout de quelques jours au-dessus de la ligature, et laisse épancher une bile plus ou moins septique dans le ventre. Cet accident est évité si l'on a soin d'isoler, à la manière du professeur Terrier, le moignon cystique dans une cavité indépendante de la cavité péritonéale. Cet isolement éviterait encore les accidents dans le cas où le cholédoque serait oblitéré au moment de l'opération, ou viendrait à s'oblitérer dans les jours suivants : cette oblitération du cholédoque fait fatalement sauter la ligature pratiquée sur le canal cystique.

La mortalité opératoire après la cholécystectomie n'est pas très élevée : les statistiques donnent 17, 10 et 9 p. 100 d'insuccès.

e. Cholécystentérostomie (1).

La cholécystentérostomie consiste à faire communiquer la vésicule biliaire avec l'intestin dans le cas de rétention biliaire. Winiwarter, en 1882, eut l'idée d'établir entre la vésicule et l'intestin une fistule pour remédier à une obstruction du cholédoque. Il fit subir à son malade six opérations successives en deux ans ; et, bien qu'il finît par le guérir, sa pratique beaucoup trop complexe et surtout dépourvue de méthode ne fut pas imitée. Harley, en 1883, a conseillé de suturer la vésicule à l'intestin grêle et de placer entre les deux un peu de pâte caustique destinée à les ulcérer et à les faire communiquer. Le conseil, peu recommandable, n'a été suivi par personne. Les expériences de François Colzi chez les animaux, en 1886, démontrèrent, comme celles de

____

(1) Delagenière, *De la cholécystentérostomie*, Th. de Paris, 1890.

Dastre, la possibilité de la cholécystentérostomie.

La première opération, faite en un seul temps et avec succès chez l'homme, revient à un chirurgien russe, Monastyrski (1887). Son malade, atteint d'un cancer de la tête du pancréas, mourut de généralisation au bout de deux mois. La cholécystentérostomie fut ensuite pratiquée par Käppler, Bardenheuer, Mayo-Robson, Leeds et enfin par Terrier (1), qui fit le premier une fistule cystico-duodénale suivie de succès et en régla nettement le manuel opératoire. Depuis 1889 la cholécystentérostomie a été faite un assez grand nombre de fois notamment en Amérique.

MANUEL OPÉRATOIRE. — *Cholécysto-duodénostomie. Procédé de Terrier.* — 1° *Incision de la paroi abdominale.* — Elle sera médiane, sus-ombilicale, aussi étendue que possible, pour pouvoir manœuvrer à l'aise dans l'intérieur du ventre.

2° *Abouchement de la vésicule au duodénum.* — On va d'abord à l'exploration de la vésicule, on la ponctionne avec l'aspirateur, mettant sur le trou qu'a fait le trocart une pince hémostatique. On explore avec soin le cholédoque ; et si l'obstacle que l'on rencontre sur son trajet paraît insurmontable, on procède à l'anastomose.

On attire la vésicule et la première portion du duodénum dans les lèvres de l'incision pariétale. On met en contact la face inférieure de la vésicule avec la face antérieure du duodénum à quelques centimètres du pylore. On place un premier fil de soie fine sur les parties contigues de la vésicule et du duodénum : c'est un fil en bourse qui chemine

____

(1) Terrier, *Rev. de chir.*, 1889, p. 974.

dans une certaine étendue des parois intestinale et vésiculaire. Au-dessus de ce point, on en place huit autres sur deux lignes antéro-postérieures peu espacées : quatre points d'un côté, quatre points de l'autre. Chaque fil pénètre deux fois et ressort deux fois (fig. 23) des tuniques intestinales et vésiculaires : de telle sorte que, quand on les serre, vésicule et intestin se trouvent adossés, non suivant une ligne, mais suivant une certaine surface.

Un dernier point en bourse, semblable au premier, est placé au-dessus de la double rangée. On noue tous les fils de bas en haut, sauf ce dernier. On a ainsi circonscrit un petit espace dans lequel on insinue un fin bistouri qui ouvre d'abord la vésicule, puis l'intestin. Pour éviter que la communication cholécysto-intestinale ne s'obture, on introduit d'abord dans la vésicule, puis dans l'intestin, un petit

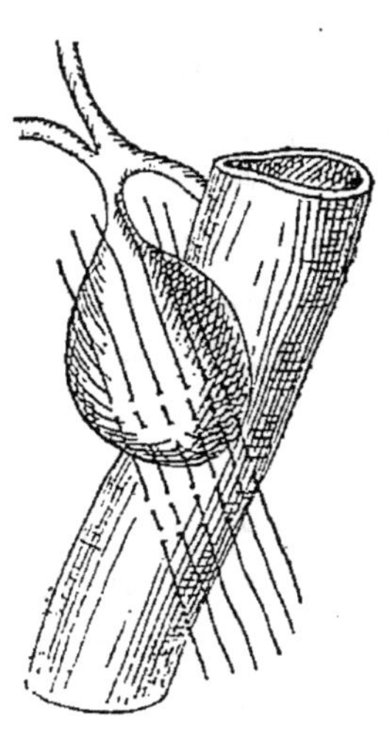

Fig. 23.

Cholécystentérostomie. Chevauchement des fils à travers les tuniques intestinales et vésiculaires.

drain long de 4 à 5 centimètres et qui a 4 à 5 millimètres de diamètre. On serre le dernier point en bourse et l'opération est terminée. L'avantage de ce procédé est d'éviter la souillure du péritoine.

3° *Fermeture de la cavité abdominale.* — Ce temps n'a rien de spécial.

Cholécysto-jéjunostomie. Procédé de Monastyrski-Käppeler ou des deux boutonnières. — Une fois le ventre ouvert, la vésicule et le jéjunum attirés au dehors et isolés à l'aide de compresses, on vide l'anse intestinale de son contenu par pression, et on l'isole soit à l'aide de fils, soit à l'aide de pinces. Alors seulement on l'ouvre longitudinalement dans une étendue de 2 centimètres ; une égale incision est faite à la vésicule. On rapproche les deux boutonnières que l'on unit à l'aide de deux plans de sutures ; l'un muco-muqueux, l'autre séro-séreux. C'est en somme une suture de Lembert-Czerny que l'on fait.

Autres procédés. — On peut encore, pour faire l'anastomose, se servir des tubes d'os décalcifié de Mayo-Robson, des plaques de Senn, du bouton de Murphy. Rappelons que le procédé de Murphy, employé 19 fois, n'a donné que 2 morts ; encore ne sont-elles pas imputables à l'opération.

INDICATIONS ET RÉSULTATS. — La cholécystentérostomie, au point de vue physiologique, supprime la vésicule comme réservoir, et la réduit à un simple canal destiné à conduire la bile dans l'intestin. Les animaux, l'homme chez lesquels on a pratiqué cette opération, n'ont présenté dans la suite aucun trouble grave : on peut donc dire qu'elle est physiologiquement permise. Toutefois, il faut faire l'anastomose le plus près possible de l'estomac. C'est dire que la cholécysto-colostomie (Winiwarter, Mayo-Robson) est la plus mauvaise des anastomoses entéro-biliaires ; la cholécysto-jéjunostomie vaut mieux, enfin la cholécysto-duodénostomie, ou opération de Terrier, est de beaucoup la meilleure. C'est donc elle qu'il faudra pratiquer toutes les fois que cela sera possible.

L'indication formelle de la cholécystentérostomie est l'occlusion complète ou incomplète du cholédoque, qui est devenu insuffisant, ou tout à fait impropre à conduire la bile dans l'intestin. Il est bien entendu que l'occlusion du cystique est une contre-indication absolue : aboucher la vésicule biliaire avec l'intestin dans un pareil cas, c'est faire une opération illogique et parfaitement inutile. La grande friabilité que présentent les parois de certaines vésicules enflammées rend impossible l'opération : les sutures ne sauraient tenir.

Quelles sont les causes de rétrécissement et d'oblitération du cholédoque ? Exceptionnellement, on peut avoir affaire à une sténose d'origine inflammatoire, ou à une obstruction due à un cancer du duodénum au niveau de l'ampoule de Vater; les deux causes à peu près constantes sont la compression liée à un cancer du pancréas, l'occlusion due à un calcul enclavé dans le cholédoque.

C'est surtout le *cancer de la tête du pancréas* qui comprime le cholédoque ; d'autres fois ce sont les ganglions voisins envahis par le néoplasme. La vésicule biliaire est toujours *dilatée*. La cholécystostomie, que certains chirurgiens ont pratiquée, ne peut amener qu'un soulagement tout à fait relatif : c'est la cholécystentérostomie qu'il faut faire. Les malades sont souvent cachectiques, incapables de résister à une opération laborieuse : nous croyons que dans de pareils cas le bouton de Murphy est appelé à rendre de réels services.

Il est de règle d'observer un soulagement immédiat : l'amélioration de l'état général, l'augmentation de poids qui sont dus à la suppression de la rétention biliaire. Le malade finit par être emporté par son cancer ; néanmoins, on a observé des survies de un et même deux ans (Reclus).

Aux débuts de la chirurgie biliaire la cholécysten-térostomie était la seule opération dirigée contre les *calculs du cholédoque*, qui n'avaient pu être refoulés dans la vésicule ou dans le duodénum. Aujourd'hui on pratique la cholédochotomie qui est l'opération idéale : ce n'est que quand, pour une raison quelconque, elle est reconnue impossible, que l'on se décide à anastomoser la vésicule avec l'intestin.

Quand le calcul est enclavé dans l'ampoule de Vater et ne saurait être abordé par le cholédoque, on peut l'extraire par le duodénum, que l'on ouvre et que l'on referme ensuite par une suture aussi parfaite que possible.

Quelquefois, après ouverture du ventre, il est difficile de reconnaître un calcul d'avec un ganglion cancéreux qui comprime le cholédoque. Et pourtant la ligne de conduite ne doit pas être la même dans les deux cas. On se basera sur un signe précieux bien mis en évidence par M. Terrier. S'il y a cancer, la vésicule est toujours dilatée ; s'il y a calcul, elle est presque toujours atrophiée, ratatinée, revenue sur elle-même. Si donc on se trouve en présence d'une vésicule distendue, il faut l'anastomoser à l'intestin ; si elle est atrophiée on a affaire à un calcul du cholédoque : c'est la cholédochotomie que l'on pratiquera.

Les accidents à redouter sont l'infection, le manque de solidité des sutures.

Les résultats éloignés sont bons ; la fistule se maintient, comme le prouvent les autopsies des animaux et des opérés. La vésicule revient peu à peu sur elle-même, et prend l'aspect d'un canal cylindrique du volume du cystique.

2° Opérations sur les canaux biliaires.

a. Cholédocholithotripsie.

Cette opération consiste à écraser, à travers les parois du cholédoque, les calculs qu'il contient et à en refouler les fragments dans le duodénum. Langenbuch a le premier fait l'opération en 1886 ; puis sont venus Courvoisier, Crédé, Kocher, Mayo-Robson, etc. Sur 7 opérations, il y a eu 1 mort non imputable à l'opération elle-même. Parfois les manœuvres échouent ; de plus elles exposent à la rupture du cholédoque, quand ses parois sont enflammées et friables. Enfin, il est arrivé que les fragments de calculs n'ont pu être conduits dans le duodénum.

b. Cholédochotomie (1).

La cholédochotomie ou taille du cholédoque consiste à inciser ce canal pour en extraire un corps étranger, qui est le plus souvent un calcul. Conçue par Langenbuch, elle a été exécutée pour la première fois par Kümmel. Dans son important mémoire, le professeur Terrier avait réuni 18 cholédochotomies ; depuis il a été fait 3 nouvelles cholédochotomies en France, ce qui porte leur total à 5 (Terrier 2, Quénu 2, Hartmann 1). Au congrès de chirurgie de Berlin (15 avril 1890) Körte a rapporté 1, Lauenstein 2 et Riedel 10 cas de cholédochotomie.

Manuel opératoire. — L'incision, verticale le long du bord externe du muscle droit, longue de 10 à

______

(1) Terrier, *La cholédochotomie proprement dite*. (*Rev. de chir.*, 1892, p. 897, et *Acad. de méd.* 6 mars 1894.)

12 centimètres ou même plus si c'est nécessaire, est celle qui convient le mieux. Le péritoine étant ouvert, le chirurgien va explorer le foie et recherche la vésicule, ce qui n'est pas toujours facile. Cette vésicule est masquée par des adhérences avec l'épiploon, l'estomac, le côlon transverse ; de plus elle est dans la majorité des cas petite, rétractée, ratatinée. Quelquefois, malgré un examen minutieux de la face inférieure du foie, il est impossible de la découvrir, et pourtant on comprend qu'elle serait d'un précieux secours pour aller à la recherche du canal cholédocho-cystique. Le toucher joue le plus grand rôle dans la recherche du cholédoque et du calcul qu'il peut renfermer.

Le calcul trouvé et le cholédoque isolé sur une certaine étendue à ce niveau, il faut l'inciser longitudinalement, écarter les deux lèvres de la plaie et extraire le calcul. Quelquefois, à cause de ses rugosités ou de ses branchements, il faut broyer le calcul pour pouvoir l'enlever.

On s'assure, avec le cathétérisme, que le canal est perméable jusqu'au duodénum, et l'on procède à sa suture. Elle est faite à la soie très fine et à deux plans : l'un profond, l'autre superficiel. Pour éviter l'épanchement de bile dans l'abdomen, si la suture vient à manquer (et cela est assez fréquent), on ne ferme pas complètement la plaie abdominale : on met un drain ou une mèche de gaze stérilisée jusqu'au point ou le cholédoque a été incisé.

INDICATIONS ET RÉSULTATS. — En 1892, M. Terrier avait constaté pour la cholédochotomie une mortalité opératoire de 17 p. 100. Elle s'est déjà abaissée, et s'abaissera probablement encore, à mesure que cette opération sera pratiquée et que, par suite, sa technique sera mieux établie.

C'est l'opération de choix lors de calcul du cholédoque ; ce n'est que quand elle sera impossible, soit qu'on ne puisse trouver le cholédoque, soit que l'on constate une friabilité spéciale de ses parois, que l'on se rabattra sur la cholécystentérostomie, opération de nécessité.

c. Cholédochostomie (1).

La cholédochostomie est la fistulisation cutanée du cholédoque. Elle n'a été faite que 4 fois, et toujours le cholédoque, anormalement dilaté, formait une véritable tumeur intra-abdominale placée sous la face inférieure du foie. La cholédochostomie a été pratiquée sans qu'on fît de diagnostic. Au cours même de l'opération on ne se rendit pas compte de la nature de la poche que l'on fixait à la paroi abdominale : l'autopsie est venue montrer qu'il s'agissait du cholédoque. Winiwarter est le seul qui ait fait la cholédochostomie en connaissance de cause.

MANUEL OPÉRATOIRE. — Il consiste, une fois le ventre ouvert, à inciser le cholédoque (si toutefois on sait que c'est lui), et à suturer ses lèvres à la plaie abdominale. C'est une cholédochostomie en un temps à incision première et à suture dernière. On met un drain dans le cholédoque, pour assurer l'écoulement de la bile.

Les 4 opérés sont morts. A l'heure actuelle les éléments sont insuffisants pour poser les indications de la cholédochostomie.

(1) Terrier, *De la cholédochostomie* (*Rev. de chir.*, 1893, p. 81).

d. Cholédocho-entérostomie.

C'est l'anastomose du cholédoque avec une anse d'intestin grêle, et en particulier le duodénum. L'idée en revient à Kocher, qui prépara l'opération chez un malade en suturant le duodénum aux parois du cholédoque dilaté derrière deux calculs. Il fit ensuite avec succès la cholédocholithotripsie : il devenait par conséquent inutile d'établir une fistule cholédocho-intestinale. Sprengel pratiqua la première cholédocho-entérostomie ; le cholédoque était très dilaté, un volumineux calcul ayant été poussé dans sa cavité lors d'une cholécystectomie.

L'opération est analogue à la cholécystentérostomie, à la condition que le cholédoque soit très dilaté : d'ailleurs on ne peut guère intervenir que dans cette circonstance spéciale.

e. Hépaticostomie.

Cette opération, comparable à la cholédochostomie, a été faite en 1889 par Kocher. Le canal hépatique était tellement dilaté qu'on le prit pour la vésicule et qu'on sutura les bords de l'incision à la paroi. Le malade mourut.

f. Hépatostomie.

Cette opération, pratiquée par Thornton, consiste à inciser le foie pour enlever les calculs situés dans les canaux biliaires intra-hépatiques, et à suturer à la paroi abdominale les lèvres de la plaie faite au foie. On pourrait appeler cette opération *fistule biliaire intra-hépatique*. L'opéré, a qui Thornton a par ce procédé enlevé 412 calculs, guérit.

g. Cathétérisme des voies biliaires (1).

Le cathétérisme des voies biliaires est caractérisé par l'introduction, dans une incision ou une fistule de la vésicule, d'une sonde à travers les canaux cystique et cholédoque jusque dans l'ampoule de Vater et même au delà, dans l'intestin grêle. Ce cathétérisme est indiqué et semble même avoir été pratiqué par Jean-Louis-Petit. Il a été de nouveau remis à l'étude par MM. Fontan, Terrier, Hartmann, etc.

MANUEL OPÉRATOIRE. — Pour pratiquer le cathétérisme des voies biliaires on a utilisé des bougies à boule olivaire, des Béniqués, des sondes d'argent. Les instruments rigides sont mauvais, car ils exposent aux fausses routes. Ce qu'il y a de mieux, ce sont les bougies molles, flexibles, que l'on emploie pour la dilatation de l'urètre : elles seront préalablement stérilisées. Il est difficile de donner un manuel opératoire précis : les voies biliaires, même normales, varient trop d'un sujet à l'autre. L'anatomie peut tout au plus indiquer d'une façon générale la direction à donner à la sonde. En dehors de tout état pathologique, la sonde sera arrêtée dans bien des cas par une inflexion du canal cystique, par des valvules, par un abouchement latéral du cystique dans la vésicule. Sur des voies biliaires saines, le cathétérisme peut être des plus faciles ou présenter des difficultés insurmontables.

INDICATIONS. — Le cathétérisme est utilisé soit comme moyen de *diagnostic*, soit comme moyen

(1) Terrier et Dally, *Rev. de chir.*, 1891, p. 648, et 1892, p. 136.

thérapeutique. Après la cholécystotomie ou lors d'une fistule biliaire, le cathétérisme peut déterminer l'existence d'un obstacle au cours de la bile dans le canal cholédocho-cystique. Si la sonde passe, à coup sûr il n'y a pas d'obstacle ; mais, de ce qu'elle ne passe pas, il ne faut pas en conclure à l'imperméabilité : elle a pu être arrêtée par une bride ou une valvule. D'ailleurs l'imperméabilité fût-elle certaine, la sonde ne saurait nous renseigner sur sa nature : calcul, rétrécissement, compression par un cancer de la tête du pancréas. En dehors des cas où la bougie parcourt facilement les voies biliaires, le cathétérisme, employé comme moyen de diagnostic, ne donne pas de bien bons renseignements.

Quant au cathétérisme thérapeutique, c'est-à-dire à la dilatation des voies biliaires rétrécies, il a été fait un petit nombre de fois et n'a pas donné beaucoup de résultats.

3° Hépatopexie (1).

Le foie flottant est une affection rare : la mobilité peut porter sur un lobe ou sur la totalité de l'organe. Au premier cas convient l'hépatopexie partielle, au second l'hépatopexie totale.

L'hépatopexie partielle a été faite pour la première fois par Billroth en 1884 ; l'hépatopexie totale par M. Gérard-Marchand en 1891.

Hépatopexie partielle (opération de Billroth). — Croyant opérer une tumeur du rein, Billroth, après ouverture du ventre, constata que la tumeur

(1) Faure, *L'hépatoptose et l'hépatopexie*, Th. de Paris, 1892.

pédiculée n'était autre chose qu'un lobe anormal et flottant du foie. Il le fixa aux deux lèvres de l'incision abdominale et referma le ventre. La guérison fut rapide. On ne sentit plus la tumeur; mais au point où avait été faite la suture, la paroi abdominale ne glissait plus sur le foie. L'hépatopexie partielle a été faite également avec succès par Tscherning.

Hépatopexie totale (opération de Gérard-Marchand). — On peut faire une incision verticale le long du bord externe du muscle droit, à partir des cartilages costaux. Il est mieux de faire une incision longeant le rebord costal droit, c'est-à-dire le point où l'on doit fixer le foie.

Le ventre étant ouvert, on réduit le foie à sa place dans l'hypocondre droit, et on l'y fait maintenir par la main d'un aide. Quatre fils de soie traverseront de part en part le foie à 2 ou 3 centimètres environ de son bord tranchant. Les chefs inférieurs des fils seront conduits à travers la lèvre inférieure de l'incision abdominale, les supérieurs dans l'épaisseur des cartilages costaux, puis de la paroi. On les nouera et on fermera le ventre.

Chez l'opérée de M. Marchand, le foie resta fixé et la guérison fut définitive.

Bien que l'hépatopexie n'ait été faite que quelques fois, on peut dire que, quand elle est indiquée, c'est une excellente opération (1).

(1) Pour être complet sur les opérations nouvelles de l'abdomen (tube digestif et péritoine), il nous faudrait encore passer en revue les contusions et les plaies pénétrantes de l'abdomen dont le traitement a réalisé de grands progrès. D'une façon générale, c'est à la laparotomie précoce, faite immédiatement après l'accident, qu'il faut avoir recours. Les péritonites purulentes, les péritonites tuberculeuses, restées pendant long-

II. — Bassin.

Trépanation du bassin et drainage transiliaque.

La trépanation du bassin peut être pratiquée soit pour évider ou réséquer un foyer osseux, soit pour évacuer une collection purulente de la fosse iliaque. Dans le premier cas on fait une trépanation *atypique*, n'obéissant à aucune règle, et guidée par le siège et l'étendue de la lésion osseuse. Dans le second cas, le seul que nous envisagerons, on fait une opération dont chaque temps est parfaitement réglé.

MANUEL OPÉRATOIRE de la trépanation *typique* du bassin (1). — On commence d'abord par faire une incision au-dessus de l'arcade de Fallope et on aborde la collection purulente par cette voie ; puis on place le sujet sur le côté sain, on recherche les épines iliaques antéro-supérieure et postéro-supérieure, on les réunit par une ligne droite et l'on marque le milieu de cette ligne s'il s'agit d'un adulte, 5 millimètres au-dessus s'il s'agit d'un enfant.

A ce niveau on fait une incision cruciale dont l'une des branches est parallèle, l'autre perpendiculaire à la direction des fibres du grand fessier. Après les

temps dans le domaine de la médecine, bénéficient aujourd'hui, soit de la laparotomie exploratrice, soit d'interventions plus complexes. Nous renvoyons pour toutes ces questions de thérapeutique, qui ne sont pas à proprement parler des opérations spéciales, aux excellents articles de M. Jalaguier (*Traité de chirurgie*, t, VI, p. 339, 368, 484).

(1) Condamin, *La trépanation du bassin comme traitement de la psoïte*, Th. de Lyon, 1888, et *Arch. prov. de chir.*, 1893, p. 521-558.

téguments, on incise l'aponévrose, puis les fibres musculaires que l'on peut à la rigueur se contenter d'écarter. Le périoste est à son tour incisé crucialement et décollé.

Chez l'adulte, où l'os est mince (car le point que nous avons indiqué correspond précisément, comme l'a montré M. Condamin, à la partie la plus mince de l'os), on se servira de préférence de la gouge.

Chez l'enfant, où l'on peut trouver une épaisseur d'os de près de 1 centimètre, le trépan vaut mieux. Dans tous les cas la perte de substance devra toujours être égale au moins à une pièce de cinq francs en argent.

On pourra cautériser au thermocautère la surface de section de l'os, pour éviter qu'elle ne soit inoculée par le pus et l'on complétera l'opération par un drainage *transiliaque*. Le drain passera par l'incision antérieure pour ressortir par la postérieure.

Il résulte des recherches expérimentales de M. Condamin que, dans le décubitus dorsal et dans l'attitude de la psoïte, la partie la plus déclive du canal iliaque, c'est-à-dire de la gaine du psoas iliaque, correspond à l'orifice de la trépanation.

M. Gangolfe avait, avant M. Condamin, indiqué un point de repère peu différent : trois travers de doigt au-dessous du point le plus élevé de la crête iliaque et cinq travers de doigt en arrière de l'épine iliaque antéro-supérieure.

Indications. — C'est surtout contre la psoïte suppurée qu'à été dirigée la trépanation de l'os iliaque. On a aussi trépané pour les collections sous-périostiques liées à une ostéomyélite ou à une tuberculose de l'ilium, pour les abcès par congestion du mal de

Pott propagés à la fosse iliaque, pour les suppurations péri-cæcales et péri-appendiculaires, pour les adéno-phlegmons iliaques quelle qu'en soit leur cause. D'une façon générale on peut dire que toutes les collections iliaques, qui, ou par leur siège profond ou par leur étendue, ne sont pas suffisamment drainées par l'incision classique de la paroi abdominale antérieure parallèlement à l'arcade de Fallope, doivent toujours être attaquées par la trépanation du bassin.

M. Libournoux a proposé (1) de remplacer la trépanation par le *simple drainage transiliaque* qui d'après lui donnerait d'aussi bons résultats. Voici comment il procède :

Incision abdominale sur l'arcade de Fallope, ouverture du canal iliaque, destruction avec le doigt des adhérences du fascia iliaca pour atteindre le bord postéro-supérieur de l'os iliaque. Ensuite incision lombaire à 1 centimètre au-dessus de la crête iliaque, parallèlement à elle, et dont le milieu se trouve à égale distance des deux épines iliaques supérieures. Décollement du fascia iliaca de haut en bas, pour aller rejoindre le trajet creusé par l'incision antérieure. Passer un drain dans le canal iliaque et le fixer à l'orifice des deux plaies opératoires.

(1) Libournoux, *Arch. prov. de chir.*, 1892, p. 259.

III. — Anus et rectum.

1° Opération de Kraske (1).

Imaginée et pratiquée pour la première fois par Kraske, cette opération consiste à enlever, par la voie sacrée, en respectant les sphincters, les tumeurs du rectum trop élevées pour être abordées par les voies naturelles. Parmi les chirurgiens qui ont fait et plus ou moins modifié l'opération de Kraske nous citerons Schede, Lauenstein, Hochenegg, Bœckel, Roux, Pozzi, Routier, Terrier, Schwartz, Morestin, etc...

MANUEL OPÉRATOIRE. — Certains chirurgiens font un anus iliaque préliminaire destiné à être oblitéré après guérison : cette pratique ne semble pas avoir de grands avantages.

1° *Incision*. — Nous allons décrire l'opération telle qu'elle est exécutée par Kraske. Le malade étant couché sur le côté droit, les cuisses fléchies sur le bassin, on fait sur la ligne médiane une incision allant du milieu du sacrum jusqu'à l'anus : on divise tous les tissus jusqu'à la crête sacrée. En disséquant les lèvres de la plaie on aperçoit de chaque côté les fibres du grand fessier. On détache le muscle du côté gauche mettant à nu toute la face postérieure du coccyx et la partie inférieure de la moitié gauche du sacrum. Les ligaments sacro-sciatiques sont coupés jusqu'au bord inférieur du troisième trou sacré.

2° *Résection osseuse*. — On commence par désarticuler le coccyx en l'attirant en arrière ; puis, à l'aide

(1) Morestin, *Des opérations qui se pratiquent par la voie sacrée*, Th. de Paris, 1894.

du ciseau et du maillet, on enlève un fragment de l'aile gauche du sacrum. La ligne courbe qui circonscrit l'os enlevé (fig 24) est concave en dehors, elle passe entre le troisième et le quatrième trou sacré. On a ainsi coupé les branches postérieures des nerfs sacrés et les branches antérieures des quatrième et cinquième nerfs sacrés. Il faut ménager la branche antérieure du troisième sacré qui concourt à la formation du plexus sacré : sa section pouvant entraîner certains troubles fonctionnels.

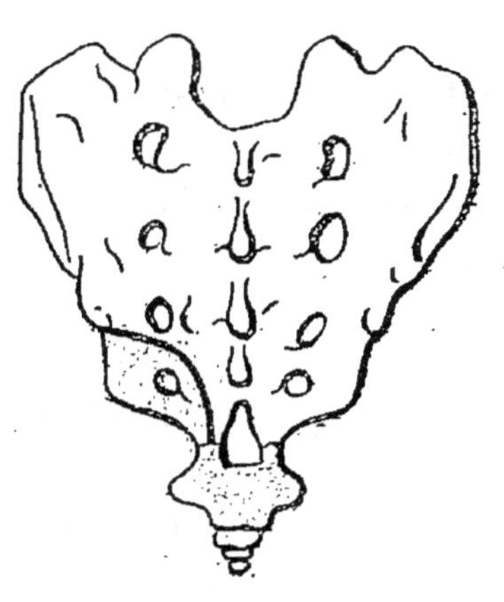

Fig. 24.

Tracé de la résection sacrée de Kraske (Terrier et Hartmann).

3° *Résection de l'intestin.* — Jusqu'ici le chirurgien n'a fait qu'une opération préliminaire : il doit maintenant aller à la recherche de la lésion rectale (c'est presque toujours un cancer) et l'enlever. Le malade qui était sur le côté va être couché sur le dos, les cuisses fléchies sur l'abdomen. Après avoir fait par compression l'hémostase des parties sectionnées, on reconnaît la tumeur rectale ainsi que son siège, son étendue, ses adhérences. On commence par dégager avec le doigt le rectum de la face postérieure du sacrum aussi haut qu'il le faut, et à l'attirer en bas dans la plaie. Si l'on peut se dispenser d'ouvrir le péritoine cela n'en vaut que mieux ; dans le cas de cancer haut situé on fendra le méso-rectum aussi loin que possible, saisissant les deux lèvres à l'aide de pinces hémostatiques.

La face postérieure de la tumeur étant tout à fait libre, on dégage ses faces latérales, puis sa face antérieure : on sectionne alors le rectum d'abord au-dessous puis au-dessus du néoplasme.

4° *Suture des deux bouts.* — Kraske faisait une suture sur toute la circonférence du rectum ; mais la désunion, se produisant souvent, entraînait à sa suite des phlegmons péri-rectaux ou des péritonites mortelles. Maintenant il se contente de suturer les deux bouts dans leur partie antérieure laissant l'intestin ouvert en arrière. Il s'établit une fistule sacrée qui est oblitérée ultérieurement. Quant à la large brèche formée par la section des téguments et de l'os, elle est drainée et bourrée à la gaze stérilisée.

Le procédé de Kraske a été plus ou moins modifié par presque *tous* les chirurgiens qui ont pratiqué son opération. Après avoir décrit le manuel opératoire de Bardenheuer, Schede, Heineke, Hochenegg, Lœvy, Roux, Jeannel, Moulonguet, Perron, Hochenegg (*bis*), Rose, Villar, Brown, Rydigier, M. Morestin, propose de couper, sur la ligne médiane, en deux moitiés le coccyx et la dernière vertèbre sacrée, de séparer cette vertèbre du reste du sacrum ; on a ainsi deux lambeaux osseux que l'on récline à droite et à gauche et qui seront réappliqués à la fin de l'opération. Une fois la tumeur enlevée, on invagine le bout inférieur du rectum dans le bont supérieur, après avoir réséqué sur une certaine hauteur la musculeuse du premier et la muqueuse du second. Si l'on veut que les sutures tiennent il faut en multiplier le nombre et les plans.

INDICATIONS ET RÉSULTATS. — 1° *Cancer du rectum.* — Les indications sont des plus restreintes ; c'est à peine si, sur 20 cancers du rectum, le Kraske est indiqué une fois. Les cancers situés à une petite distance au-dessus de l'anus doivent être enlevés par les voies naturelles ou par la voie périnéale. L'opération de Kraske ne s'appliquera qu'aux cancers haut situés, commençant à 8 ou 9 centimètres de l'anus. Encore faut-il qu'ils soient petits et mobiles. C'est dire qu'on ne touchera pas aux cancers qui, ayant dépassé les limites du rectum, ont envahi le tissu cellulaire, les ganglions, les organes voisins.

On a enlevé par la voie sacrée des cancers ano-rectaux remontant très haut; mais alors l'opération de Kraske perd un de ses principaux avantages : la conservation des sphincters.

Les accidents opératoires sont surtout la blessure de l'intestin et de l'uretère. Les accidents immédiats sont la gangrène du segment inférieur du rectum, les phlegmons péri-rectaux, la péritonite. Les suites éloignées sont les fistules sacrées, les récidives.

La mortalité opératoire est considérable, 50 p. 100 (Kraske), 20 p. 100 (Stierlin), 57 p. 100 (Iversen). C'est en somme une opération qui jusqu'à présent est loin d'avoir donné de brillants résultats.

2° *Rétrécissements non cancéreux.* — On a plus de succès que pour le cancer, les malades présentant un meilleur état général. A part la récidive, les mêmes complications que dans le cancer peuvent survenir. Disons d'ailleurs que l'opération est rarement indiquée; presque toujours on peut enlever le rétrécissement par les voies naturelles, surtout si l'on suit la pratique indiquée par M. Hartmann qui consiste à dilater l'anus, à saisir le rétrécissement avec des pinces de Museux, à l'abaisser,

à l'invaginer dans le canal anal, à inciser circulairement le rectum au-dessus de lui et à l'enlever.

2° Traitement du prolapsus rectal.

Le rectum est maintenu en place par un appareil
de suspension qui l'applique contre la paroi de l'excavation pelvienne, et par un appareil de soutènement, le plancher périnéal (releveur de l'anus).
L'appareil de suspension joue un rôle prépondérant :
la destruction du releveur, des sphincters, des ischio-
coccygiens, observée à la suite de certaines suppurations, n'entraîne pas la chute du rectum. Au contraire
l'insuffisance du méso-rectum suffit malgré l'intégrité
du périnée. C'est en se basant sur ces données ana-
tomiques que les chirurgiens ont, dans ces dernières
années, pratiqué avec succès la fixation artificielle
dans les prolapsus graves.

a. *Procédé de Verneuil. Rectopexie postéro-inférieure* (1). — 1° De chaque côté de l'anus on tire deux
incisions qui se dirigent obliquement en arrière et en
dehors. Longues de 4 centimètres, elles commencent
en avant au point où la peau se continue avec la
muqueuse, et comprennent entre leurs extrémités
antérieures le segment de muqueuse anale et de
sphincter que l'on veut réséquer. De leur extrémité
postérieure partent deux nouvelles incisions qui
convergent vers la pointe du coccyx.

On circonscrit ainsi un lambeau losangique que
l'on dissèque d'arrière en avant, en enlevant avec
les téguments le quart postérieur du sphincter anal.

(1) Verneuil, *Soc. de chir.*, 4 décembre 1889.

2° A l'aide de l'aiguille d'Emmet, on passe quatre crins de Florence solides à travers la paroi rectale postérieure tout près et de chaque côté de la ligne médiane. Le doigt introduit dans le rectum guide l'aiguille qui ne doit pas traverser la muqueuse. Le fil supérieur est tangent à la pointe du coccyx, les autres sont espacés de 1 centimètre et demi environ ; le dernier se trouve à quelques centimètres du point où l'on a sectionné le sphincter.

Les fils vont ensuite traverser la peau à 4 centimètres de la ligne médiane, et dans un plan *supérieur* à celui de la traversée rectale. C'est ainsi que le fil supérieur perforera la peau à la hauteur de l'articulation sacro-coccygienne. Chaque fil forme une anse en U au moyen de laquelle, en nouant, on peut faire remonter l'intestin. Ces fils sont noués deux à deux de chaque côté de la plaie.

3° On enlève le lambeau cutané jusque-là laissé adhérent par son extrémité antérieure. A l'aide de quelques points de suture, on rétablit la continuité du sphincter sectionné et on affronte les téguments.

b. *Procédé de Gérard Marchand. Rectococcy-pexie* (1). — Le premier et le troisième temps sont les mêmes que dans le procédé de M. Verneuil ; seul le deuxième diffère. Une fois le sphincter sectionné et la paroi postérieure du rectum mise à nu, on avive en la grattant à la curette tranchante cette paroi, et on la plisse transversalement de façon à en diminuer l'étendue. Pour cela on lui fait une série de plica-tures transversales rentrantes avec l'aiguille de Re-verdin armée d'un catgut. Trois points de suture à

____

(1) Gérard Marchand, *Soc. de chir.*, 1890.

la manière de Lembert, étagés de haut en bas, suffisent : les chefs ne sont pas coupés.

La face antérieure du coccyx est alors mise à nu,
le tissu fibreux précoccygien gratté et avivé. Les
fils de la plicature rectale sont passés à travers le
tissu fibreux et noués deux à deux : ainsi se trouve
assuré le contact de la face postérieure du rectum
avec la face antérieure du coccyx. On complète l'opération en plaçant quatre fils suspenseurs recto-cutanés
à la manière de Verneuil.

c. *Procédé de Jeannel. Colopexie* (1). — 1° Recherche de l'S iliaque par l'incision de Littré et réduction
du prolapsus à l'aide de tractions exercées de bas en
haut sur le côlon. On fait alors la colopexie ou fixation du côlon à la paroi abdominale antérieure. On
ouvre ensuite le côlon : c'est en somme un anus
contre nature que l'on pratique. Cet anus a pour
but d'assurer le repos du rectum, de guérir ses ulcérations si fréquentes, enfin d'augmenter la solidité
des adhérences colo-pariétales.

2° Au bout d'un temps variable (dix mois chez le
malade de M. Jeannel) on ferme l'anus artificiel.

On peut se borner à la colopexie simple sans faire
d'anus contre nature.

3° Extirpation des hémorrhoïdes (2).

L'extirpation des hémorrhoïdes suivie de suture
préconisée en 1887 par Whitehead dans le *British
medical Journal*, a été surtout faite en France

---

(1) Jeannel, *Acad. de méd.*, avril 1889.
(2) Méesemaecker, *De l'extirpation des hémorrhoïdes suivie
de suture*. Th. de Paris, 1893.

par MM. Delorme, Quénu, Hartmann, Reclus.

Procédé de Whitehead. — On fait sortir les hémorrhoïdes au dehors et on pratique une incision circulaire à l'union de la peau et de la muqueuse. Sur cette incision on en fait tomber quatre autres verticales faites dans l'axe de l'intestin, et on divise ainsi en quatre segments la masse hémorrhoïdaire. Chaque segment est saisi par une pince et libéré de bas en haut, il ne tient plus alors que par un pont muqueux que l'on coupe. On termine en réunissant par des points de suture la circonférence muqueuse ainsi sectionnée à la peau de l'anus. Il arrive, quand la traction est un peu forte, que les fils coupent et alors l'opération est ratée.

Procédé de Quénu. — Après avoir, comme précédemment, tracé une incision à l'union de la peau et de la muqueuse, M. Quénu détache cette dernière et les ampoules hémorrhoïdaires de la couche sous-muqueuse aussi haut que possible. Puis, ce dédoublement étant fait et l'index introduit dans le rectum, il incise aux ciseaux toutes les ampoules sans enlever aucune portion de muqueuse. Cette dernière est ensuite suturée à la peau sans que les fils aient à exercer de traction forcée comme dans le procédé de Whitehead.

Procédé de Reclus. — La dilatation étant faite et les hémorrhoïdes rendues procidentes, on saisit avec une pince à pédicule et au besoin avec deux le paquet variqueux d'un côté, le droit par exemple, on le coupe avec des ciseaux courbes, et on termine en réunissant la muqueuse à la peau par une suture en bourse faisant à la fois la réunion et l'hémostase. Semblable opération est faite du côté droit. Il y a en avant et en arrière de la marge de l'anus un segment de peau et de muqueuse non excisé qui suffit amplement à empêcher le rétrécissement.

L'extirpation des hémorrhoïdes suivie de suture ne donne pas de meilleurs résultats que l'ablation au thermocautère; peut-être la guérison opératoire est-elle un peu plus rapide.

CHAPITRE V

VOIES URINAIRES

I. — Rein (1).

1° Néphrotomie.

La néphrotomie est l'incision du rein, dilaté par une collection liquide, qui est d'ordinaire une pyonéphrose. C'est donc l'ouverture d'un rein suppuré que nous aurons uniquement en vue. L'ouverture du rein calculeux non dilaté porte un autre nom, et sera décrite dans le chapitre suivant.

MANUEL OPÉRATOIRE. — 1° *Position du malade*. — Il est endormi et placé dans le décubitus latéral sur le côté sain, reposant sur un coussin arrondi placé sous le flanc et destiné à tendre le champ opératoire. La cuisse du côté malade est fléchie, et un aide appuie fortement la main sur l'abdomen pour refouler le rein vers la région lombaire.

(1) Le Dentu, *Affections chirurgicales des reins, des uretères et des capsules surrénales*. Paris, 1889, p. 611 à 725.

2° *Choix et tracé de l'incision.* — On peut dire qu'il y a presque autant de formes d'incisions que d'opérateurs : nous nous garderons bien de les énumérer toutes. Au point de vue de la direction, elles sont verticales, obliques, transversales. L'*incision verticale* de Simon suit le bord externe de la masse sacro-lombaire, commençant en haut au bord supérieur de la onzième côte et finissant à égale distance de la douzième côte et de la crête iliaque.

L'*incision transversale* de M. Péan (congrès de Rome, 1894) part du bord externe du muscle droit à la hauteur de l'ombilic, et se termine au bord externe de la masse sacro-lombaire que l'on peut même sectionner en partie, si cela est nécessaire. Si la tumeur est volumineuse, il ne faut pas hésiter à fendre le péritoine en travers, et à faire ainsi une opération transpéritonéale.

M. Le Dentu fait d'abord une petite *incision* verticale en dehors de la masse sacro-lombaire à partir de la douzième côte. De la partie inférieure de cette incision, arrêtée à 3 ou 4 centimètres au-dessous de la côte, il en fait partir une seconde qui se dirige en avant parallèlement à la côte, et peut être prolongée d'autant plus loin que l'on a besoin d'un jour plus grand.

L'*incision de M. Guyon* part de la douzième côte ou un peu au-dessus : elle descend le long du bord externe de la masse sacro-lombaire jusqu'à une petite distance de la crête iliaque, se recourbe en dehors, marche le long de cette crête et parallèlement à elle d'autant plus loin, comme dans l'incision précédente, que l'on a besoin d'avoir plus de jour.

Cette faculté d'agrandissement de la plaie doit

faire préférer les incisions de MM. Guyon et Le Dentu, surtout lorsque l'on veut faire la néphrectomie.

Quel que soit le procédé employé, on incise d'abord la peau et les différents plans musculaires, et l'on tombe sur l'atmosphère celluleuse du rein. On la sectionne en plusieurs temps, saisissant au fur et à mesure ses lèvres avec des pinces hémostatiques; on peut même par précaution suturer ces lèvres aux muscles, de façon à soustraire la région au liquide qui va tout à l'heure s'écouler du rein. C'est une pratique que suit toujours M. Guyon (1).

. 3° *Incision et exploration de la cavité rénale.* — Le rein est mis à nu, on le voit au fond de la plaie ; avec le bistouri on l'incise soit sur son bord convexe, soit sur le point culminant de l'abcès quand il y a déformation de l'organe. Dans chacune des lèvres de l'incision, et assez loin du bord pour qu'ils ne coupent pas, on passe trois fils qui permettent d'attirer le rein dans la plaie, de bien évacuer son pus, et de bien l'explorer. Il faut en effet largement ouvrir les différentes loges purulentes plus ou moins isolées les unes des autres : pour cela le doigt défonce leurs parois, ou bien à l'aide de ciseaux on sectionne les cloisons et les brides. Parfois il y a dans ces cloisons d'énormes vaisseaux que l'on n'ouvrira qu'entre deux pinces hémostatiques et sur lesquels on fera ultérieurement des ligatures. Ce mode opératoire, bien réglé par M. Guyon, a l'immense avantage d'*unifier* en quelque sorte le foyer purulent, de n'avoir plus qu'une poche unique bien qu'irrégulière, ce qui facilite singulièrement le drainage et l'écoulement des liquides.

(1) Guyon, *Technique opératoire de la néphrotomie, leçon* in *Ann. gén. ur.*, 1890, p. 393.

Si l'on a affaire à un rein calculeux suppuré, on cherchera et on enlèvera les calculs soit avec le doigt, soit à l'aide de pinces ou des curettes spéciales de M. Le Dentu. Quelquefois on est même obligé, quand le calcul est adhérent ou enclavé, de faire une véritable lithotritie intrarénale.

4° *Suture et drainage.* — A l'aide des six fils suspenseurs auxquels on fait traverser l'atmosphère cellulo-adipeuse, le plan musculo-aponévrotique et la peau on fixe le rein à la plaie lombaire. On termine l'opération en plaçant deux gros drains dans l'intérieur de la poche, et en les y maintenant par un fil. On réduit, s'il le faut, la plaie pariétale par quelques points de suture.

La néphrotomie est suivie rapidement d'un grand soulagement : la fièvre, si elle existait, tombe, l'état général s'améliore. Parfois, au bout de quelques jours, le parenchyme rénal restant se met à sécréter et à déverser à l'extérieur une quantité notable d'urine. Dans les cas les plus heureux, il y a guérison définitive; mais souvent il persiste une fistule qui réclamera, suivant les cas, l'ablation de son trajet ou la néphrectomie dite alors *secondaire.*

Indications et résultats. — La néphrotomie se fait presque uniquement pour des lésions suppuratives du rein avec plus ou moins d'augmentation de volume de cet organe. Ces lésions portent le nom général de pyonéphroses, et sont dues soit à une infection au cours de la lithiase, soit à une urétéro-pyélo-néphrite ascendante, soit à la tuberculose.

1° *Lithiase rénale.* — La néphrotomie est indiquée dans le cas de rein suppuré : une fois l'incision faite au point proéminent et le pus évacué, il faut extraire les calculs, ce qui n'est pas toujours facile, car souvent ils sont cachés dans des cellules, dans des arrière-cavités. On pourra compléter l'intervention par le curage et l'ablation des parties trop malades. Il y a 33 p. 100 de mortalité (Tuffier). Parmi les 67 qui restent, 44 ont été guéris définitivement après l'incision du rein; chez les autres il persiste une fistule qui doit être oblitérée ultérieurement.

2° *Pyélo-néphrite suppurée.* — La néphrotomie est l'opération de choix : elle ne donne une mortalité que de 13 p. 100, tandis que celle de le néphrectomie est de 37 p. 100. Après ouverture du foyer il se produit une grande amélioration, qui peut aller jusqu'à la guérison. Malheureusement, dans près de la moitié des cas, il persiste une fistule qui tient le plus souvent à des lésions d'uretérite (rétrécissement) qui empêchent l'urine de descendre dans la vessie. Si l'uretère est perméable, on pourra, comme le fait M. Tuffier, extirper par dissection la fistule, et suturer séparément le parenchyme rénal et la plaie cutanée. Si l'uretère est oblitéré, après avoir dûment constaté l'intégrité de l'autre rein, on fera la néphrectomie.

3° *Tuberculose rénale.* — La néphrotomie (Vigneron) est indiquée toutes les fois qu'il y a des douleurs intenses, une tumeur rénale ou un abcès périnéphrétique. L'opération fait en peu de jours disparaître les douleurs et la fièvre ; elle diminue les symptômes rénaux, améliore le fonctionnement du second rein, et remonte l'état général. Quelquefois la guérison est radicale ; mais le plus souvent il s'établit une fistule urinaire, contre laquelle on peut être autorisé à faire une néphrectomie secondaire.

La néphrotomie est une opération peu grave chez les tuberculeux : elle donne une mortalité de 12 p. 100.

4° *Hydronéphrose*. — L'hydronéphrose fermée est seule justiciable de la néphrotomie, qui a le grave inconvénient de laisser après elle une fistule qui s'infecte le plus souvent et peut forcer à pratiquer secondairement la néphrectomie. Elle est indiquée toutes les fois que l'on suppose la biléralité de la lésion ; car elle a l'avantage de ne pas compromettre la vie du malade. Quand l'hydronéphrose est petite on peut l'attaquer par la voie lombaire ; mais quand elle est volumineuse il faut faire la laparotomie qui permettra une exploration ·complète de l'autre rein.

2° Néphrolithotomie.

D'une façon générale on doit entendre par néphrolithotomie (Le Dentu) toute incision du rein suivie d'extraction de calcul. Nous avons, dans le chapitre précédent, décrit la néphrolithotomie sur les reins abcédés et dilatés ; nous allons maintenant étudier l'opération sur un rein presque sain et de dimensions presque normales. Cette opération diffère notablement de la néphrotomie : c'est à elle seule que Morris et Tuffier donnent le nom de *néphrolithotomie*. D'autres l'appellent néphrolithotomie *vraie*.

Manuel opératoire. — 1° La *position* du malade et l'*incision* de la paroi sont les mêmes que pour la néphrotomie.

2° *Exploration du rein par la palpation ou l'acupuncture*. — Le rein est d'abord attiré dans la plaie et exploré avec le *doigt*, ou mieux par le palper bidigital pratiqué sur les deux faces, les deux extrémités et

surtout le hile. S'il y a un calcul, on sent une induration bien distincte de la consistance normale du
tissu rénal. C'est dans la direction de ce point induré
qu'il faut inciser, et l'on arrivera certainement sur
le calcul. Toutefois, comme le prouvent et l'observa-
tion clinique et l'examen de pièces provenant d'autopsies, l'exploration digitale la mieux faite peut ne donner aucun renseignement, alors même qu'il existe un
calcul assez volumineux.

C'est dans ces cas où elle devient insuffisante qu'il
faut avoir recours à l'*acupuncture* (1). Elle consiste à
enfoncer dans le rein une fine aiguille qui viendra
heurter le calcul en donnant une sensation toute spéciale. On fera d'abord une série de piqûres sur le
bord convexe du rein à environ 1 centimètre de
profondeur. Si cette première série ne réussit pas,
il faudra en faire deux autres sur la face postérieure,
mais de moins en moins profondes à mesure qu'on se
rapprochera du bassinet. L'exploration de ce dernier ne doit se faire qu'après qu'on s'est assuré de la
position exacte de l'artère et de la veine rénales. Si
cette exploration bien conduite est négative faut-il
aller quand même inciser le rein? Oui, répondent
MM. Morris et Le Dentu.

3° *Incision*. — On peut suivre deux voies : inciser
le bassinet ou le rein, faire la pyélotomie ou la néphrotomie. L'*incision du bassinet* faite par Bruce-
Clarke, Lloyd et, en France, par M. Poirier, convient aux cas où un calcul est facilement senti dans
sa cavité. Quand on ne sent rien de spécial dans le
bassinet doit-on l'inciser quand même? Oui, répon-

(1) Le Dentu, *loc. cit.*, p. 601.

dent quelques chirurgiens ; non, répondent le plus grand nombre. Quoi qu'il en soit, une fois le bassinet ouvert, on y introduira le doigt ou un instrument quelconque, on explorera chacun des calices : s'il y a des calculs on les enlèvera, et la plaie sera réunie par première intention.

L'*incision du rein* se fera non pas sur sa face postérieure comme le conseille Morris, mais toujours sur son bord convexe : c'est le moyen de couper le moins de canalicules urinaires et surtout le moins de vaisseaux. MM. Tuffier et Lejars ayant montré par des injections que les gros vaisseaux du rein cheminaient superficiellement sur ses deux faces, en portant le bistouri suivant le grand axe de l'organe, on a toujours un écoulement sanguin peu considérable et facile à arrêter par la compression. Cette incision sur le bord convexe est celle qui ouvre la voie la plus large à l'exploration, en fendant le plus grand nombre de calices. Elle peut se réunir par première intention, et est exposée moins que toute autre aux fistules. Pour toutes ces raisons elle doit être préférée à la pyélotomie, au moins d'une façon générale.

4° *Extraction des calculs*. — Elle est assez facile à l'aide de pinces, à la condition de mobiliser peu à peu le calcul avant de tirer dessus, comme on ferait pour l'avulsion d'une dent. Quand on a des calculs à prolongements multiples, il peut être nécessaire de les fragmenter, de faire une lithotritie grossière. Quand le calcul est situé profondément dans le bassinet, on se servira avec avantage des différentes curettes de M. Le Dentu.

5° *Suture*. — On devra toujours tenter la réunion par première intention. Comme l'a indiqué M. Tuffier on passera d'abord quatre gros catguts profonds en plein parenchyme rénal, et on rapprochera les deux valves sans les trop serrer, car on pourrait provoquer leur atrophie. Trois ou quatre points superficiels compléteront l'affrontement. On réunira le plan musculo-aponévrotique par des sutures perdues au catgut ou à la soie, et enfin la peau au crin de Florence.

Dans les quatre ou cinq jours qui suivent l'opération l'urine est sanguinolente et sa quantité diminuée, puis tout rentre dans l'ordre. Quand il survient des accidents : suppuration, fistules, anurie et urémie, ils tiennent, les premiers à des fautes opératoires, les derniers à un mauvais état de l'autre rein.

Indications et résultats (1). — Si le rein n'est *pas suppuré* le chirurgien peut être appelé à intervenir à cause des douleurs persistantes et intolérables. Alors la néphrolithotomie est l'opération de choix : c'est là un fait admis par tout le monde. L'impossibilité d'enlever tous les calculs ou l'atrophie complète du rein pourraient commander son ablation, à la condition, bien entendu, de s'être assuré de l'intégrité de son congénère.

La néphrolithotomie sur des reins *sains* est la moins grave de toutes les opérations que l'on pratique sur le rein : elle ne donne que 6 p. 100 de mortalité, tandis que la pyélotomie pratiquée dans les mêmes conditions en donne 17.

Si le rein *est suppuré* la néphrolithotomie est encore l'opération de choix, mais elle est d'un pronostic beaucoup plus grave : il y a 33 morts pour 100.

(1) Legueu, *Des calculs du rein et de l'uretère au point de vue chirurgical*, Th. de Paris, 1891, et Guillemain, *Chirurgie des calculs du rein* (*Gaz. hebd*, 1891, p. 338).

3° Néphrectomie.

La néphrectomie est l'ablation du rein. Elle peut être totale ou partielle, primitive ou secondaire à une néphrotomie. Elle se pratique par la voie lombaire ou par la voie abdominale: ce sont là deux opérations absolument différentes qui doivent être envisagées séparément.

Manuel opératoire. — A. *Néphrectomie lombaire.* — 1° La *position* du malade et l'*incision* ont été étudiées avec la néphrotomie. On a proposé, pour aborder plus facilement la tumeur, de réséquer les deux dernières côtes. Si l'on ne veut pas ouvrir le cul-de-sac pleural, on devra se contenter de réséquer le tiers antérieur de la douzième côte. D'ailleurs, si la tumeur est volumineuse, ce n'est pas par les lombes qu'on devra l'aborder, mais bien par l'abdomen.

2° *Énucléation du rein ou de la tumeur rénale.* — On peut opérer en dehors de la capsule, ou sous la capsule propre du rein. La néphrectomie *sus-capsulaire*, qui se fait le plus généralement, la seule qui soit permise pour les néoplasmes, car là il faut tout enlever, consiste à séparer le rein de son atmosphère cellulo-adipeuse. On se sert uniquement du doigt. Il est assez facile de manœuvrer en arrière et en bas; mais il n'en est pas de même en avant et en dedans, car si les adhérences sont solides on peut, en les détruisant, blesser le côlon, les vaisseaux rénaux, la veine cave, l'aorte, etc... Quand la tumeur est volumineuse, il est bon de l'enlever par morcellement comme l'a indiqué M. Tuffier (1).

(1) Tuffier, *Traité de chirurgie*, t. VII, p. 636, 1892.

M. Ollier, dans sa néphrectomie *sous-capsulaire*,
enlève la substance rénale seule en laissant sa capsule en place. Pour cela il incise cette capsule dans
toute sa hauteur; et, prenant les deux lèvres avec une
série de pinces hémostatiques, il insinue le doigt entre
elle et le parenchyme rénal, et le fait progresser peu
à peu jusqu'au·hile. Sauf le cas d'adhérences exceptionnelles, cette décortication est assez facile. La
néphrectomie d'Ollier convient très bien aux pyélo-
néphrites.

3° *Ligature du pédicule.* — Quand le rein ne tient
plus que par un pédicule, on sectionne ce dernier
après avoir placé sur lui une pince courbe. La
ligature isolée des vaisseaux serait évidemment la
méthode de choix, mais elle n'est pas toujours possible, et il faut quelquefois se contenter de lier en
masse. Toutes les fois qu'on le pourra, on fera une
ligature en chaîne à la soie sur tout le pédicule,
excepté l'uretère. Ce dernier sera traité à part, car
c'est le plus dangereux : il est septique dans tous
les cas de pyonéphrose, et il pourrait infecter la
plaie. On en réséquera donc une certaine étendue;
et, après l'avoir lié, on cautérisera soigneusement son
moignon pour le désinfecter.

4° *Traitement de la plaie.* — Si elle n'a pas été
infectée au cours de l'opération, on pourra la réunir
par première intention; sinon il faudra la drainer
ou la tamponner à la gaze.

M. Tuffier décrit deux autres variétés de néphrectomie lombaire : la néphrectomie *partielle* que nous
verrons à propos des traumatismes du rein, et la
néphrectomie *secondaire* qui consiste à enlever un
moignon de rein néphrotómisé préalablement : cette

opération est surtout difficile à cause des adhérences.
Elles sont d'autant plus solides que la néphrotomie
a été faite depuis plus longtemps. Aussi, quand
après l'incision du rein il persiste une fistule, il
faut intervenir le plus tôt possible, faire une néphrectomie secondaire *précoce*.

B. *Néphrectomie transpéritonéale ou abdominale.*
— *Procédé de Terrier* (1). — 1° *Incision de la paroi
abdominale.* — Elle se fera soit sur la ligne médiane,
soit sur le bord externe du muscle droit : cela
dépend surtout du volume de la tumeur et du point
où elle fait saillie. En règle générale on préférera
l'incision médiane sus et sous-ombilicale de 10 à
12 centimètres : elle donne plus de jour, et permet
plus facilement l'exploration de l'autre rein.

2° *Incision du péritoine pré-rénal.* — On refoule
du côté opposé à la tumeur les anses d'intestin et
en particulier le côlon; puis, évitant les vaisseaux,
on sectionne verticalement le feuillet péritonéal
postérieur qui recouvre la tumeur : chaque lèvre est
saisie avec précaution à l'aide de pinces hémostatiques qui ne seront enlevées qu'à la fin de l'opération.

3° *Énucléation de la tumeur.* — A l'aide des doigts
on décolle peu à peu le péritoine qui recouvre sa
face antérieure, pour agir ensuite sur ses faces latérales et postérieure. Si l'on a affaire à une tumeur
liquide (hydronéphrose ou pyonéphrose), la ponction
aspiratrice, en diminuant son volume, facilitera singulièrement la besogne. Quand la tumeur ne tient
plus que par son pédicule, on la sectionne après
avoir placé sur lui une ou plusieurs pinces courbes.

(1) Terrier, *Rev. de chir.*, 1887, p. 342.

On se conduira avec lui comme pour la néphrectomie lombaire : on isolera si possible l'uretère, et l'on placera sur le reste une ligature en chaîne.

4° Traitement de la plaie. — C'est ce temps qui a surtout été modifié avantageusement par M. Terrier. Il reste à la place occupée par la tumeur une cavité plus ou moins grande que l'on peut appeler *rétro-péritonéale :* si on l'abandonne à elle-même, elle versera son contenu dans la grande cavité péritonéale et pourra l'infecter. Pour éviter cela, on attire au dehors les deux lèvres de l'incision péritonéale postérieure, et on les fixe aux bords de l'incision abdominale antérieure préalablement rétrécie. De cette façon la cavité péritonéale est close et isolée de la cavité rétro-péritonéale qu'occupait la tumeur : s'il s'exhale des parois de cette dernière une certaine quantité de sérosité, elle pourra facilement s'écouler à l'extérieur grâce à deux gros tubes à drainage. Cette pratique est bien préférable au drainage à travers la paroi lombaire employé par quelques chirurgiens.

Suites physiologiques de la néphrectomie. — La néphrectomie est une opération physiologiquement permise, comme l'ont prouvé depuis longtemps les expériences sur les animaux.

M. Tuffier a montré que la quantité d'urine et d'urée excrétée diminue considérablement pendant les deux premiers jours, puis l'augmentation est graduelle et complète au sixième jour à la condition que l'autre rein soit sain. Ce dernier subit une augmentation de volume en rapport avec sa double fonction. S'il est atteint de néphrite parenchymateuse, il ne s'hypertrophie pas, et il survient au bout d'un certain temps la mort par insuffisance rénale.

INDICATIONS ET RÉSULTATS. — 1° *Traumatismes du rein*. — Qu'il s'agisse de contusion ou de plaie, lorsqu'il y a une hémorrhagie persistante il faut faire l'incision lombaire et si l'on peut la ligature des vaisseaux. Dans le cas d'hémorrhagie en nappe des bords de la plaie, on fera la néphrectomie *partielle* (Tuffier, Czerny), c'est-à-dire que l'on réséquera toutes les parties altérées, et que l'on réunira par première intention. On ferait la néphrectomie totale si l'on avait affaire à un rein complètement broyé.

2° *Lithiase rénale*. — Si le rein n'est pas suppuré on fera toujours la néphrolithomie. La néphrectomie ne serait indiquée que dans le cas où le rein serait réduit à une coque fibreuse, avec intégrité du rein opposé. Si le rein est suppuré, il ne faudra faire que d'une façon tout à fait exceptionnelle la néphrectomie *primitive*, bien que ce soit une opération complète et qu'elle assure la guérison sans fistule. On fera la néphrotomie : et, s'il persiste une fistule, la néphrectomie *secondaire*, cette dernière opération étant beaucoup moins grave que la néphrectomie primitive.

Envisagées dans leur ensemble, les néphrectomies pour reins calculeux donnent une mortalité brute de 39 p. 100.

3° *Pyélo-néphrite suppurée*. — Si la néphrectomie peut guérir rapidement le malade, elle donne une mortalité considérable, due à la lésion de l'autre rein frappé d'inflammation parenchymateuse. On est pourtant autorisé à la tenter quand l'intermittence de la pyurie indique manifestement que l'autre rein est sain, surtout si l'on a affaire à une tumeur volumineuse, et si l'exploration directe permet de croire facile l'extirpation sous-capsulaire. Nous avons vu qu'après néphrotomie et fistule persistante, on peut être amené à faire la néphrectomie secondaire.

4° Tuberculose rénale. — On pratique là, comme dans la lithiase et la pyélo-néphrite, soit la néphrectomie primitive, soit la néphrectomie secondaire. La néphrectomie primitive (Vigneron) est indiquée quand, avec des lésions limitées à un seul rein, l'état général est bon ; ou quand, avec ce même état général, il y a des lésions minimes dans un organe quelconque, à condition toutefois que cet autre organe ne soit pas le rein. La néphrectomie doit être *précoce*, c'est-à-dire rapprochée le plus possible de la néphrotomie. M. Vigneron (1) a pu réunir 104 cas de néphrectomie pour tuberculose rénale ; ils ont donné une mortalité opératoire de 30 p. 100, chiffre bien supérieur à la néphrotomie. Des survivants il en est qui vivent peu, il en est qui sont définitivement guéris sans fistules avec des urines claires et un bon état général. Toute lésion tuberculeuse ou autre du second rein est une contre-indication à la néphrectomie soit primitive, soit secondaire. L'opération se pratique dans les quatre cinquièmes des cas par la voie lombaire.

5° Hydronéphrose. — Toute hydronéphrose fermée et unilatérale doit être traitée par la néphrectomie. Si la tumeur est petite, mobile, et si l'on est bien sûr de l'état de l'autre rein, on aura recours à la voie lombaire plus facile dans son exécution. Dans tout autre cas on fera la laparotomie, qui aura

(1) Vigneron, *Intervention chirurgicale dans les tuberculoses du rein.* Th. de Paris, 1892.

l'immense avantage d'assurer que l'autre rein est sain.

6° *Tumeurs du rein* (1). — Les kystes du rein séreux ou hydatiques, les tumeurs bénignes seront traités par la néphrectomie partielle si elle est possible; sinon on fera la néphrectomie totale. Les tumeurs malignes, auxquelles on a surtout affaire, seront enlevées, si elles sont petites et à leur début, par la voie lombaire ; mais cette opération est possible dans un quart des cas au plus. Dans les autres l'espace costo-iliaque est insuffisant; de plus la tendance naturelle qu'ont ces tumeurs à se porter en avant vers l'ombilic impose au chirurgien la voie transpéritonéale. La mortalité, plus élevée quand on fait la laparotomie, tient uniquement à ce qu'on l'applique à des cas plus avancés et chez des malades à état général déjà mauvais.

Les résultats de la néphrectomie sont loin d'être encourageants. Chez l'enfant il y a 70 p. 100 de morts dans les premiers jours; et chez les autres la survie est de courte durée; aussi la plupart des chirurgiens repoussent-ils de propos délibéré toute intervention dans le jeune âge. Chez l'adulte il y a encore 58 p. 100 de mortalité; pourtant il semble qu'en opérant de bonne heure on peut, dans quelques cas, faire œuvre utile. On s'abstiendra toujours quand il y aura des adhérences étendues avec les organes voisins, et l'envahissement de l'intestin ou des ganglions.

7° *Le rein mobile* ne sera enlevé que quand, à la suite des échecs successifs de la néphropexie, il y aura persistance des accidents, et que ces accidents

(1) Guillemain, *Diagnostic et traitement des tumeurs malignes du rein* (*Gaz. hebd.*, 1891).

ne seront améliorés ni par le traitement médical, ni par le port de ceintures.

D'après cette étude des indications de la néphrectomie, nous voyons qu'il faut recourir à la voie lombaire quand la tumeur est petite et certainement unilatérale ; à la voie transpéritonéale quand la tumeur est volumineuse (quelques tuberculoses, un grand nombre d'hydronéphroses, les tumeurs) et quand on a des doutes sur l'intégrité de l'autre rein, l'ouverture du ventre devant rendre son exploration facile.

4° Néphropexie (1).

La néphropexie ou néphrorraphie a pour but de fixer à la paroi abdominale postérieure le rein devenu mobile.

MANUEL OPÉRATOIRE. — *Procédé de Guyon* (fig. 25). — 1° *Incision.* — La position du malade étant celle de la néphrotomie, on fait, sur le bord externe de la masse sacro-lombaire, une longue incision verticale qui commence à la onzième côte, et se termine à un travers de doigt au-dessous de la crête iliaque.

2° *Passage des fils.* — Que l'on se serve de catgut ou de soie, les fils doivent être gros pour ne pas couper : on les passera avec l'aiguille de Reverdin courbe. Lorsque la capsule adipeuse est fendue dans toute sa hauteur, on fait refouler le rein sous les côtes par un aide qui applique fortement le poing sur la paroi abdominale antérieure. On passe à travers le parenchyme rénal, sur son extrémité infé-

____

(1) Vigneron, *Ann. génit. ur.*, 1892, p. 42.

rieure et à 1 centimètre au moins de son bord convexe, un gros fil double. On met deux pinces sur ses extrémités ; et, en tirant dessus, on suspend et on fixe le rein dans la plaie pariétale. On passe au-des-

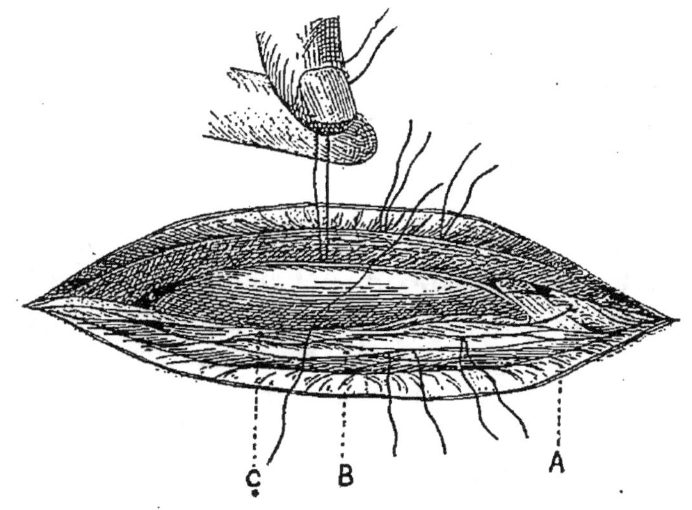

Fig. 25.

Néphropexie. A, peau et tissu cellulaire sous-cutané ; B, couche musculaire ; C, capsule graisseuse du rein (Guyon).

sus de ce premier fil et de la même façon des fils semblables.. Il ne faut pas trop en multiplier le nombre : cela pourrait altérer ultérieurement le bon fonctionnement de la glande ; trois ou quatre points à 1 centimètre les uns des autres suffisent.

3° *Suture*. — Au lieu de passer simplement les fils à travers les plans musculo-aponévrotiques, comme il faisait autrefois, M. Guyon procède de la manière suivante : prenant l'une des extrémités de l'un de ses fils doubles, il en noue les deux chefs de telle façon que le nœud soit en contact direct avec le point du parenchyme rénal où a pénétré l'aiguille. Ce même nœud étant fait sur les deux extrémités de chaque fil, le rein se trouve suspendu par une série d'échelons indépendants les uns des autres, et terminés de chaque côté par un nœud qui va protéger efficacement le tissu rénal.

Les deux chefs de chaque fil sont passés à un demi-centimètre environ l'un de l'autre à travers la capsule graisseuse, l'aponévrose du transverse et une certaine épaisseur de tissu musculaire ; ils sont alors noués ensemble et l'on peut serrer carrément sans craindre de couper le rein, comme cela a lieu avec le procédé classique. Le fil supérieur est noué autour de la onzième côte. Quant à la plaie pariétale, elle est réunie par des étages de points perdus musculo-aponévrotiques et de points superficiels au crin de Florence.

Il existe encore de nombreux procédés de néphropexie : nous ne citerons que celui de M. Tuffier, remarquable par ce fait que la capsule propre de Malpighi est disséquée au bistouri dans une certaine étendue et le parenchyme rénal avivé : cette manœuvre a pour but de rendre plus solides les adhérences réno-pariétales. Le fil supérieur est noué au périoste de la face externe de la douzième côte.

Les accidents opératoires de la néphrorraphie sont rares : il n'y a guère à craindre que l'ouverture de la plèvre, on la réunirait par suture. Pendant trois ou quatre jours l'urine diminue de quantité, puis elle remonte peu à peu pour atteindre son chiffre normal vers le quinzième jour.

INDICATIONS ET RÉSULTATS. — Si le rein mobile est compliqué d'entéroptose, s'il est bilatéral, on aura recours à la ceinture de Glénard. Amène-t-elle un soulagement, on s'en tiendra là. Dans le cas contraire, on fera la néphropexie. Si le rein mobile est simple, c'est-à-dire sans entéroptose, on commencera d'abord par faire porter un bandage ; mais, pour peu qu'il soit mal supporté, on aura vite recours à la fixation rénale qui, dans de pareils cas, donnera toujours de brillants résultats. Si le rein mobile est compliqué d'hydronéphrose intermittente, il faut toujours le fixer (Guyon, Terrier et Baudoin) et cette manœuvre sera suivie de la disparition presque immédiate des accidents.

Les résultats de la néphropexie sont bons. La mortalité opératoire a jusqu'à présent oscillé entre 4 et 5 p. 100, et est probablement destinée à s'abaisser encore. Quant aux résultats éloignés, voici ce que dit M. Tuffier : sur 177 opérés il y a 92 guérisons absolues, 23 améliorations persistantes : 24 résultats satisfaisants (?) ; 8 améliorations temporaires, 20 insuccès et 8 morts.

II. — Uretère.

La chirurgie de l'uretère est de date toute récente : nous allons décrire successivement le cathétérisme, l'uretérotomie ou taille de l'uretère, la résection, et enfin la greffe de l'uretère.

1° Cathétérisme des uretères.

Pratiqué pour la première fois par Simon, il a surtout été étudié par Pawlik (1). Il n'est applicable que chez la femme. Pawlik est arrivé à construire

(1) Pawlik, *Arch. f. klin. Chir.*, 1886, p. 617.

dans le vagin ce qu'il appelle le *trigone extra-vésical*. Il a remarqué que la colonne antérieure du vagin, accessible au doigt, correspond à l'urètre, son extrémité profonde répondant au col vésical. De cette extrémité part une petite éminence triangulaire qui correspond au trigone vésical. Cette éminence est limitée en arrière par un bord saillant transversal, et sur les côtés par deux sillons convergeant en avant. Les deux extrémités du sillon transversal, qui ne sont autres que les angles postérieurs du trigone extra-vésical, correspondent à peu près à l'embouchure des uretères. Pour retrouver ces différentes saillies il faut une grande habitude, et encore n'y réussit-on pas toujours.

Pour pratiquer le cathétérisme, Pawlik se sert d'une sonde spéciale à extrémité recourbée et boutonnée, correspondant au 7 ou 8 de la filière Charrière. La malade est couchée sur le dos, la paroi vaginale postérieure écartée à l'aide d'une valve, en vue de tendre l'antérieure, la vessie remplie de 200 grammes d'eau boriquée. La sonde est conduite, à l'aide du doigt introduit dans le vagin, vers l'orifice supposé de l'uretère, dans lequel on essaye de l'engager par des petits mouvements d'abaissement, d'élévation ou de rotation. Quand on réussit, la sonde s'enfonce tout d'un coup dans l'uretère en donnant une sensation facile à reconnaître ; en même temps l'urine commence à s'écouler par le manche du cathéter.

Le cathétérisme de l'uretère exige une grande habitude et une grande habileté ; encore n'est-on jamais sûr de le réussir. Pour cette raison c'est un mode d'exploration qui ne saurait guère se généraliser.

Théoriquement il a pour avantage de guérir un

rétrécissement ou une obstruction de l'uretère; il peut même mobiliser un caillot, un gravier, du mucus, et vider une hydronéphrose. Son principal but est de recueillir isolément l'urine de chaque rein, et de renseigner exactement sur leur état. On a, par des cathétérismes répétés, tenté de dilater les rétrécissements de l'uretère.

Cathétérisme permanent des uretères. — M. Albarran (1), après avoir montré que l'on pouvait, chez les animaux, laisser plusieurs jours de suite des sondes à demeure dans les deux uretères sans provoquer d'accidents du côté des reins, appliqua le procédé chez une femme atteinte de cystite tuberculeuse. Après avoir fait la taille hypogastrique, il introduisit dans les deux uretères deux petites sondes du modèle de Pezzer, terminées par une partie renflée pour éviter tout déplacement. Ces sondes furent ensuite passées à travers l'urètre, et laissées en place dix jours, pendant que la vessie était bourrée à la gaze iodoformée. L'amélioration fut grande. Le but de ce cathétérisme, que l'on pourrait exécuter chez l'homme, est de soustraire momentanément la vessie au contact de l'urine.

MM. Boisseau du Rocher et Leiter ont indiqué le moyen de faire le cathétérisme *cystoscopique*, qui a l'avantage de pouvoir être pratiqué aussi bien chez l'homme que chez la femme.

2° Uretérotomie.

L'uretérotomie, c'est-à-dire l'incision de l'uretère, faite de propos délibéré pour en extraire un calcul

(1) Albarran, *Soc. de biol.*, 1891.

obstruant, a été pratiquée pour la première fois en
1885 par Cullingworth, puis par Ceci en 1887. Depuis
les cas se sont multipliés.

MANUEL OPÉRATOIRE. — Si l'examen attentif du petit
bassin a montré que le calcul est dans la portion
pelvienne de l'uretère, on peut faire la taille hypogastrique, et à l'aide d'une pince introduite dans
l'orifice uretérien, pratiquer l'extraction. Si le calcul
n'est pas senti dans la portion pelvienne, ou s'il est
senti dans la portion abdominale, on fera l'uretérotomie.

1° *Incision*. — On peut faire une incision de 8 à
10 centimètres à trois travers de doigt en dehors du
muscle droit et décoller le péritoine jusqu'à l'uretère,
on peut aussi faire la même incision que pour la ligature de l'iliaque externe ; mais ce qui vaut le mieux
c'est l'incision d'Israël à un travers de doigt au-dessous de la douzième côte, parallèle à elle, commençant en arrière au bord externe de la masse sacro-
lombaire et se terminant en avant au bord externe
du muscle droit. On pourrait encore suivre la même
voie que pour l'uretérectomie.

2° *Uretérotomie proprement dite*. — On explore
l'uretère dans toute son étendue, en se rappelant que
le calcul siège le plus souvent à son extrémité supérieure. On essaye de le refouler dans le bassinet ; et,
si l'on y réussit, on fait une pyélotomie. Si le calcul
ne se laisse pas mobiliser, il n'y a plus qu'à inciser
l'uretère sur lui dans le sens de la longueur, et à
l'extraire. On peut ensuite cathétériser l'uretère pour
s'assurer qu'il n'y a pas d'autre calcul. On fait une
suture analogue à celle de Lembert pour l'intestin, et
on referme le ventre après avoir toutefois drainé.

Si malgré l'exploration on ne pouvait trouver le calcul on établirait une fistule du bassinet.

Indications et résultats. — Quand on constate un calcul de l'uretère sans anurie, il n'y a pas d'indication immédiate à intervenir. Quand il y a anurie, et surtout quand par sa persistance elle menace la vie du malade, il faut intervenir d'urgence. On n'a pas toujours un diagnostic précis quand on opère : néanmoins par les signes fonctionnels, les antécédents, l'examen des reins, on arrivera presque toujours à reconnaître le côté en cause et on incisera de ce côté là. Sur 8 uretérotomies pour anurie calculeuse, M. Legueu a relevé 2 morts, l'une de péritonite, l'opération ayant été intra-péritonéale, l'autre due à la continuation des accidents urémiques. Rappelons que l'anurie calculeuse abandonnée à elle-même est mortelle dans la proportion de 68 p. 100

3° Uretérectomie (1).

L'uretérectomie est la résection d'une partie ou de la totalité de l'uretère. C'est une opération récente. En 1892, Küster et Reichel ont fait chacun une uretérectomie partielle. En 1893, M. Reynier, puis M. Poncet ont fait l'uretérectomie totale. M. Liaudet, se basant sur ces opérations et sur des recherches cadavériques, est arrivé à préciser la technique de l'uretérectomie.

Manuel opératoire. — Il faut toujours aborder l'uretère par la voie extra-péritonéale qui offre beaucoup moins de danger.

(1) Liaudet, *De l'uretérectomie partielle et totale*. Th. de Lyon, 1894.

1° *Incision de la paroi.* — Elle commence immédiatement au-dessous de la dernière côte à 2 ou 3 centimètres en dehors de la masse sacro-lombaire, pour se diriger à 1 centimètre en dedans de l'épine iliaque antéro-supérieure : de là elle est conduite à 1 centimètre au-dessus et parallèlement à l'arcade de Fallope jusqu'au milieu de cette arcade. On traverse d'abord la peau et le tissu cellulaire sous-cutané, puis l'aponévrose du grand oblique, enfin les faisceaux charnus du petit oblique et du transverse prudemment, sur la sonde cannelée : on arrive sur le péritoine que l'on doit éviter d'ouvrir.

2° *Recherche de l'uretère.* — Le doigt introduit dans la plaie se porte vers la colonne vertébrale sent le psoas, descend sur le détroit supérieur, et ne tarde pas à trouver un conduit animé de pulsations : c'est l'artère iliaque externe ou bien l'iliaque primitive. Au-devant d'elle, adhérent au péritoine décollé, plutôt qu'à la paroi abdominale postérieure, on découvre, après quelques tâtonnements, l'uretère au point où il prend le nom d'uretère pelvien.

3° *Isolement et ablation de l'uretère.* — On commence par isoler l'uretère du péritoine abdominal avec lequel il fait corps, surtout quand il y a inflammation, et il y en a toujours quand on opère. On évitera de blesser les vaisseaux utéro-ovariens, et même la veine cave si l'on est à droite ; on remontera jusqu'au rein, ou jusqu'à l'extrémité supérieure libre de l'uretère si le rein a été enlevé. On isolera de même l'uretère pelvien.

Cela étant fait, on sectionnera entre deux pinces hémostatiques l'uretère le plus près possible de la vessie, et on attirera l'extrémité hors de la plaie. S'il

12.

y a eu néphrectomie antérieure l'opération sera terminée. Sinon il faudra faire suivre l'uretérectomie d'une néphrectomie : n'a-t-on pas assez de jour, on prolongera l'incision en haut et en dehors parallèlement à la dernière côte.

Dans quelques cas on enlève seulement la portion pelvienne de l'uretère ; et, laissant le rein en place, on abouche ce qui reste d'uretère à la paroi abdominale (1). On lie solidement le bout d'uretère adhérent à la vessie.

Comme l'uretère que l'on a enlevé est infecté, il faut drainer la plaie ; s'il y a suintement sanguin on entoure le drain d'un tamponnement à la gaze stérilisée. La plaie tégumentaire sera réunie comme toujours par deux plans de sutures superficielles et profondes.

INDICATIONS ET RÉSULTATS. — L'uretérectomie partielle, sans ablation du rein et suivie de la réunion de deux bouts, semble avoir des indications assez rares : elle ne convient guère qu'au rétrécissement limité de l'uretère. Cette opération a été pratiquée deux fois : chez l'un des malades il y a eu plein succès, le cours des urines n'a pas été interrompu ; chez l'autre on a dû, à cause d'une fistule persistante, faire secondairement la néphrectomie.

L'excision d'une portion plus ou moins étendue de l'uretère au cours de la néphrectomie est une bonne pratique ; dans nombre de cas elle a d'ailleurs été faite depuis longtemps.

On doit toujours, après l'ablation d'un rein tuberculeux, examiner l'uretère sur une certaine longueur ;

---

(1) Voir *Greffe de l'uretère.*

et, suivant l'étendue des lésions, chercher à faire
une extirpation aussi complète que possible de cette
tuberculose locale. C'est là le moyen d'éviter la
persistance d'un foyer tuberculeux avec fistule
externe, qui pourrait plus tard mettre dans l'obli-
gation de faire une urétérectomie pour en obtenir la
guérison.

Si après la néphrectomie il persiste une fistule
lombaire, si surtout l'examen du rein a montré qu'il
y avait tuberculose, le chirurgien devra enlever l'uretère dans sa totalité.

4° Greffe des uretères (1).

La greffe des uretères est une opération qui consiste à dériver le cours de l'urine en abouchant
l'uretère dans un point anormal de la vessie, dans
le vagin, dans l'intestin, dans l'urètre, ou à la
peau. On peut appeler les quatre premières variétés
greffe urétéro-muqueuse, la dernière méritant le
nom de greffe urétéro-cutanée. La greffe des uretères
a surtout été étudiée expérimentalement chez les
animaux : elle a reçu chez l'homme quelques appli-
cations.

Greffe urétéro-vésicale. — Elle a été faite chez
le chien par Paoli et Busachi. Elle consiste, après
ouverture du ventre, à réséquer les uretères à 1 centimètre de la vessie après avoir lié leur extrémité
vésicale. Ensuite on fait à la paroi vésicale postérieure une double boutonnière que l'on suture aux
orifices urétériens. La greffe urétéro-vésicale est in-

(1) Trékaki, *De la greffe des uretères* (*Gaz. des hôp.*, 1892,
p. 627).

diquée chez l'homme à la suite de certaines cystecto-
mies partielles (p. 225).

Greffe uretéro-vaginale. — Elle ne semble pas
avoir été faite chez les animaux; mais Pawlick l'a
appliquée avec succès dans un cas de cystectomie totale. Le vagin semble être chez la femme une très
bonne voie de dérivation de l'urine (p. 225).

Greffe uretéro-urétrale. — Elle consiste, après
extirpation totale de la vessie, à aboucher l'uretère
avec la muqueuse urétrale. Pratiquée par Sonnenburg dans un cas d'exstrophie vésicale, elle est re-
commandée par M. Albarran après la cystectomie
totale chez l'homme.

Greffe uretéro-intestinale. — Elle a été étudiée
expérimentalement par Glück, Zeller, Ceci, Novaro,
Tuffier, Albarran, etc... Après ouverture du ventre
on dénude les uretères, on les excise, on extirpe la
totalité de la vessie, on fait une double incision à la
face antérieure du rectum, et on y suture la lumière
de chaque uretère. Parmi les animaux, les uns succombent assez rapidement à des lésions suppuratives
du rein qui a subi une infection ascendante venue
du rectum, chez les autres on observe un rétrécissement au point d'abouchement avec l'intestin, et une
hydronéphrose consécutive. Comme on le voit, les
résultats ne sont pas brillants. Se basant sur un
ensemble de preuves expérimentales et bactériologi-
ques, M. Albarran repousse la greffe uretéro-intestinale qui réunit, dit-il, toutes les conditions possibles pour infecter le rein.

La greffe des uretères au rectum a été faite chez
l'homme par Küster et Simon : leurs opérés ont succombé : M. Chaput a été plus heureux; il a, chez

une femme atteinte de fistule uretéro-vaginale après hystérectomie, abouché avec succès l'uretère dans le côlon iliaque. La malade a parfaitement guéri : mais quatre ou cinq fois par jour elle a des selles liquides résultant du mélange de l'urine aux matières fécales.

Greffe uretéro-cutanée. — Elle a été pratiquée par Glück et Zeller chez les animaux : la survie a été longue, et à l'autopsie on n'a trouvé aucune lésion du parenchyme rénal. M. Dastre a répété ces expériences chez des animaux qui sont tous morts de pyélo-néphrite. M. Le Dentu, chez une malade atteinte de compression des uretères par une lésion cancéreuse, à fait la greffe uretéro-cutanée. Son opérée succomba le treizième jour à une affection indépendante de l'appareil urinaire.

M. Pozzi, ayant rompu l'uretère au cours d'une laparotomie, l'aboucha à la région lombaire : ce méat fonctionna très bien. Au bout de trois mois il pratiqua la néphrectomie et le parenchyme rénal fut trouvé sain. L'analyse de l'urine recueillie par la fistule lombaire et par la vessie a montré que le rein opéré fonctionnait à peu près aussi bien que l'autre. Il faut conclure de ces deux opérations, ainsi que des recherches expérimentales de Glück et Zeller, que la greffe uretéro-cutanée, parfaitement indiquée dans certains cas, peut rendre de réels services. Elle expose beaucoup moins à l'infection ascendante que la greffe uretéro-rectale.

III. — Vessie.

1° Taille hypogastrique (*quelques modifications récentes*).

a. Suture totale de la vessie.

Exécutée pour la première fois par Gibbons et Parker en 1887, elle a été pratiquée en France d'abord par M. Lucas-Championnière, puis par MM. Bazy, Tuffier et Albarran (1).

Manuel opératoire. — Il faut, après la taille longitudinale classique, mettre le malade dans la position de Trendelenburg et refouler en haut la graisse prévésicale et le péritoine de peur de le blesser. On taille en biseau les bords de la plaie vésicale pour obtenir un bon affrontement, et par suite la réunion. On commence par faire un premier plan de sutures au catgut, distantes les unes des autres de 8 à 10 millimètres. On enfonce l'aiguille à 3 millimètres en dehors des lèvres de la plaie, on la conduit obliquement entre les tuniques vésicales et on la fait ressortir entre la musculeuse et la muqueuse. Si l'on a quelques difficultés à exécuter ce temps, on traversera toutes les tuniques y compris la muqueuse : cela n'a pas d'inconvénient. Par-dessus ce plan on en place un second de renfort, de précaution en quelque sorte. Chaque fil (soie), à la manière des points de Lembert pour l'intestin, traverse les couches externes de la vessie sans toucher à la muqueuse. Une fois les fils noués, ils cachent complètement le premier plan

(1) Albarran, *Suture totale de la vessie* (*Ann. gén. ur.*, 1891, p. 834, et *Traité des tumeurs de la vessie*, 1892, p. 346).

de sutures fait au catgut et destiné à être résorbé ;
bien qu'il baigne dans l'urine, quand il se résorbe,
la réunion est déjà accomplie.

Après la suture de la vessie
certains chirurgiens (Kraske)
ont laissé la plaie abdominale ouverte, et l'ont bourrée
à la gaze iodoformée : c'est
là une pratique que l'on ne
saurait guère approuver : il
faut toujours réunir par une
triple rangée de sutures profondes et superficielles.

Doit-on drainer la plaie
abdominale ? C'est une précaution prudente quand on
craint que la suture ne soit
pas hermétique ; de plus ce
drain, placé dans l'angle inférieur de la plaie, servira
pour l'écoulement des li-
quides qui pourraient s'ac-
cumuler dans la cavité de
Retzius. On l'enlèvera au bout
de deux ou trois jours.

Le *drainage de la vessie* est
fort important pour assurer
la réussite de la suture totale :
il met l'organe dans un état

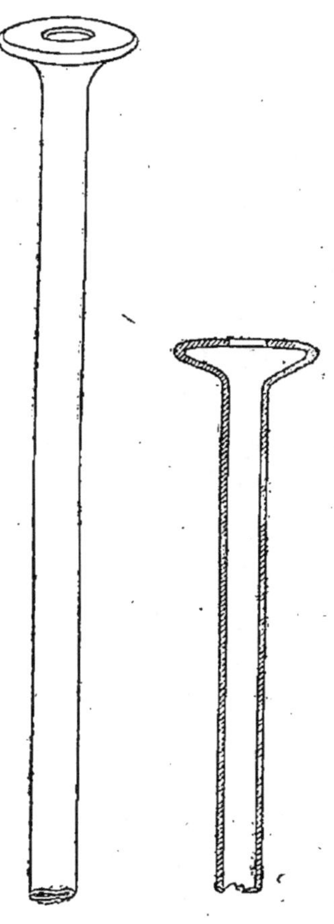

Fig. 26.

Sonde de Pezzer vue de face et
en coupe.

de repos complet, et empêche tout tiraillement sur
les sutures. Le meilleur moyen de drainer la vessie
c'est de mettre une sonde à demeure, et la sonde de
Pezzer (fig. 26) est celle qui convient le mieux ; elle

a sur celle de Nélaton l'avantage d'avoir, à volume extérieur égal, un calibre double. L'extrémité vésicale de cette sonde présente un renflement aplati qui s'applique contre le col, et dispense de tout moyen de fixation. Pour la passer, avant de faire la suture vésicale, on introduit par l'urètre une bougie dont l'extrémité, une fois arrivée dans la vessie, est fixée par un fil à l'extrémité antérieure de la sonde de Pezzer : en tirant sur la portion de la bougie qui sort par le méat, on entraîne avec elle la sonde qui parcourt ainsi l'urètre d'arrière en avant.

Il faut un n° 24 ou 26 : il pourrait à la rigueur être oblitéré par de très gros caillots ; mais on se rappellera qu'il ne faut faire la réunion totale que quand on a une hémostase suffisante. Si l'opéré a une vessie et un canal sains, on pourra enlever la sonde au bout d'un ou deux jours ; si, au contraire, les urines sont purulentes, on la laissera beaucoup plus longtemps, et on ne la retirera jamais avant une semaine.

On a accusé la sonde à demeure d'exposer à l'infection vésicale : aussi l'a-t-on supprimée. Certains chirurgiens (Lucas-Championnière) ont sondé leurs malades deux ou trois fois et les ont laissé uriner seuls ensuite. D'autres (Tuffier) ont eu des succès sans sonde à demeure et sans cathétérisme. Une telle pratique peut être employée quand on enlève un calcul ou une petite tumeur, et que la vessie et l'urètre sont sains ; même dans ces cas, M. Albarran préfère la sonde à demeure parfaitement inoffensive, pourvu qu'elle soit aseptique.

INDICATIONS ET RÉSULTATS. — En principe on doit préférer, lorsqu'elle est possible, la réunion primitive de la vessie à la réunion secondaire. C'est là d'ailleurs une loi admise en chirurgie générale. En effet la réunion primitive assure aux malades une guérison plus rapide : elle se fait en huit jours ; tandis qu'avec la réunion secondaire, il faut en moyenne vingt-cinq et dans les cas malheureux jusqu'à trente ou quarante jours. La cicatrice est toujours beaucoup plus solide.

On a objecté qu'avec la suture totale on était exposé à voir quelques points lâcher et une infiltration d'urine grave se produire. La clinique montre qu'il n'en est pas ainsi ; et même si la suture venait à lâcher, le drain placé dans l'angle inférieur de la plaie préviendrait l'infiltration.

La réunion totale est-elle possible dans tous les cas ? La plupart des chirurgiens qui se sont occupés récemment de la taille (Bazy, Tuffier, etc.) trouvent dans la cystite une contre-indication absolue. Cependant, M. Albarran a montré que la cystite étant presque toujours superficielle, épithéliale, n'empêche nullement la réunion : ce n'est que dans le cas où des lésions profondes (sclérose) auraient envahi la paroi vésicale dans toute son épaisseur qu'il faudrait y renoncer.

La principale contre-indication est l'hémorrhagie : il se forme des caillots qui empêchent le bon fonctionnement de la sonde. Cet accident est exceptionnel pour les calculs et les tumeurs pédiculées, il est fréquent au contraire pour les tumeurs sessiles à large base.

Nous conclurons donc en disant qu'en dehors d'une altération profonde des parois vésicales et des cas où une bonne hémostase ne saurait être faite, il faut toujours tenter la suture totale de la vessie, opération sans dangers et offrant aux malades le bénéfice d'une guérison rapide. ‑

b. **Taille hypogastrique transversale** (Trendelenburg).

La taille hypogastrique longitudinale, telle qu'elle est pratiquée par le professeur Guyon, permet difficilement d'agir sur le trigone et le col, et rend à peu près impossible toute intervention sur la portion rétro-pubienne de la vessie, qui reste toujours cachée. C'est pour obvier à ces inconvénients que Trendelenburg a fait la taille transversale; qu'Helferich, Koch, Bramann ont réséqué un segment de la symphyse, que Tuffier et Albarran ont pratiqué la symphyséotomie à la manière des accoucheurs. Nous allons d'abord décrire la taille de Trendelenburg légèrement modifiée par Albarran (1).

MANUEL OPÉRATOIRE. — Le malade étant couché horizontalement sur une table à renversement, on fait, à un bon travers de doigt au-dessus de la symphyse pubienne, une incision transversale dont les extrémités se recourbent en forme de croissant en dedans des anneaux inguinaux externes. Cette incision comprend la peau et le tissu cellulaire sous-cutané. Quand l'aponévrose est mise à nu, on la divise au milieu de la plaie dans une étendue de 3 centimètres; on divise également les muscles pyramidaux et la partie interne des muscles droits avec le feuillet profond de leur gaine. Alors, introduisant dans la plaie une aiguille courbe munie d'un fil de soie, on traverse d'arrière en avant la partie externe du muscle droit non encore sectionné : les deux extrémités

(1) Albarran, *Indications et manuel opératoire de la taille hypogastrique transversale* (*Ann. gén. ur.*, 1893, p. 81).

du fil sont prises dans les mors d'une pince. Ce temps de l'opération, dû à **M.** Albarran, a pour but d'empêcher le droit de se rétracter dans sa gaine. Même manœuvre est faite de l'autre côté, puis la partie embrochée par le fil est sectionnée.

Alors on fait incliner la table et on met le malade dans la position de Trendelenburg, c'est-à-dire la tête en bas. Le cul-de-sac péritonéal est relevé et la vessie ouverte en travers. Les bords de la plaie vésicale sont fixés à la peau par quatre ou cinq points de suture temporaires.

On fait l'opération proprement dite : ablation d'une tumeur, du lobe médian de la prostate hypertrophié, etc., on enlève les fils temporaires, on ferme la plaie vésicale en partie ou en totalité, suivant que l'on veut drainer ou non, et la table est remise dans la position horizontale, ce qui a pour avantage de détendre les muscles droits. On tire sur les fils qui les embrochent, et on arrive facilement à mettre en contact leur segment supérieur avec l'inférieur : on réunit les deux segments par la suture en bourse suivante :

Une aiguille de Hagedorne, munie d'un fil de soie, traverse d'avant en arrière le bord externe du segment inférieur du muscle droit du côté droit en rasant la symphyse, puis elle traverse d'arrière en avant à **1** centimètre et demi de sa section le bout supérieur du même côté y compris sa gaine. Le fil traverse ensuite d'avant en arrière en se portant vers la gauche le bout supérieur et d'arrière en avant le bout inférieur ; à ce moment les deux chefs sont en avant des pubis, on les noue et l'on voit les deux bouts du muscle se rapprocher. Pour consolider, le fil qui retenait le segment externe du muscle est passé à travers les tissus fibreux symphysiens, puis noué. Même manœuvre est faite du côté gauche. L'opération se termine en plaçant quelques points superficiels sur l'aponévrose, et en réunissant les téguments.

Grâce à ce mode de suture, M. Albarran a pu se mettre à l'abri de l'éventration, et éviter ainsi le principal écueil que les chirurgiens avaient reproché à la taille transversale.

INDICATIONS ET RÉSULTATS. — Les avantages de cette taille sont son exécution facile et le peu de chance que l'on a de blesser le péritoine ; enfin elle permet une exploration complète de la cavité vésicale, et facilite les manœuvres opératoires. Il est incontestable qu'avec elle on voit mieux dans une vessie qu'avec la taille longitudinale.

Elle est indiquée lorsqu'on se propose de manœuvrer dans le segment inférieur de la vessie, et en particulier au niveau du trigone, soit que l'on veuille pratiquer le cathétérisme des uretères, soit qu'il s'agisse de l'ablation d'une tumeur vésicale, ou d'un fragment de prostate hypertrophiée. La taille transversale est encore indiquée quand la vessie, trop altérée dans ses parois, ne peut se distendre au-dessus des pubis, ou lorsque le cul-de-sac péritonéal est fixé par des adhérences à une faible distance de la symphyse.

La taille transversale est contre-indiquée dans trois circonstances : quand on a affaire à l'enfant, la vessie est tout entière située au-dessus des pubis, et l'on doit toujours faire la taille longitudinale. Quand il y a hernie inguinale double, pour éviter les accidents on ne devra pas sectionner complètement les muscles droits, l'incision sera petite, et la taille transversale n'offrira pas d'avantage sur la longitudinale.

Enfin, lorsque l'on opère sur la portion de la face antérieure de la vessie cachée derrière le pubis, ou que l'on veut faire des résections vésicales étendues, les tailles transversale et longitudinale sont tout aussi insuffisantes l'une que l'autre : il faut avoir recours à la symphyséotomie.

c. Résection des pubis et symphyséotomie.

Helferich a eu l'idée, le premier, de réséquer une partie des pubis pour faciliter l'extirpation des tumeurs de la vessie. Après avoir décollé le périoste, il pratique en dehors des épines pubiennes une double encoche verticale à la gouge et au maillet. Il réunit ces deux sections osseuses par une section transversale faite d'avant en arrière, et enlève ainsi un carré de tissu osseux. Les manœuvres vésicales sont singulièrement facilitées ; et, après guérison, la solidité du bassin n'est pas amoindrie.

Bramann, après avoir découvert la vessie par une incision médiane, ajoute une incision transversale sur la symphyse. Il enlève au ciseau un segment rectangulaire de cette symphyse, en épargnant le fragment où s'insèrent les muscles droits. Il sectionne ensuite sur la ligne médiane ce fragment, ce qui permet d'écarter les muscles.

Koch résèque un carré sur le bord inférieur de la symphyse, attire la verge en bas et peut ensuite inciser la vessie depuis l'urètre jusqu'au péritoine.

Toutes ces résections sont bien inférieures à la

symphyséotomie qui doit leur être préférée dans tous les cas.

Manuel opératoire de la symphyséotomie. — L'incision commence à trois travers de doigt au-dessus de la symphyse, pour finir à la racine de la verge. Il faut d'abord diviser la peau, puis les couches sous-cutanées, et enfin le ligament suspenseur de la verge. On détache du bord supérieur de la symphyse les pyramidaux et les droits avec les deux feuillets de leur gaine. Alors on sépare la face antérieure de la vessie du squelette, à l'aide du doigt promené derrière la symphyse. Il est bon de mettre un écarteur qui protège la face antérieure de la vessie et les plexus de Santorini. Pour sectionner la symphyse, on se sert du bistouri à lame courbe de Pinard, ou simplement d'un bistouri ordinaire dont la lame n'est pas trop longue et très résistante. La section se fait à petits coups, surtout en bas au moment où l'on coupe le ligament sous-pubien. Pour faciliter la section, dès qu'elle est amorcée en haut, M. Tuffier introduit entre les deux lèvres de la symphyse un écarteur à vis qui tend les ligaments à mesure qu'ils se présentent sous le bistouri.

Quand on s'est assuré avec le doigt que l'articulation est complètement ouverte, on fait écarter progressivement les cuisses jusqu'à ce que l'on ait obtenu un écart de 40 à 45 millimètres qui est toujours suffisant. Après cet écartement, la vessie devient très abordable, et on peut en pratiquer des résections étendues.

L'opération terminée, on rapproche les cuisses et les deux lèvres de la symphyse se mettent en contact. Pour assurer la consolidation, on peut faire

la suture osseuse avec du fil d'argent. La suture
des parties molles se fera par étages : un premier
pour les muscles et les aponévroses, un second pour
la peau. Un seul accident est à noter : l'hémorrhagie
par blessure des plexus de Santorini. Elle cède vite
à un tamponnement à la gaze stérilisée.

Indications et résultats. — Au point de vue de la
marche, la symphyséotomie ne présente pas plus
d'inconvénients chez l'homme que chez la femme.
C'est une opération plus grave que la simple taille,
car elle augmente le traumatisme et allonge l'acte
opératoire (Albarran); aussi n'est-elle justifiée que
dans certains cas particuliers. Elle est nécessaire
quand on veut faire des résections vésicales étendues, ou enlever une tumeur implantée sur la portion rétro-pubienne de la face antérieure de la vessie.
. Il ne faudra l'entreprendre que lorsque l'on aura
un diagnostic précis des lésions, et que l'on sera bien
fixé sur la nature de l'opération à exécuter. Dans le
doute il faudra commencer par la taille longitudinale
ou transversale, à laquelle on ajoutera secondairement la section du pubis.

Ce n'est guère que pour enlever des tumeurs vésicales que l'on aura à faire la symphyséotomie; pourtant M. Tuffier l'a pratiquée pour une tuberculose de
la vessie.

Dans le cas où l'on voudrait extirper le lobe moyen
de la prostate, la symphyséotomie rendrait certes
cette extirpation facile : mais on peut s'en passer, la
taille transversale suffit.

En résumé, la taille hypogastrique longitudinale
reste l'opération de choix et l'on y aura recours toutes
les fois que l'on pourra. Elle suffit lorsqu'on veut

extraire un corps étranger, un calcul, agir sur le segment supérieur de l'organe. Lorsqu'on aura affaire à une maladie du trigone, on s'adressera à la taille transversale ; enfin on réservera la symphyséotomie aux résections vésicales étendues et aux tumeurs vésicales qui, bien que petites, siégeront derrière la symphyse.

2° Cystectomie (1).

Sonnenburg, ayant été forcé, au cours d'une laparotomie, d'enlever une partie notable de la vessie, conçut la possibilité de faire une semblable opération pour les néoplasmes vésicaux, et mit en 1884 son projet à exécution. Un certain nombre de chirurgiens l'ont imité. En 1887, Bardenheuer alla plus loin : il pratiqua l'extirpation totale de la vessie.

a. Cystectomie partielle.

La vessie est abordée par la taille longitudinale, la taille transversale ou la symphyséotomie, si l'on a besoin de beaucoup de jour. La partie malade (tumeur) est reconnue avec son siège, ses connexions, son étendue. On va l'enlever soit de dehors en dedans, soit de dedans en dehors. La *résection sous-péritonéale de dehors en dedans* est le procédé le plus souvent employé. Il consiste à décoller à l'aide des doigts le péritoine de la vessie, à réséquer la portion atteinte par le néoplasme et à réunir les bords de là perte de substance.

Pour pratiquer la *résection de dedans en dehors,*

(1) Albarran, *Les Tumeurs de la vessie,* p. 365.

(Guyon) on circonscrit le néoplasme par une incision faite dans la muqueuse qui l'environne, on attire le tout au dehors à l'aide d'une pince, et la paroi vésicale est sectionnée jusqu'à ce qu'on arrive au tissu graisseux péri-vésical. La perte dē substance est ensuite oblitérée au catgut. Quand la tumeur occupe l'embouchure d'un uretère, on isole ce canal dans une étendue de 5 à 6 centimètres. On dissèque la portion de vessie à enlever : un moment arrive où elle ne tient plus que par l'uretère que l'on coupe. On suture alors la plaie vésicale ; on pratique sur la paroi postérieure de la vessie une boutonnière à travers laquelle on fait passer l'uretère, et l'on suture la muqueuse urétérale à la muqueuse vésicale (Albarran).

Si, pour une raison quelconque, on ne peut fixer l'uretère à la vessie, on examinera avec grand soin le liquide qui s'en écoule : s'il est clair et aseptique, si le rein ne paraît pas infecté, on fait la ligature de cet uretère pour amener l'atrophie du rein. Si au contraire l'urine est trouble, il vaut mieux fixer l'uretère à la paroi abdominale.

b. Cystectomie totale.

Chez la femme, Pawlick (1) procède de la manière suivante : dans un premier temps il crée une double fistule urétéro-vaginale. Pour cela il incise la paroi antérieure du vagin, met une ligature sur l'un des uretères au point d'abouchement avec la vessie, le sectionne au-dessus, l'attire dans la plaie vaginale, le fend dans l'étendue d'environ 1 centimètre et su-

(1) Pawlick, *Congrès de Berlin*, 1890.

ture la muqueuse uretérale à la muqueuse vaginale. Il agit de même avec l'autre uretère.

Dans un deuxième temps (vingt-quatre jours après le premier chez la malade de Pawlick) on extirpe la vessie à l'aide de deux incisions faites l'une à l'hypogastre, l'autre dans le vagin immédiatement au-dessus de l'urètre. Cela étant fait, on abouche l'urètre avec la paroi vaginale antérieure incisée, et on introduit dans les uretères deux sondes qui viennent sortir par l'urètre. L'oblitération de la vulve et la fermeture de la paroi abdominale complètent l'opération. En somme, le vagin est substitué à la vessie.

Chez l'homme, Küster (1) a extirpé la totalité de la vessie à l'aide d'une double incision hypogastrique et périnéale. Ensuite il a abouché les deux uretères à la paroi rectale antérieure. Son malade mourut au bout de cinq jours, avec des signes non douteux d'infection rénale ascendante.

Après la cystectomie totale chez l'homme, dit M. Albarran, il faudrait greffer les uretères à l'urètre ou à la paroi abdominale.

Indications et résultats. — La cystectomie est indiquée dans le cas de tumeurs vésicales ou vésico-prostatiques. Si la tumeur siège dans le segment supérieur de la vessie, loin du trigone, on l'enlèvera avec le segment de vessie sur lequel elle s'implante et l'on réunira les lèvres de la plaie par suture.

Si la tumeur occupe l'embouchure d'un uretère, on aura recours à l'opération proposée par M. Albarran, c'est-à-dire qu'on abouchera l'uretère dans

---

(1) Küster, *Langenbeck's Arch.*, 1891, p. 831.

la portion saine qui reste de la vessie. Quant à la cystectomie totale, elle n'est indiquée que dans le cas de petits épithéliomes multiples où la résection partielle ne pourrait enlever toutes les parties malades.

La cystectomie partielle est le plus souvent suivie de guérison opératoire ; au contraire, la résection totale de la vessie est une opération très grave. Néanmoins le succès de Pawlick, dont la malade vivait encore après deux ans et demi, est fait pour justifier une telle opération.

3° Cystostomie sus-pubienne (*opération de Poncet*) (1).

L'hypertrophie prostatique déterminant un obstacle au cours de l'urine, certains chirurgiens ont tourné cet obstacle en créant un nouveau canal (cystostomie sus-pubienne), d'autres se sont attaqués directement à l'obstacle qu'ils ont ou supprimé (prostatectomie) ou simplement incisé pour élargir la voie (prostatotomie). La cystostomie avait été pratiquée depuis longtemps, quand M. Poncet, en 1888, est venu l'ériger en méthode, en poser nettement les indications, et en régler le manuel opératoire.

MANUEL OPÉRATOIRE. — Il comprend cinq temps :
1° *Incision cutanée.* Elle se fait sur la ligne blanche, a une longueur de 6 à 8 centimètres, et se termine en bas à la symphyse pubienne.

2° *Incision de la ligne blanche* — Une fois qu'on l'a reconnue avec l'index gauche, on l'incise sur une

(1) A. Poncet, *Sem. méd.*, 1893, p. 561, et *Gaz. hebd.* 1894, p. 285.

longueur à peu près égale à l'incision cutanée. Dans le but de ménager le cul-de-sac péritonéal, il est prudent de s'arrêter en haut, à quelques millimètres au-dessous de l'incision superficielle.

3° *Recherche de la paroi antérieure de la vessie et refoulement du cul-de-sac péritonéal.* — On enfonce les deux index à travers la boutonnière musculaire formée par le bord interne des muscles droits : si l'aponévrose n'a pas été fendue jusqu'au bord supérieur du pubis, ce qui arrive ordinairement, on l'incise avec un bistouri boutonné. Si la vessie est profondément située et si les droits ne se laissent pas écarter, il faut sectionner chacun d'eux au niveau de son insertion au pubis. Ces incisions libératrices n'auront pas plus de 3 à 4 millimètres. Alors l'index gauche pénètre à travers la plaie dans le tissu cellulaire prévésical, glisse derrière la face postérieure du pubis, et va jusqu'au col de la vessie. A ce moment il se recourbe en crochet, suit la paroi antérieure de la vessie, décollant et soulevant tout ce qui n'appartient pas à cette paroi. Le cul-de-sac péritonéal est ainsi remonté en haut et maintenu dans cette position par l'index gauche, qui ne bougera plus tant que la vessie ne sera pas ouverte.

4° *Ouverture de la vessie.* — Immédiatement audessous de l'index gauche, on fait pénétrer la pointe du bistouri de quelques millimètres dans la paroi vésicale que l'on fend de haut en bas, sur la ligne médiane, dans une étendue de 10 à 12 millimètres. Un flot d'urine s'écoule au dehors et la vessie se vide en totalité. Alors l'index gauche explore sa cavité, examine la prostate, renseigne sur l'opportunité d'une prostatectomie, découvre un calcul, etc.

Chacune des deux lèvres vésicales est saisie avec une pince hémostatique et l'index retiré. L'incision vésicale doit être faite le plus près possible du col, pour que l'on puisse obtenir un canal artificiel *continent*, c'est-à-dire un véritable urètre contre nature, et non pas un méat hypogastrique laissant en permanence l'urine s'écouler au dehors.

L'épaisseur de la paroi abdominale, au niveau de la face antérieure de la vessie, est d'autant plus grande qu'on se rapproche davantage du col, et là se trouvent réalisées les meilleures conditions pour avoir un conduit d'une certaine longueur, 4 centimètres et même plus..

5° *Suture des bords de l'ouverture vésicale aux bords de la plaie abdominale.* — Cette suture a un triple but : elle doit s'opposer à l'infiltration d'urine, maintenir béante pendant les premiers jours l'ouverture vésicale pour que l'urine puisse s'écouler au dehors, enfin tapisser le canal artificiel d'une muqueuse qui devra s'opposer à son occlusion cicatricielle. On se servira de fils métalliques : six suffiront presque toujours. Chacun traversera la vessie à 4 ou 5 millimètres du bord de l'incision, puis sera conduit à travers l'aponévrose, les muscles et la peau de l'abdomen, pour ressortir à 5 ou 6 millimètres du bord de l'incision cutanée. Si, sur un sujet gras, les sutures ainsi faites exerçaient de trop fortes tractions, on se contenterait de réunir la vessie à la peau, cette dernière se laissant toujours facilement mobiliser. Les fils seront modérément serrés : il y aura affrontement direct de la peau avec la muqueuse vésicale.

On raccourcira, s'il y a lieu, la plaie hypogastrique

par un ou deux points de suture. L'opération a une courte durée, dix à douze minutes, fait important lorsque l'on a affaire à un vieil urinaire cachectique.

Si les urines sont infectées, on fera un lavage vésical à l'eau boriquée stérilisée. Dans tous les cas on s'abstiendra de mettre une sonde ou un drain dans l'urètre et la vessie.

Comme pansement on se contentera d'appliquer sur le nouveau méat une couche de gaze ou d'ouate stérilisée, destinée à absorber l'urine.

M. Jaboulay pratique la cystostomie non sur la ligne médiane, mais à travers l'un des grands droits dont les fibres s'enroulent autour du nouveau canal en manière de sphincter.

INDICATIONS ET RÉSULTATS. — (Voir pag. 233 et suiv., où sont discutés et mis en parallèle des différents traitements de l'hypertrophie prostatique.)

IV. — **Prostate**.

1° Prostatotomie et Prostatectomie.

On peut aborder la prostate par trois voies : l'urètre, le périnée, la région hypogastrique. La voie urétrale est aujourd'hui abandonnée.

On ne pratique plus que les opérations suivantes : la prostatotomie périnéale, la prostatectomie périnéale, la prostatectomie sus-pubienne.

1° *Prostatotomie périnéale*(1). (*opération de Harrisson*). — Elle consiste à ouvrir la portion mem-

(1) Harrisson, *in* Vignard, Thèse, Paris, 1890.

braneuse de l'urètre par le périnée sur un conducteur, puis à introduire le doigt dans l'urètre prostatique : la portion obstruante est ensuite incisée à
l'aide d'un bistouri, courbe boutonné. L'incision
doit être faite sur la ligne médiane : le doigt introduit de nouveau fait alors une sorte de divulsion,
et pénètre dans la vessie. Il est inutile d'avoir une
ouverture plus grande que l'index. Si l'on trouve
par hasard un lobe saillant, on l'excise. On fait
le drainage à l'aide d'un tube dont l'extrémité
recourbée plonge dans le bas-fond de la vessie.
Ce tube à drainage est double, comme une canule à
trachéotomie ; le tube extérieur est fixe et muni
d'une plaque qui s'applique contre le périnée; le
tube intérieur, glissant dans le précédent, peut être
retiré et nettoyé.

Harrisson laisse en place le drain pendant six à
douze semaines : il ne le retire que quand une
sonde peut être introduite dans la vessie, ou lorsque,
en dépit du drain, l'urine est évacuée complètement
par l'urètre. Pour assurer la guérison il faut continuer le cathétérisme dilatateur jusqu'à cicatrisation complète de la plaie périnéale et même au
delà.

Le drainage et la dilatation ont pour but de
maintenir écartées les deux lèvres de la barre
prostatique sectionnée, et d'empêcher ainsi la reproduction de l'obstacle.

2° *Prostatectomie périnéale (opération de Dittel)* (1). — On peut enlever la prostate entière
par le périnée : la chose est anatomiquement pos-

_____

(1) Dittel, *Wiener klin. Woch.*, 1890.

sible, elle a été faite pour des cancers ; mais contre l'hypertrophie on n'a jusqu'à présent entrepris que des prostatectomies partielles. Dittel, partant de ce fait clinique que l'hypertrophie du lobe médian est rare et que presque toujours on a affaire à une déformation de l'urètre par les lobes latéraux, a, sur le cadavre, exécuté l'opération suivante : Un cathéter étant placé dans l'urètre, il fait partir du coccyx une incision qui se dirige directement en avant : arrivée à l'anus elle le contourne pour gagner le raphé périnéal. Il peut alors séparer facilement du rectum les lobes latéraux de ·la prostate ; puis il enlève, sur l'un ou sur les deux suivant les cas, un morceau en forme de coin ; il suture la plaie prostatique puis la plaie périnéale. L'urètre n'a dû être ouvert à aucun moment de l'opération. Cette prostatectomie a été pratiquée un certain nombre de fois sur le vivant par Küster et Max Schede, et le résultat a toujours été excellent.

3° *Prostatectomie sus-pubienne.* — Cette opération a été faite beaucoup plus souvent que la précédente. En 1892 Mansell Moulin (1) pouvait déjà en réunir 94 cas. On commence par ouvrir la vessie au moyen de la taille hypogastrique. Presque tous les chirurgiens ont employé l'incision verticale, quelques-uns ont fait la taille transversale, le résection partielle du pubis ou la symphyséotomie.

Quoi qu'il en soit, la vessie est ouverte, le doigt va explorer son col et reconnaître le siège et la nature de l'obstacle. Si l'on tombe sur un lobe à pédicule étroit, on peut se contenter de le sectionner, et de le

(1) Mansell Moulin, *Lancet*, juin 1892.

cautériser pour arrêter l'hémorrhagie. Si l'on a affaire à un lobe à pédicule large, ou même tout à fait sessile, il faut, comme le conseille M. Tuffier, faire dans le tissu prostatique, au point d'implantation de la partie hypertrophiée, une incision cunéiforme et l'enlever. On suture au catgut en fente transversale la plaie prostatique ainsi faite, c'est-à-dire que l'on réunit la lèvre antérieure ou urétrale de la plaie à la lèvre postérieure ou vésicale ; de cette façon on donne au canal le maximum de largeur transversale, et on empêche la formation d'une barre. L'exérèse au bistouri suivie de suture est le meilleur moyen de se mettre à l'abri de l'hémorrhagie.

Dans quelques cas, le lobe prostatique hypertrophié est entouré d'une gangue conjonctive qui permet de procéder à une véritable énucléation : l'opération se trouve sigulièrement facilitée.

On mettra une sonde à demeure dans l'urètre et l'on pourra faire la suture totale de la vessie et de la plaie abdominale.

2° Traitement opératoire de l'hypertrophie prostatique.

Poser les indications du traitement opératoire de l'hypertrophie prostatique n'est pas chose facile, d'autant que chaque auteur prône son opération à l'exclusion des autres. Il faut dire que, chez un grand nombre de prostatiques, les soins hygiéniques, le cathétérisme, la sonde à demeure rendent de grands services et suffisent. Quand faut-il donc opérer ? Quelle opération faut-il faire ? Nous allons d'abord passer en revue les opérations prétendues curatives, c'est à-dire la prostatotomie et la prostatectomie. Elles conviennent surtout aux prostatiques non infectés, à ceux qui ne présentent qu'un obstacle mécanique à l'émission de l'urine. C'est la forme de l'hypertrophie qui va guider dans le choix de l'opération.

La prostatotomie périnéale de Harrisson est parfaitement logique dans le cas de barre prostatique rendant tout cathétérisme impossible. Le gros drain qui traverse le col a le double avantage d'empêcher la récidive, et de favoriser la décongestion de l'appareil urinaire en le mettant au repos.

La prostatectomie de Dittel a été faite un trop petit nombre de fois, pour qu'on puisse porter sur elle un jugement. Elle présente le grand avantage de ne pas ouvrir les voies urinaires; de plus c'est une opération méthodique, réglée et susceptible de s'appliquer à un grand nombre de cas : elle convient aux hypertrophies des lobes latéraux. C'est une opération longue, laborieuse, excellente chez les sujets à état général bon. Elle est difficilement applicable aux vieillards infectés et cachectiques.

La prostatectomie sus-pubienne est celle qui a été pratiquée le plus souvent. Elle vise spécialement les hypertrophies isolées du lobe médian : on peut bien par cette voie atteindre les lobes latéraux ; mais cela est difficile et il y a toujours récidive rapide. Pour que l'opération soit suivie de succès, il faut (Tuffier) que l'on ait affaire à un homme jeune, indemne d'athérome, et qu'il y ait intégrité ou hypertrophie du muscle vésical.

Il est, comme nous le voyons, logique de tenter. dans certains cas, la cure radicale de l'hypertrophie prostatique par la prostatotomie et la prostatectomie.

Les indications toutefois sont relativement restreintes.

La cystostomie sus-pubienne, dit M. Poncet, a des indications différentes suivant qu'il s'agit de prostatiques *mécaniques*, et de prostatiques qui sont des *empoisonnés urinaires* au sens le plus large du mot.

Chez les premiers « lorsque le cathétérisme est impossible, lorsqu'il est particulièrement difficile, urétrorragique, mal supporté, redouté par le malade, toutes conditions qui le rendent dangereux, lorsqu'il existe des fausses routes, dans le cas également d'hémorrhagies vésicales ayant résisté à d'autres traitements, dans les cas d'hématocèle vésicale, de caillots sanguins volumineux faisant, malgré la sonde, obstacle à la miction, etc., il faut rejeter l'emploi de la sonde, de la sonde à demeure, et donner la préférence sur les ponctions à la création d'un méat hypogastrique que l'on rendra, suivant l'état des voies urinaires, *temporaire* ou *permanent* ».

Chez les *seconds* « lorsqu'il y a infection urinaire aiguë ou chronique grave, lorsqu'il y a cystite infectieuse aiguë ou chronique, rebelle, ayant résisté à tout traitement cathétérien, la cystostomie est indiquée. Elle sera parfois le seul moyen, malgré la facilité avec laquelle la sonde arrive dans la vessie, de triompher d'un empoisonnement urineux dont le pronostic, quelle qu'en soit la forme clinique, doit toujours être des plus réservés ».

On le voit, d'après M. Poncet, les indications de la cystostomie sont très nombreuses. Il se base pour cela sur deux considérations : d'abord son innocuité parfaite, ensuite la bonne contention des urines que donne souvent le nouveau canal.

Que deviennent les cystostomisés au point de vue de

la continence (1)? Les uns gardent leurs urines plusieurs heures et sont prévenus du besoin d'uriner par la sensation spéciale de la distension vésicale : ils ont presque une miction normale. Les autres sont continents à l'aide d'un appareil obturateur ; les derniers sont tout à fait incontinents. La continence est due, comme l'a observé Diday sur lui-même, à ce que, longeant le méat, les muscles droits rapprochent ses deux lèvres en se contractant et arrivent ainsi à le fermer. Il faut aussi faire jouer un rôle à la longueur du nouveau canal qui devient de plus en plus grande, à cause de la rétraction qui étire les adhérences vésico-pariétales, à son calibre qui va se rétrécissant de plus en plus et par suite devient plus difficile à franchir ; enfin à la double *coudure* du nouvel urètre d'une part près de la vessie, de l'autre au niveau de la symphyse. M. Boutan a pu montrer, à l'autopsie d'un cystostomisé, que le canal avait un double sphincter : lisse, formé par les fibres-musculaires de la vessie entourant l'orifice vésical, et strié, formé par les muscles droits.

D'après la statistique de M. Poncet, la continence a lieu dans la moitié des cas. Quand on a le bonheur d'obtenir un pareil résultat, on se gardera bien de fermer le nouvel urètre ; si au contraire le malade est incontinent, on pourra, à la condition toutefois que les voies urinaires soient redevenues perméables, ou que l'infection ait disparu, fermer le méat hypogastrique. On aura fait suivant les cas une cystostomie *temporaire* ou une cystostomie *permanente*.

(1) Lejars, *Sem. méd.*, 1893, p. 453.

V. — Urètre.

Urétrectomie.

L'urétrectomie est la résection d'une portion plus
ou moins étendue de l'urètre frappé de rétrécissement. Elle est totale quand on enlève le cylindre
urétral dans sa totalité, partielle quand on n'enlève
qu'un segment de ce cylindre, d'ordinaire l'inférieur.
Pratiquée de fort vieille date, l'urétrectomie n'a été
tirée de l'oubli que dans ces dernières années, grâce
aux travaux de MM. D. Mollière, Poncet, Guyon,
Albarran, etc. Les publications récentes sur l'urétrectomie sont nombreuses ; nous nous bornerons à citer
la thèse de M. Noguès (Paris, 1892) et surtout l'excellent mémoire de M. Villard (1).

MANUEL OPÉRATOIRE. — Il comprend deux temps :
la résection de l'urètre et la reconstitution du canal.

1° *Résection de l'urètre.* — Si la peau du périnée
est saine, on fait une incision médiane allant de la
racine des bourses à la partie antérieure de l'anus ;
si au contraire cette peau est criblée de fistules, on
les circonscrira par deux incisions latérales, con-
caves en dedans, se rejoignant en avant et en arrière. On fera bien, si la chose est possible, d'introduire dans l'urètre un conducteur métallique vissé
sur une bougie filiforme, comme cela se pratique
pour l'urétrotomie interne. Si le rétrécissement est
infranchissable, on poussera jusqu'à lui un conducteur qu'un guide maintiendra pendant toute la durée

(1) Villard, *Résection des rétrécissements de l'urètre* (*Arch.
prov. de chir.*, 1894, p. 144).

de l'opération, et qui constituera un point de repère précieux.

Si l'on veut pratiquer la *résection totale*, on disséquera les deux lèvres de l'incision cutanée d'abord en bas, puis sur les parties latérales, et enfin dans la profondeur. On côtoiera toujours le tissu sclérosé qui entoure le rétrécissement; il est pauvre en vaisseaux et on se met ainsi à l'abri de l'hémorrhagie. Quand le rétrécissement est en quelque sorte énucléé comme une tumeur, on divise l'urètre transversalement en avant et en arrière de lui, Suivant les cas, la portion enlevée varie entre 15 millimètres et 3 centimètres. Dès que l'urètre est sectionné, les deux bouts s'écartent beaucoup l'un de l'autre, et l'écart égale le double de la longueur du segment enlevé. Cette résection totale, que l'on pratiquait beaucoup il y a quelques années, est aujourd'hui à peu près abandonnée.

Les chirurgiens font la *résection partielle* qui est plus facile à exécuter, n'expose pas à la blessure des corps caverneux et empêche, du moins en partie, l'écart des deux bouts. Les rétrécissements blenorrhagiques et surtout les traumatiques étant nuls au niveau de la paroi supérieure de l'urètre, il est inutile d'enlever cette paroi. On introduira dans l'urètre un conducteur, on fendra le périnée jusque sur lui, ouvrant ainsi largement le canal. On excisera, sur les deux lèvres de l'incision, les tissus sclérosés urétraux et péri-urétraux; et l'on ne s'arrêtera que quand on sera en tissu sain. Il restera au fond de la plaie, sous forme d'une bande longitudinale lisse, la paroi supérieure de l'urètre. On introduira alors une sonde à demeure d'abord dans le bout postérieur, puis dans le bout antérieur.

2° *Reconstitution de l'urètre*. — Ce doit être le complément de toute résection. Quand la portion réséquée ne dépasse pas 2 centimètres, il faut faire la restauration par *suture des deux bouts de l'urètre*. Pour cela on passera dans chacun d'eux de petits fils de soie ou de catgut en évitant de traverser toute la muqueuse ; car alors on créerait de petits pertuis par où l'urine pourrait passer et venir infecter la plaie. Il faudra serrer les fils avec lenteur, sans cela on risquerait de déchirer les tissus. Trois points, deux latéraux et un inférieur, suffisent à affronter. Pour plus de sûreté M. Guyon ne craint pas d'en mettre huit ou dix.

Cette suture uréthrale a reçu dans ces derniers temps une application que nous signalons en passant : elle donne les meilleurs résultats dans les ruptures traumatiques de l'urètre.

On termine l'opération en réunissant la plaie périnéale par une suture à un ou deux plans.

Dans le cas où la suture urétrale est impossible, la perte de substance étant trop étendue et les deux bouts, même après mobilisation, ne pouvant être amenés au contact, on fait la restauration par *suture du périnée* sur la sonde. Un premier plan avec des fils très fins réunit les feuillets musculo-aponévrotiques du périnée : ces feuillets seront pris assez loin de leur bord libre, de manière à les adosser sur une large surface : les deux points extrêmes antérieur et postérieur embrocheront les deux bouts respectifs de l'urètre, pour éviter qu'ils ne s'écartent encore. Les téguments seront réunis par un deuxième plan au crin de Florence. On pourra, par précaution, mettre un drain ; et, à la moindre menace d'infiltration, on n'hésitera pas à faire sauter les sutures. La sonde à demeure sera enlevée le plus tôt possible, entre deux et six jours, et l'on fera de bonne heure la dilatation avec des Béniqués. Cette dilatation devra être continuée pendant très longtemps : c'est le seul moyen de se mettre à l'abri d'un nouveau rétrécissement.

INDICATIONS ET RÉSULTATS. — L'urétrectomie est surtout indiquée dans les *rétrécissements cicatriciels*, lorsque la dilatation et l'urétrotomie interne sont suivies d'une récidive rapide. Cela se voit quand le canal est entouré d'une virole dure et résistante, formée aux dépens de l'urètre et des tissus péri-urétraux.

L'urétrectomie est encore indiquée quand il y a des fistules ; elle guérit du même coup rétrécissement et fistules. Toutefois elle est contre-indiquée quand, le rétrécissement étant trop étendu en longueur (7, 8, 10 centimètres), on prévoit qu'il sera impossible d'enlever tout le mal. Il vaut mieux dans ces cas faire l'urétrotomie externe.

Dans les rétrécissements *blennorrhagiques* la dilatation et l'urétrotomie interne suffiront presque toujours. L'urétrectomie sera réservée aux cas que l'on traitait autrefois par l'urétrotomie externe : rétrécissements excessivement serrés ou même infranchissables, récidivant dès qu'on cesse tout traitement, ou accompagnés de sclérose et d'induration péri-urétrale.

Les résultats immédiats sont excellents, les cas de mort sont tout à fait exceptionnels, souvent on obtient la guérison par première intention de la plaie périnéale. Quelquefois un point se désunit et il se forme un petit trajet fistuleux qui se ferme de lui-même au bout de quelques jours.

Pour apprécier les résultats éloignés, les malades ne sont pas encore assez nombreux, et n'ont pas été suivis pendant un temps assez long. Un certain nombre ont conservé pendant deux ou trois ans un canal large et souple. Il est probable que là comme ailleurs les mauvais cas n'ont pas été publiés; et que, si dans quelques cas l'urétrectomie est suivie de *cure radicale*, elle ne l'est pas toujours. Les résultats sont meilleurs dans les rétrécissements inflammatoires que dans les traumatiques.

CHAPITRE VI

ORGANES GÉNITAUX DE LA FEMME.

I. — Opérations sur le col de l'utérus.

1° Opération d'Emmet.

L'opération d'Emmet, trachélorraphie ou suture du col (τραχηλος col), a pour but de réparer les déchirures du col consécutives à l'accouchement.

MANUEL OPÉRATOIRE (fig. 27). — Supposons une déchirure du bord droit du col; ce dernier étant abaissé, une pince le saisit au niveau de sa lèvre antérieure, près de la déchirure, l'autre au niveau de sa lèvre postérieure, en un point symétrique. On dissèque alors au bistouri les deux lèvres de la déchirure en ayant bien soin de pénétrer dans l'angle, en haut, là où le tissu cicatriciel est surtout abondant.

L'avivement étant fait, on passe un premier fil de catgut 1. avec une aiguille très courbe d'abord dans la lèvre inférieure, puis dans la lèvre supérieure. Ce

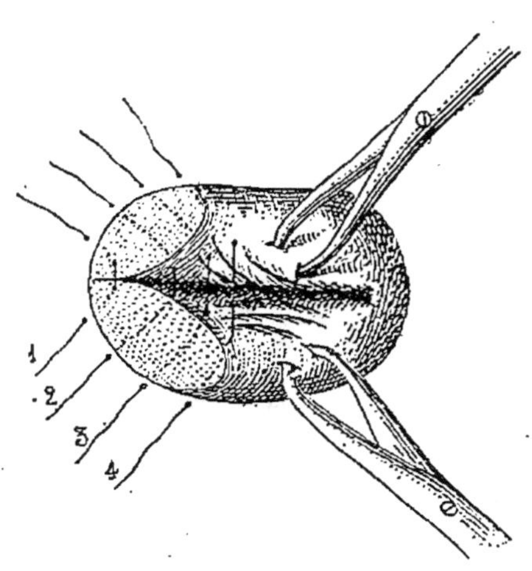

Fig. 27.
Opération d'Emmet (Pozzi).

premier fil est placé très haut dans l'angle de la déchirure : il a traversé les deux lèvres à 1 millimètre environ des bords de l'avivement. Quatre ou cinq points sont nécessaires. Lorsqu'ils sont noués, la déchirure a disparu et le col doit avoir repris son aspect normal : on l'explore avec l'hystéromètre, et s'il semble trop étroit on supprime le point de suture inférieur. Il est bon, pour assurer la béance du canal cervical, de maintenir jusqu'à cicatrisation un drain ou une mèche de gaze dans sa cavité.

Indications. — L'opération d'Emmet s'applique, comme nous l'avons dit, aux déchirures unilatérales. Quand la déchirure est bilatérale, il faut recourir au Schrœder, car l'Emmet amènerait infailliblement un rétrécissement du col. On a accusé l'opération d'Emmet de causer la stérilité, et de rendre l'accouchement difficile : ces accidents peuvent s'observer quand on a fait un avivement trop étendu ou bilatéral; ils ne sont pas à redouter, dit M. Pozzi, quand l'opération est bien faite.

2° Opération de Schrœder (1).

C'est l'excision de la muqueuse et d'une partie de la musculeuse du col, dirigée contre certaines formes de métrites cervicales. On la fait d'ordinaire précéder d'un curettage qui a lieu dans la même séance.

MANUEL OPÉRATOIRE. — 1° *Incision bilatérale des*

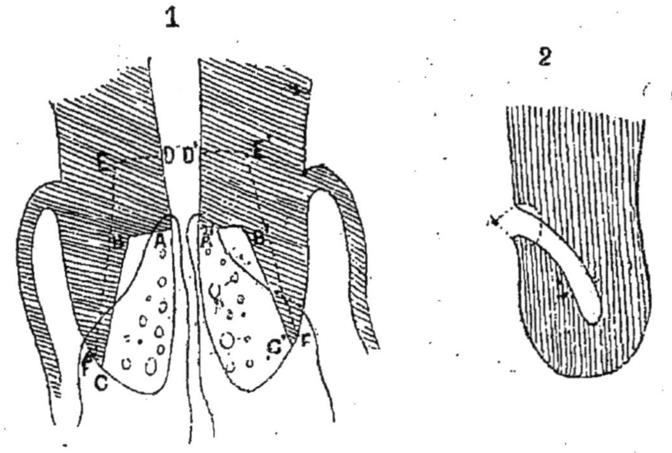

Fig. 28.

Amputation de Schrœder. 1, A B C, A' B' C' surface cruentée des lambeaux taillés sur les deux lèvres. A F, A F' passage des fils. 2. Affrontement du lambeau.

commissures. — Introduisant l'une des branches des ciseaux dans le canal cervical et l'autre sur la face externe du col jusque près de l'insertion du vagin, on sectionne les tissus d'un seul coup. La même manœuvre pratiquée de l'autre côté, divise le col en deux valves, supérieure et inférieure.

(1) Pescher, *Opération de Schröder ou amputation anaplastique sous-vaginale du col utérin*, Th. de Paris, 1892.

2° *Dissection du lambeau.* — La valve supérieure étant relevée par un aide, le chirurgien saisit avec une pince à griffe la valve inférieure, et fait tout à fait en haut une incision transversale A, B (fig. 28) s'étendant en largeur d'un bord à l'autre, et comprenant le tiers de l'épaisseur de la lèvre. Cette incision limite la base du segment à enlever ; on fait partir des extrémités de cette ligne deux incisions descendantes qui contournent la face interne de la lèvre. Il ne reste plus qu'à disséquer, à petits coups de bistouri, ce lambeau et à l'enlever. Il se produit parfois une hémorrhagie abondante ; si elle est en nappe on fera la compression aidée de la traction, si l'on voit des artérioles on les pincera. Un avivement semblable est fait sur la lèvre supérieure ; puis l'on procède à la suture. Certains chirurugiens, pour arrêter l'hémorrhagie, font la suture de la première lèvre avant d'aviver la seconde.

3° *Suture.* — On se sert d'une aiguille de Reverdin courbe et de catgut. On enfonce d'abord l'aiguille au sommet du lambeau en F, puis on la fait traverser, à peu près à mi-hauteur, la tranche produite par la première incision transversale A B. En général trois fils, un médian et deux latéraux, suffisent pour chaque lèvre. Quand les fils sont serrés (fig. 28 (2), la muqueuse vaginale est venue se mettre au contact de la muqueuse cervicale, le point C est en A. Pour terminer l'opération il faut mettre deux ou trois fils sur les incisions libératrices, faites au début de chaque côté du col.

INDICATIONS. — L'opération de Schrœder convient aux métrites catarrhales avec ulcérations rebelles, et dégénérescence folliculaire du col. Elle provoque, dit-on, des phénomènes d'involution sur le col et le corps ; aussi l'a-t-on employée dans les métrites chroniques avec hypertrophie totale de l'utérus. Dans certaines métrites hémorrhagiques résistant au curettage, elle a amené la guérison. Il faut attacher le plus grand soin à l'exécution des sutures ; sans cela on s'exposerait au rétrécissement du canal cervical. L'opération de Schrœder n'empêche pas la conception et n'entrave nullement la marche de la grossesse.

3° Opération de Bouilly (1).

Cette opération s'applique à l'endométrite cervicale glandulaire, sans déchirure du col. Elle n'est pas sans analogie avec le procédé de Schrœder.

. MANUEL OPÉRATOIRE. — Le col étant largement dilaté à la laminaire et le curettage fait aussi complètement que possible, on abaisse et on tend les deux lèvres à l'aide de pinces à griffes. Avec un bistouri étroit et pointu on enlève d'abord sur la lèvre inférieure un petit lambeau étroit, rectangulaire, comprenant environ les trois quarts de la demi-circonférence inférieure de la muqueuse. Ce petit lambeau est limité en bas par l'orifice externe, en haut par l'orifice interne. On le dissèque de bas en haut sur une longueur d'au moins 1 centimètre et demi ; alors il ne tient plus que par son côté supérieur que l'on sectionne avec des ciseaux.

La même manœuvre étant répétée à la face interne de la lèvre supérieure, il en résulte deux demi-gouttières qui se regardent par leur concavité. Le col est

(1) Bouilly, *Soc. de chir.*, 1893, 15 février.

largement cruenté, sauf sur ses parties latérales où sa muqueuse a été respectée. Cette bande de tissu muqueux suffit à prévenir la réunion des parties avivées et le rétrécissement. Elle peut renfermer dans son intérieur des éléments glandulaires qui ne sont pas tout à fait détruits, mais leur nombre est minime, comparé aux glandes enlevées sur la ligne médiane. D'ailleurs ces parties doivent être soigneusement traitées avec la curette tranchante.

L'épaisseur des lambeaux varie avec celle du col; elle ne sera jamais inférieure à 2 ou 3 millimètres, elle pourra être beaucoup plus grande, si le col est hypertrophié. On mettra dans ce col une mèche de gaze iodoformée destinée à assurer l'hémostase, et surtout à maintenir la cavité cervicale béante.

INDICATIONS. — L'opération convient à ces écoulements glaireux si fréquents, rebelles à tout autre traitement, et en particulier au curettage simple. Sur plus de 40 cas, M. Bouilly n'a eu que 2 insuccès : il a dû répéter une seconde fois l'opération. Un certain nombre de femmes, stériles auparavant, sont devenues enceintes et ont mené à bien leur grossesse. Cette opération simple, bénigne, d'une exécution facile, doit être préférée dans un grand nombre de cas à l'opération de Schrœder.

II. — Hystérectomie.

1° Hystérectomie vaginale.

a. Hystérectomie vaginale totale.

L'hystérectomie vaginale totale est celle dans laquelle l'utérus peu volumineux, peu adhérent, peut être enlevé d'un bloc *sans morcellement*. La technique opératoire est trop connue depuis les travaux de MM. Péan et Richelot, pour que nous ayons besoin d'y insister.

La principale indication est le cancer de l'utérus. On l'a, à titre d'exception, appliquée aux métrites tout particulièrement rebelles, à certaines rétro-déviations. Enfin, on vient de conseiller l'ablation de l'utérus dans le prolapsus et dans les névralgies pelviennes : nous allons envisager successivement ces deux affections.

1° *Névralgies pelviennes*. — M. Richelot (1), sous le nom de grandes névralgies pelviennes, entend certains états douloureux graves, permanents et rebelles, siégeant dans l'utérus et ses annexes, sans lésion appréciable au toucher bimanuel et sans hystérie. Les malades atteintes de cette affection ont des douleurs qui les forcent à garder le lit d'une façon presque continuelle. Ces douleurs peuvent durer des années, jusqu'à dix ou quinze ans; enfin, elles sont rebelles à tout traitement. A l'examen direct, on trouve par le toucher vaginal une sensibilité spéciale du col et des culs-de-sac, qui se retrouve par la palpation abdominale au niveau des annexes.

Chez de telles malades l'ablation des ovaires par la laparotomie est souvent infidèle; au contraire, l'hystérectomie vaginale pratiquée soit d'emblée, soit consécutivement à la castration ovarienne, a presque toujours donné à M. Richelot d'heureux résultats. L'examen histologique a montré que l'uté-

(1) Richelot, *Soc. de chir.*, novembre 1892.

rus et les annexes avaient, dans tous les cas, une structure parfaitement normale.

2° *Prolapsus utérin* (1). — Le prolapsus utérin qui mériterait mieux, étant donné le siège multiple des lésions, le nom de prolapsus génital, tient à un trouble dans les appareils de *soutènement* (périnée) et de *suspension* (ligaments) de l'utérus, et dans l'*utérus* lui-même qui a subi un allongement hypertrophique de son col. Le traitement du prolapsus complet comprend une série d'opérations dont les indications sont fort nettes, et qui peuvent être exécutées en une même séance. Après un *curettage*, on fait l'*amputation du col*, une *colporrhaphie antérieure*, une *colpopérinéorrhaphie*, et l'on termine par une *hystéropéxie*.

Ce traitement donne de mauvais résultats chez certaines femmes âgées, qui ont une atrophie complète de l'appareil de suspension et de soutènement de l'utérus. C'est à de pareils cas, exceptionnels à la vérité, que M. Quénu, dans son rapport à la Société de chirurgie, réserve l'hystérectomie.

Pour que l'opération soit permise, il faut que le prolapsus soit complet, que la femme ait dépassé l'âge de la ménopause, ou s'en rapproche tellement que toute grossesse semble improbable. Pour être efficace, l'hystérectomie sera suivie d'une opération sur le vagin, ayant pour but d'empêcher la chute de ce dernier.

Manuel opératoire de M. Quénu. — Après avoir ouvert les culs-de-sac péritonéaux et sectionné l'utérus en son milieu, suivant le procédé de l'auteur (page 254), on lie en chaîne chaque ligament large

(1) *Soc. de chir.*, décembre 1893 et janvier 1894.

au moyen de trois fils de soie, et l'on coupe un chef sur deux, de manière à ne conserver de chaque côté que trois chefs. Alors on excise chaque moitié utérine, et on lie les fils de droite aux fils correspondants de gauche : les deux ligaments larges sont donc réunis l'un à l'autre, formant une sorte de sangle qui s'oppose à la pression abdominale. Le péritoine est ensuite suturé en avant et en arrière du moignon des deux pédicules, qui se trouvent ainsi extra-péritonéaux.

La surface cruentée du vagin est suturée au catgut : les fils doivent embrocher les pédicules, de sorte que le vagin est fixé à ces derniers. La sangle et le fond du vagin sont presque à la vulve au moment de l'opération ; mais la rétraction cicatricielle de la sangle, qui se fait dans les jours qui suivent, attire peu à peu le vagin en haut. Si, quelque temps après l'opération, il se produit de la cystocèle et de la rectocèle, on fera une colporrhaphie antérieure et une colpopérinéorrhaphie.

b. **Hystérectomie vaginale par morcellement.**

Quand un utérus ne peut à cause de son volume (fibro-myomes) sortir du vagin, il faut l'enlever par tranches, par fragments. C'est M. Péan qui a la premier érigé cette opération en méthode ; aussi, certains chirurgiens lui donnent-ils le nom d'opération de Péan. Quand l'utérus ne peut sortir à cause de ses adhérences, on doit encore en faire le morcellement (Péan, Segond).

MANUEL OPÉRATOIRE. — Nous allons décrire successivement les procédés de Péan-Segond, Richelot, Doyen, Quénu, Chaput.

1° *Procédé de Péan-Segond* (1). — Il comprend deux manœuvres fondamentales : l'une due à M. Péan ; le *morcellement par résections transversales successives des deux valves utérines obtenues par section transversale de l'organe, après solide hémostase préventive ;* l'autre due à M. Segond : le *morcellement par évidemment central conoïde, sans hémostase préalable.*

La malade endormie est dans la position dorso-sacrée, la vulve maintenue béante à l'aide d'écarteurs. On saisit fortement chaque lèvre du col à l'aide de pinces de Museux ; on incise circulairement la muqueuse vaginale au point où elle s'insère sur lui, on libère ce col à l'aide du doigt, en rasant le tissu utérin pour éviter de blesser le rectum et la vessie, on place deux pinces à la base des ligaments larges sur les artères utérines, et la portion de ligament hémostasiée est sectionnée. Alors, à l'aide de forts ciseaux, on divise le col en deux valves, antérieure et postérieure. Une pince étant placée à la base de chaque valve, le segment d'utérus situé au-dessous d'elle est excisé.

La même manœuvre est répétée sur le segment utérin qui reste. On procède ainsi par étapes successives : chaque étape comprenant quatre temps principaux : 1° Libération des faces antérieure et postérieure de l'utérus ; 2° section des ligaments larges ; 3° division en deux valves de la portion d'utérus libérée par les deux manœuvres précédentes : 4° excision des deux valves ainsi obtenues.

On arrive à pratiquer peu à peu l'ablation totale de l'utérus, sans perdre de sang et en *voyant ce que*

(1) Péan, *Bull. de l'Acad. de méd.*, 1890, p. 9, et Segond, *Traité de chirurgie*, 1892, t. VIII, p. 570.

l'on fait. Pour faire le morcellement en toute sécurité, il faut en effet ne jamais pincer ou réséquer une portion de tissu sans avoir nettement vu la région sur laquelle on va porter les pinces ou le bistouri.

La division de l'utérus en deux valves permet son ablation totale qu'il soit haut situé, ou solidement fixé dans le petit bassin. Il arrive pourtant, lorsqu'on a affaire à un utérus fibromateux volumineux, qu'une première étape de morcellement conduise sur une portion d'organe trop grosse pour qu'il soit possible de placer les pinces suivantes, et de continuer dans les mêmes conditions.

Alors il faut recourir à la manœuvre de M. Segond. Saisissant avec une pince de Museux le segment utérin qui ne veut pas descendre, on l'évide par résection successive d'une série de cônes taillés à l'aide du bistouri, sur la paroi antérieure, sans prendre aucune précaution d'assurer l'hémostase de la zone utérine sur laquelle on travaille. Si l'opérateur a le soin de rester sur la ligne médiane et n'interrompt pas ses tractions sur l'utérus, ce dernier, s'enfonçant comme un coin dans la vulve, fait lui-même son hémostase par compression, et il ne s'écoule pas une goutte de sang.

Peu à peu, grâce à la disparition de sa paroi antérieure, l'utérus bascule en avant dans le cul-de-sac antérieur, entraînant avec lui le bord supérieur des ligaments larges. Il est facile de terminer l'opération en sectionnant ces ligaments, après avoir appliqué sur eux une série de pinces. L'utérus ainsi enlevé, dépourvu de col et de paroi antérieure, est à peu près uniquement réduit à sa paroi postérieure. Lorsqu'on fait l'évidement conoïde, l'hémostase est consécutive ; elle est préventive, quand on fait l'ablation des deux valves.

Pour ce qui est des annexes, s'il s'agit de fibromes,
on peut les laisser en place ; elles s'atrophieront.
Lorsqu'au contraire l'hystérectomie sera pratiquée
pour salpingo-ovarite, il faudra se comporter différemment. Une fois l'utérus enlevé, on explorera
avec l'œil et le doigt la cavité qu'il a laissée, *ne
déchirant rien et n'enlevant rien sans y voir*. Si les
annexes non suppurées ne sont pas trop adhérentes,
il faudra les enlever. Si elles sont suppurées, on les
laissera en place, mais on ouvrira autant que possible toutes les collections purulentes : la guérison
ne saurait s'obtenir sans un drainage parfait de tous
les foyers.

L'opération terminée, on complète l'hémostase
s'il y a lieu, et l'on bourre le vagin avec de la gaze
stérilisée. On enlève les pinces au bout de quarante-
huit heures et on fait, jusqu'à guérison complète,
une double irrigation vaginale antiseptique chaque
jour.

2° *Procédé de Richelot* (1). — L'incision du vagin,
la dissection du col, l'hémostase de la base des ligaments larges, la division du col en deux valves antérieure et postérieure se fait comme dans le procédé
de Péan-Segond. Alors le chirurgien sectionne la
lèvre postérieure, et se sert de l'antérieure comme
moyen de traction. Grâce au vide laissé par l'ablation
de la lèvre postérieure du col, il abaisse peu à peu
la face antérieure de l'utérus, l'isolant avec le doigt
de la vessie, réclinant les uretères sur les parties

____

(1) Richelot, *L'hystérectomie vaginale*, Paris, 1894.

latérales. Quand on a libéré cette face antérieure sur une certaine étendue, on la résèque en ayant soin de faire auparavant une nouvelle prise. Pour cela on détache en partie le morceau que l'on veut enlever, par son intermédiaire on abaisse le corps de l'utérus qu'on saisit avec une nouvelle pince. Sans cette précaution, on risquerait de voir le segment utérin restant remonter, et disparaître dans le petit bassin.

Après chaque fragment enlevé, la traction en fait apparaître un nouveau, et l'on ne tarde pas à gagner le fond de l'organe. A ce moment on saisit le bord supérieur du ligament large avec des pinces : il ne reste plus qu'à continuer le morcellement sur la paroi postérieure : cette fois c'est de haut en bas qu'on agit, du fond vers le col.

3° *Procédé de Doyen* (1). — Le cul-de-sac vaginal étant incisé, et le col fixé latéralement à l'aide de deux pinces à griffes qui resteront jusqu'à la fin de l'opération, on l'abaisse autant que possible, on pratique l'isolement de la vessie et des uretères ; enfin, à l'aide de ciseaux, on sectionne de bas en haut, sur la ligne médiane, la paroi antérieure du col : le cul-de-sac vésico-utérin se trouve généralement ouvert. Les deux lèvres de la section longitudinale sont saisies par deux pinces à griffes et attirées en bas ; un nouveau coup de ciseaux prolonge la section, et deux autres pinces saisissent l'organe aussi haut que possible. Les deux premières pinces sont enlevées pour être appliquées plus haut, et la section est prolongée s'il le faut jusque sur le fond de l'utérus.

(1) Doyen, *Arch. prov. de chir.*, 1892, p. 509.

Si la vulve n'est pas trop étroite, et si l'utérus n'est pas plus que doublé de volume, le renversement progressif se fait assez facilement, sans qu'on ait besoin de faire remonter bien haut la section.

S'agit-il d'un utérus fibromateux énorme, le procédé ne diffère pas dans ses grandes lignes. On a à choisir entre deux méthodes : ou enlever de chaque côté de la section longitudinale des fragments de tissu aussi gros que possible; ou, ce qui est plus rapide, sectionner le corps de l'utérus en V (fig. 29) sur sa face antérieure en ménageant ses parties latérales. Il suffit de réséquer deux ou trois fragments du V; et, en exerçant des tractions alternativement sur lui et sur les deux incisions latérales, on arrive à faire basculer l'utérus avec une facilité surprenante; le fond puis la face postérieure de l'organe se trouvent amenés hors de la vulve : aucune hémostase n'a encore été faite.

Alors on saisit le ligament large gauche avec la main gauche placée au delà des annexes : on applique sur lui une pince de haut en bas, et on la serre au maximum. On peut, par précaution, en appliquer une seconde plus petite à côté d'elle, et le ligament large est sectionné.

L'autre ligament est traité de même : il ne reste plus qu'à bourrer la cavité avec des compresses stérilisées. Le nombre des pinces à demeure est réduit au minimum, contrairement à la pratique de M. Péan qui en place quelquefois jusqu'à vingt-cinq ou trente.

4° *Procédé de Quénu* (1). — Il est basé sur une

____

(1) Quénu, *Ann. de gyn.*, 1892, t. XXXVII, p. 321.

disposition anatomique établie par Müller en 1882 :

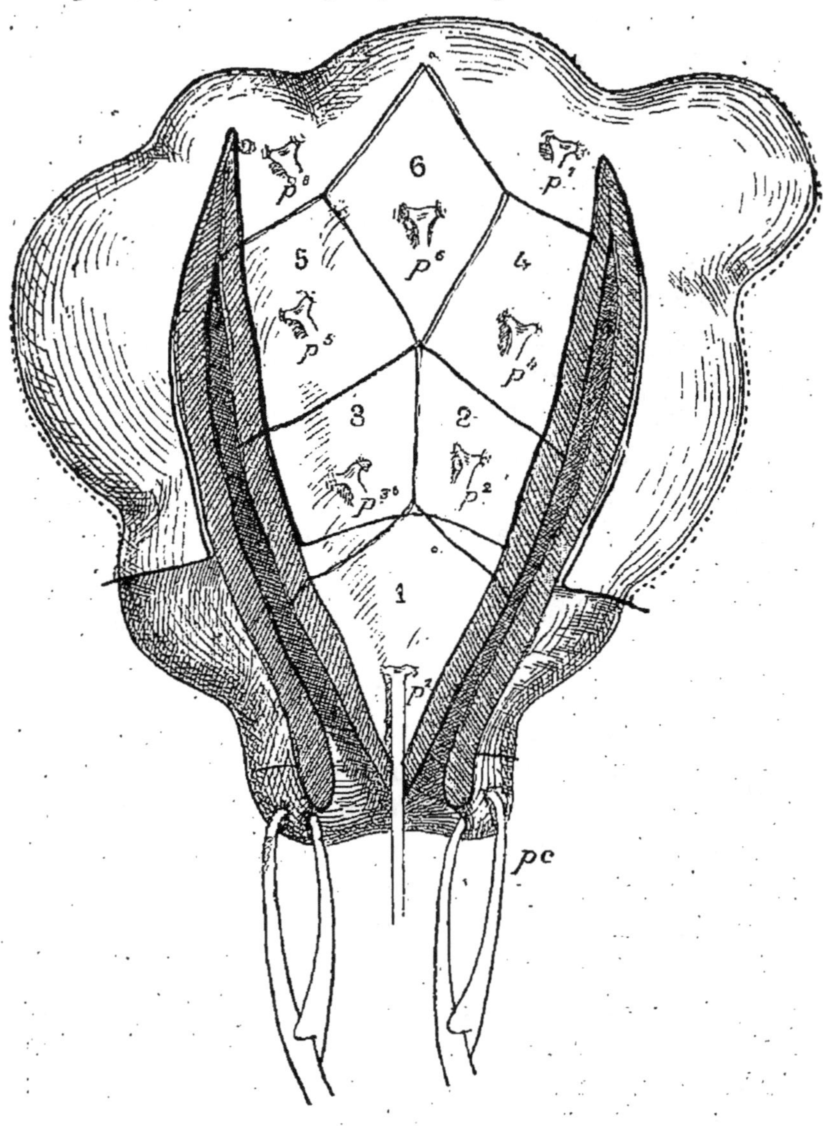

Fig. 29.

Morcellement d'un gros fibrome par une double incision en V de la paroi antérieure de l'utérus (Doyen).

on peut sectionner verticalement l'utérus en deux

moitiés symétriques sans avoir d'hémorrhagie importante. La muqueuse vaginale est incisée circulairement; le col, saisi latéralement avec deux fortes pinces, est dénudé en avant et en arrière aussi haut que possible; on peut même défoncer le cul-de-sac recto-utérin. Alors, à l'aide de ciseaux, on fend le col en avant et en arrière, de façon à le séparer en deux moitiés latérales. Les pinces à traction sont remontées un peu plus haut, toujours sur les côtés. Une nouvelle portion d'utérus se présente : on la dénude et on la sectionne d'avant en arrière. On arrive ainsi assez vite au fond de l'utérus que l'on accroche avec le doigt, et que l'on finit de sectionner sur sa ligne médiane. A mesure qu'elle apparaît, on touche la muqueuse utérine avec du chlorure de zinc au dixième.

On saisit avec une pince solide chaque moitié de l'utérus près de son fond ; et, tandis qu'un aide la tire fortement, on peut explorer la cavité pelvienne et ouvrir les poches purulentes, s'il y en a. Il ne reste plus qu'à placer une longue pince sur chaque ligament large, et à enlever chaque moitié d'utérus.

Ce procédé ne saurait s'appliquer aux fibromes : il ne convient qu'aux cas où l'utérus est peu volumineux.

5° *Débridement de la vulve* (*opération de Chaput*). — Le débridement de la vulve (1) a pour but d'agrandir le vagin pour faciliter l'extirpation de l'utérus. On le pratique de la manière suivante : on fait une incision cutanée qui commence en haut à 2 centimètres environ du milieu de la fourchette,

____

(1) Chaput, *Soc. obst. et gyn.*, décembre 1891.

se dirige en bas et en dehors vers l'ischion, et s'arrête après un parcours de 4 à 5 centimètres. Cette incision suit dans le vagin le même plan que l'incision cutanée, et doit s'y prolonger à une hauteur de 5 centimètres et même plus si c'est nécessaire. On fait une section cutanée plus nette et plus régulière en employant la transfixion qu'en allant des parties superficielles vers les profondes. L'hémorrhagie est très abondante, mais s'arrête vite quand on a pris les vaisseaux avec quelques pinces hémostatiques.

La vulve et le vagin sont dès lors largement ouverts : on a sous les yeux la paroi antérieure du vagin et le col utérin sur lesquels on peut manœuvrer facilement. Une fois l'utérus enlevé, on fait la suture avec une aiguille d'Emmet ou de Reverdin courbe : on place d'abord un premier fil sur les deux angles latéraux du losange produit par le débridement ; ensuite on exécute la suture vaginale de haut en bas, puis la suture cutanée. M. Chaput conseille pour le vagin le catgut, pour la peau le crin de Florence. Les fils cutanés sont enlevés au huitième jour ; le fil des angles au quinzième jour.

Quand un débridement ne donne pas un jour suffisant, on peut en faire un autre semblable du côté opposé (*double débridement*) ; la région de la fourchette tombe en arrière, en donnant au vagin des dimensions considérables, 10 à 15 centimètres dans le sens antéro-postérieur et transversal.

Les résultats immédiats du débridement vulvaire sont toujours parfaits : on n'a jamais noté la section du canal excréteur de la glande de Bartholin. Quant à la section de quelques branches du nerf honteux interne, elle est constante, mais sans inconvénients.

Si l'on examine les malades au bout d'un certain temps, on ne trouve aucune dilatation de la vulve : seule une cicatrice linéaire indique la trace de l'opération.

Indications et résultats de l'hystérectomie par morcellement. — 1° *Fibromes utérins.* — L'hystérectomie par morcellement convient aux fibromes contenus dans l'excavation pelvienne, qu'ils soient mobiles ou adhérents ; aux fibromes abdominaux, à la condition qu'ils ne dépassent pas le niveau de l'ombilic. Dans ces dernières années le domaine de l'hystérectomie vaginale s'est étendu au détriment de la castration ovarienne à peu près abandonnée ; et même au détriment de l'hystérectomie abdominale.

Les accidents à redouter sont l'hémorrhagie et la blessure des uretères : ils sont d'ailleurs rares. La mortalité est peu élevée. Au dernier congrès de chirurgie M. Reynier a rapporté 5 opérations, M. Jacobs 11, M. Routier 6 sans insuccès, MM. Richelot et Doyen ont eu chacun 1 mort l'un sur 34 l'autre sur 33 cas.

2° *Suppurations péri-utérines* (p. 291).

2° Hystérectomie abdominale.

Malgré les progrès de sa technique, malgré le morcellement, l'hystérectomie vaginale perd ses droits dès que la tumeur à enlever est plus grosse qu'une tête de fœtus, disent les uns, dès qu'elle dépasse le niveau de l'ombilic, disent les autres. Il faut alors recourir à l'hystérectomie abdominale, à laquelle on doit reconnaître deux variétés : l'hystérectomie supra-vaginale pratiquée depuis fort longon a vu le pédicule s'éliminer par le vagin ou le rectum.

Si maintenant on consulte les statistiques, qui ne prouvent d'ailleurs jamais grand'chose, on voit que, malgré tous les perfectionnements qu'on lui a fait subir, le pédicule interne n'abaisse pas la mortalité, au contraire. En compulsant un nombre considérable d'hystérectomies, M. P. Delbet a trouvé une mortalité de 26 p. 100, tandis qu'avec le pédicule externe elle n'est que de 18 p. 100. Sauver 8 malades de plus sur 100 opérées avec une technique opératoire plus facile, prouve que ce qu'il y a encore de meilleur c'est la vieille opération de Hégar à pédicule extra-péritonéal.

Voyant que le pédicule est toujours dangereux, quel que soit le mode de traitement qu'on lui fasse subir, les chirurgiens ont tenté de le supprimer, ont fait l'hystérectomie totale. Si cette opération est suivie de guérison rapide et évite l'infection par le moignon, elle expose à l'infection par le vagin, est d'une exécution difficile et exige une grande habitude de la chirurgie abdominale. Quant au résultat définitif, les cas sont trop peu nombreux pour conclure.

Des trois procédés, celui qui semble le meilleur est l'hystérectomie totale abdominale, l'hystérectomie abdomino-vaginale gardant sa supériorité quand il y a infection du col utérin, comme par exemple dans un cas de M. Bouilly où, avec un fibrome du corps, il y avait un cancer du col.

Si jusqu'à présent l'hystérectomie supra-vaginale à pédicule externe est restée la méthode de choix, l'hystérectomie totale doit être prise en sérieuse considération ; et peut-être, en perfectionnant sa technique, cette opération idéale arrivera-t-elle à avoir des indications de plus en plus nombreuses.

3° **Hystérectomie sacrée** (1).

S'inspirant de la pratique de Kraske pour le cancer du rectum, Herzfeld et Hochenegg en 1888 firent une série de recherches montrant que la voie sacrée pouvait être utile dans certaines hystérectomies. La première opération de ce genre fut faite la même année par Hégar ; puis par Wölfler, Zuckerkandl, Roux, Terrier, Michaux, etc.

MANUEL OPÉRATOIRE. — Les procédés sont tout aussi nombreux que pour l'ablation du rectum. M. Morestin n'en décrit pas moins de quinze dans sa thèse. Après avoir fait un certain nombre d'opérations sur le vivant, MM. Terrier et Hartmann se sont arrêtés au procédé suivant qui donne beaucoup de jour :

1° *Incision et résection.* — La malade étant couchée sur le côté droit, on fait une incision parallèle au bord gauche du sacrum, allant de l'épine iliaque postéro-inférieure jusqu'au delà du coccyx. On met à nu le bord du sacrum en désinsérant le grand fessier et les ligaments sacro-sciatiques. Il devient alors facile de savoir la situation des trous sacrés. Ce bord n'a pas une direction régulière : très oblique en dehors au voisinage du coccyx (fig. 32), il se rapproche un peu plus haut beaucoup de la verticale. Le coude, l'espèce de *tubercule* qui en résulte, est tou-

(1) Terrier et Hartmann, *Ann. de gyn.*, 1891, t. XXXVI, p. 176, et Morestin, *loc. cit.*

l'appelle encore procédé d'Olshausen (1). Il consiste à abandonner dans le petit bassin le pédicule, après avoir placé un lien élastique sur lui. Il a été employé par M. Richelot, qui l'a abandonné. Kocher a substitué à la ligature élastique la ligature à la soie, qui entraverait moins la nutrition du moignon, et par suite exposerait moins à son sphacèle.

Pédicule rétro-péritonéal. — Il consiste à recouvrir le moignon avec le péritoine qui l'entoure.

Schrœder (2), qui l'a le premier exécuté, fait la résection cunéiforme de la tumeur à 3 centimètres au-dessus de la ligature élastique, en ayant soin d'inciser la séreuse un peu plus haut, puis il évide le moignon de façon à favoriser l'affrontement des deux faces. La muqueuse utérine est excisée et cautérisée dans toute son étendue. Les deux faces du moignon sont réunies à l'aide d'une suture continue à étages faite à la soie. Quand la réunion du tissu utérin est terminée, on fait par-dessus une suture séro-séreuse. Si, après retrait du lien élastique, l'hémostase semble insuffisante, on peut par précaution placer sur le pédicule une ligature en chaîne à la soie.

M. Richelot (3) incise la tumeur sur sa face antérieure, entre les deux ligaments larges, et détache en descendant vers le cul-de-sac vésico-utérin un lambeau musculo-péritonéal suffisant pour recouvrir le moignon. Alors on enserre les ligaments larges et la tumeur dans une ligature élastique provisoire,

(1) Olshausen, *Deutsch. Zeit. f. Chir.*, t. XVI, p. 171.
(2) Schrœder, *in* Hofmeier, *Trait. de gyn.*, trad. franç., 1889, p. 253.
(3) Richelot, *Ann. de gyn.*, mai 1893.

15.

on sectionne la tumeur, on remplace le lien élastique par une ligature en chaîne à la soie, on rôtit le moignon au thermocautère et on le recouvre du lambeau que l'on fixe à son bord postérieur par un surjet au catgut.

Pédicule rétro-pariétal. — Ce procédé, exécuté pour la première fois par Wölfler et Von Hacker (1), a été adopté, du moins dans certains cas, par Sänger, Doléris, Pozzy, Chaput. Le pédicule est suturé comme dans le procédé de Schrœder ; mais, au lieu de le réduire dans le ventre, on passe près de ses bords droit et gauche un fil qui traverse la paroi abdominale de chaque côté et en dehors de la plaie de laparotomie. Ces fils sont noués sur des tampons iodoformés et soulèvent ainsi la coupe du pédicule, entre les deux lèvres de l'incision abdominale. Le péritoine pariétal est suturé autour de ce moignon, et toute la plaie abdominale refermée, sauf à son niveau où passe une bandelette de gaze iodoformée servant de drain. Ce procédé est indiqué dans le cas de pédicule saignant ou menacé d'infection.

b. **Hystérectomie totale abdominale** (procédé de Doyen) (2).

Imaginée par Freund pour le traitement du cancer utérin, cette opération a été reprise depuis deux ou trois ans dans le traitement des fibromes par Chrobak, Edebohls, Martin, Polk Lanphear, Guermonprez, Doyen, chaque chirurgien ayant inventé son procédé.

---

(1) Hacker, *Wiener med. Woch.*, 1885, n° 25 et 48.
(2) Le Moniet, *Hystérectomie abdominale totale et abdomino-vaginale pour fibromes*, Th. de Paris, 1894, et Doyen, *Arch. prov. de chir.*, 1892, p. 498.

Se basant sur la topographie des vaisseaux les plus importants de l'utérus, M. Doyen a simplifié singulièrement l'hémostase.

L'abdomen étant ouvert, la tumeur est sortie du ven-

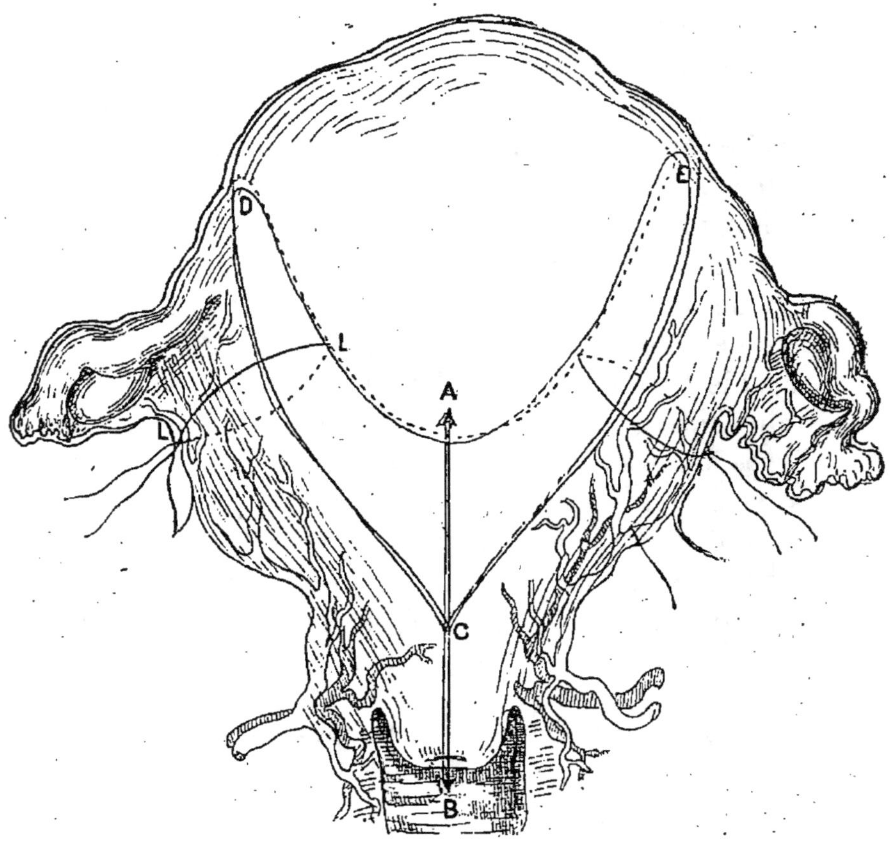

Fig. 31.

Hystérectomie totale abdominale. Face postérieure de l'utérus rabattu sur le pubis; B, C, A, D, E, tracé de l'incision en raquette; L, L, ligatures placées en dedans des annexes, sur les vaisseaux (Doyen).

tre et rabattue en avant sur le pubis recouvert de compresses stérilisées (fig. 31). Le péritoine est incisé d'un seul coup depuis le cul-de-sac de Douglas, B, jusque sur le point le plus saillant de la tumeur, A. Pour pénétrer sûrement et facilement dans le vagin, un aide enfonce par la vulve une longue pince dans le cul-de-sac postérieur et fait saillir la voûte du vagin, qui est incisée dans toute son épaisseur jusqu'à sa jonction avec l'utérus. Le péritoine est alors vivement sectionné sur toute la surface de la tumeur, de façon que la section en forme de raquette partie de l'incision longitudinale postérieure en C, suit à peu près l'équateur de la tumeur, passe latéralement, E,D, au-dessus des annexes, en avant très loin de la vessie, et revient, par un trajet symétrique, à son point de départ. Faisant alors tenir entre les doigts de l'aide le ligament large gauche, on le détache aux ciseaux ou au bistouri en empiétant légèrement sur le tissu utérin. Une ligature, LL, placée au-dessous des annexes, suffit d'ordinaire pour assurer l'hémostase.

La séreuse est décollée avec les doigts ou des ciseaux mousses des faces antérieure et postérieure de l'utérus, et le deuxième ligament large est à son tour détaché et lié.

Il est alors aisé, en rasant le tissu utérin, de compléter la décortication sous-péritonéale et de détacher la totalité de la tumeur y compris le col, visible par l'incision du cul-de-sac de Douglas.

C'est à peine s'il est nécessaire de lier isolément une ou deux artérioles au voisinage du col. Les fils qui assurent l'hémostase des pédicules latéraux, ainsi que la vaste collerette péritonéale qui entourait la tumeur sont passés par le vagin. Le ventre est momentanément fermé par quelques pinces hémostatiques, et l'hémostase des ligaments larges est définitivement assurée à l'aide de deux pinces de

Doyen placées à la vulve. On tamponne le vagin, on fait la toilette de la cavité abdominale, on suture le péritoine pelvien, et il ne reste plus qu'à fermer la plaie abdominale.

Ce qui caractérise surtout ce procédé, c'est l'absence d'hémostase préventive : les ligaments larges sont détachés avant de rien pincer: en agissant ainsi la durée de l'opération est considérablement diminuée, au point que, dans les cas simples, elle n'est guère de plus d'une demi-heure.

Il est utile de morceler la tumeur quand elle est très adhérente, qu'il est impossible de la rabattre sur le pubis et d'ouvrir le cul-de-sac de Douglas. Sur 13 opérations M. Doyen a eu 12 succès ; l'une de ses malades est morte au quatorzième jour de broncho-pneumonie.

c. **Hystérectomie totale abdomino-vaginale.**
(procédé de Péan) (1).

Premier temps abdominal. — Le ventre étant ouvert la tumeur est attirée au dehors ; si elle est unique on place à sa base, près du col, un lien élastique solidement maintenu par une pince. Si elle comprend plusieurs lobes, chacun d'eux est étreint à sa base par un lien élastique et une autre ligature est mise près du col utérin. Ablation de toute la partie de la tumeur située au-dessus du lien. Le pédicule est transfixé avec un double fil métallique qui est ensuite tordu avec soin. Les fils une fois tordus sont coupés à 1 centimètre du pédicule. Le lien élastique est alors retiré. La surface de section du

____

(1) Péan, *Bull. de l'Acad. de méd.*, juin 1892.

pédicule est lavée au sublimé ou cautérisée au thermocautère, puis la paroi abdominale est fermée complètement dans les trois quarts supérieurs ; le quart inférieur est laissé ouvert de façon à pouvoir pénétrer dans le ventre sans retard, s'il se produisait une hémorrhagie au deuxième temps de l'opération.

Deuxième temps vaginal. — Ablation du pédicule par la voie vaginale avec ou sans morcellement, suivant son volume et d'après la technique habituelle de l'hystérectomie vaginale.

Les ligaments larges sont pincés de haut en bas si le pédicule a pu basculer ; de bas en haut, s'il a fallu recourir au morcellement.

Cette opération a été pratiquée par MM. Bouilly, Schwartz, Goullioud, Martin (de Berlin,) etc.

d. Hystérectomie totale vagino-abdominale
(procédé de Chaput) (1).

Premier temps vaginal. — Le canal utérin étant désinfecté par le curettage, on saisit le col avec deux pinces érignes, et on incise circulairement le vagin autour de lui. Avec les doigts on décolle les tissus en avant et en arrière ; puis on coupe, sur une hauteur de 2 à 3 centimètres, la partie inférieure des ligaments larges, après avoir au préalable assuré l'hémostase à l'aide de quelques pinces de Péan.

Deuxième temps abdominal. — Le chirurgien se désinfecte les mains avec soin, ouvre le ventre, saisit le fond de l'utérus avec une forte pince à griffes, l'attire en haut et en arrière, incise aux ciseaux le plus haut possible le cul-de-sac vésico-

______
(1) Chaput, *Soc. obst. et gyn.*, janvier 1894.

utérin, et décolle avec les doigts le lambeau péritonéal de façon à aller rejoindre l'ouverture vaginale.

Avec une pince on crève le cul-de-sac de Douglas, ce qui est facile. On sectionne les ligaments larges en les chargeant sur trois pinces : la première est placée en dehors des annexes, les deux autres sur la partie moyenne des ligaments, leur partie inférieure ayant déjà été pincée et coupée par le vagin.

On remplace les trois paires de pinces par des ligatures à la soie, après avoir enlevé en bloc l'utérus et ses annexes. On réunit par une suture hermétique les lambeaux péritonéaux, en prenant la précaution de bien recouvrir l'extrémité des pinces vaginales, de façon que le foyer vaginal n'ait aucune communication avec le péritoine.

Fermeture de l'abdomen (dans le cas d'abcès un drain plonge dans le bassin, pour sortir par la partie inférieure de l'incision abdominale), mèche de gaze iodoformée dans le vagin.

Le procédé de M. Chaput se distingue des autres, et en particulier de celui de Bardenheuer, le plus généralement employé, par la suture complète du péritoine et l'absence de drainage vagino-abdominal. On éviterait ainsi les chances d'infection post-opératoire du péritoine par le vagin.

e. Choix d'un procédé d'hystérectomie abdominale.

On peut enlever l'utérus suivant trois grandes méthodes : hystérectomie supra-vaginale à pédicule externe, hystérectomie supra-vaginale à pédicule interne, hystérectomie totale. Il est certain qu'au point de vue purement théorique l'hystérectomie totale est l'opération idéale, tandis que l'hystérectomie à pédicule interne est moins bonne, et celle à pédicule externe la plus mauvaise. Là, comme pour nombre d'autres affections, les données de la clinique ne sont pas d'accord avec la théorie.

L'hystérectomie à pédicule externe est la première en date : c'est aussi celle dont l'exécution est la plus facile. Les chirurgiens lui ont fait un certain nombre de reproches : la mortification du pédicule peut être la source d'une série de complications plus ou moins sérieuses ; il peut, si on ne le panse pas bien, s'infecter, suppurer et occasionner des accidents septicémiques. Ce sont là des reproches peu importants : ils s'adressent non à la méthode, mais à la malpropreté du chirurgien. Si celui-ci est aseptique dans ses pansements, il aura toujours une mortification aseptique du moignon. Par contre, il est certain que la guérison est longue, qu'il peut persister une fistule abdominale pendant un certain temps, et qu'ultérieurement la cicatrice peut être le siège d'éventration.

C'est pour obvier à ces inconvénients, et surtout pour hâter la guérison, que les chirurgiens ont tenté de rentrer le pédicule dans le ventre, comme cela se fait avec tant de succès pour l'ovariotomie. Un premier fait frappe tout d'abord : c'est le grand nombre de procédés employés, ce qui indique bien leur peu de valeur. La guérison est plus rapide, mais au prix d'une série de dangers : il peut y avoir gangrène du pédicule et péritonite septique mortelle. La ligature peut manquer et la malade être emportée par une hémorrhagie intra-abdominale. D'autres fois enfin, après un travail de suppuration plus ou moins long, temps, l'hystérectomie totale, opération nouvelle. Nous allons passer en revue les différents procédés d'hystérectomie abdominale, nous arrêtant surtout à l'ablation totale de l'utérus : nous verrons ensuite quelles sont les indications de chacun d'eux.

a. Hystérectomie supra-vaginale.

Cette opération est devenue classique depuis trop longtemps pour qu'il soit utile de la décrire ici.

Rappelons, qu'après large ouverture du ventre sur la ligne médiane, libération de la tumeur, ligature solide sur chacun des ligaments larges, on traverse par deux broches en croix la portion sus-vaginale du col, on place au-dessous des broches un lien élastique résistant, on sectionne la tumeur au-dessus d'elles. Il reste un pédicule que l'on peut fixer au dehors à l'incision pariétale ou abandonner dans le ventre ; de là deux méthodes : la méthode à pédicule externe ou extra-péritonéal, la méthode à pédicule interne, rentré ou intra-péritonéal.

Pédicule extra-péritonéal. — C'est la méthode la plus anciennement et encore la plus généralement employée. Elle consiste, après avoir amoindri autant que possible le moignon en l'évidant, et l'avoir aseptisé au thermocautère, à le fixer à la partie inférieure de l'incision abdominale (fig. 30). Il se produit, grâce à la striction du lien élastique, une momification, une gangrène aseptique du moignon qui tombe de lui-même vers le vingt-cinquième jour, entraînant avec lui broches et lien élastique. Il reste à sa place une plaie infundibuliforme qui ne tarde pas à se cicatriser.

Pédicule intra-péritonéal et ses dérivés. — Un

grand nombre de procédés ont été employés dans ces dernières années, ils peuvent se ramener à trois types : dans l'un, le plus facile à exécuter, on se

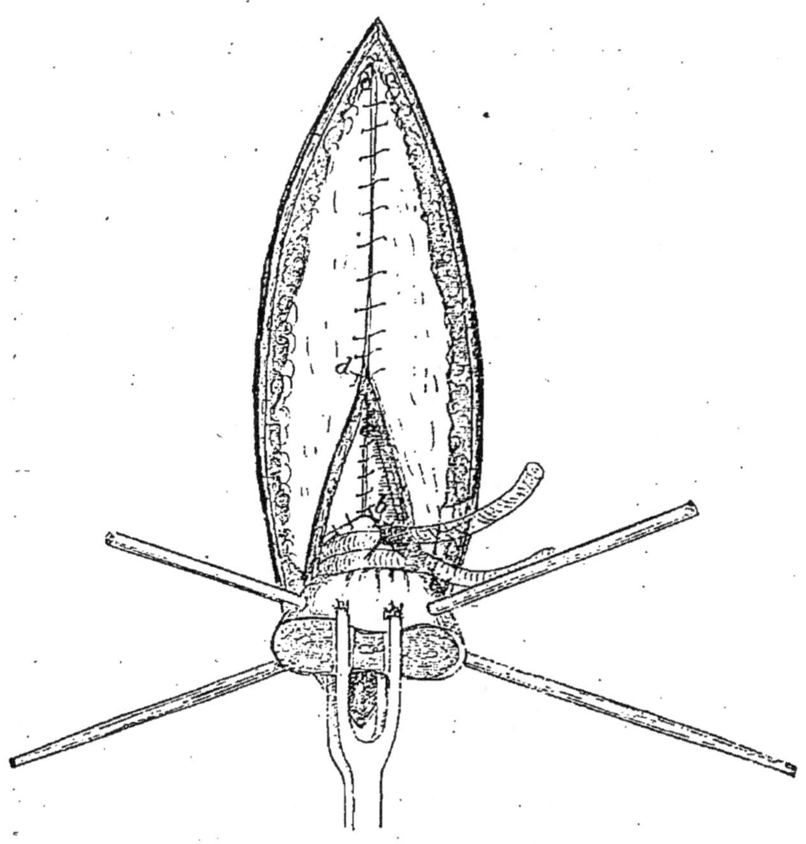

Fig. 30.

Hystérectomie supra-vaginale à pédicule extra-péritonéal. Suture du péritoine et du plan musculo-aponévrotique (Pozzi).

contente d'abandonner le moignon dans le ventre ; dans l'autre, on suture le péritoine au-devant du moignon ; enfin, dans un troisième, on fixe le moignon à la face postérieure de la paroi abdominale.

Pédicule intra-péritonéal proprement dit. — On

jours facile à reconnaître au fond de la plaie par le toucher. Il est situé un peu au-dessous du quatrième trou sacré. A l'aide d'un ciseau de Mac Ewen, on sectionne transversalement l'os entre le troisième et le quatrième trou sacré et on le rabat sur la fesse du côté opposé. Un aide, introduisant un doigt dans le rectum, un autre dans le vagin, indique la situation de chacun de ces organes.

2° *Ablation de l'utérus.* — Le chirurgien ouvre le péritoine au-devant du rectum, et attire au dehors l'utérus avec l'ovaire et la trompe gauche. On sectionne après ligature le ligament large gauche, ce qui permet d'attirer l'uté-

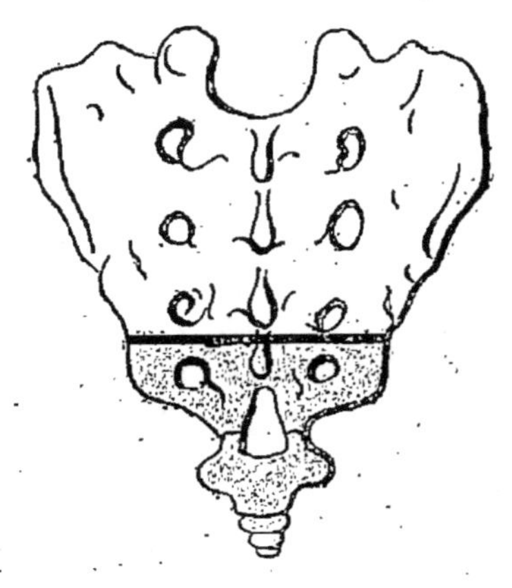

Fig. 32.

Hystérectomie sacrée. Résection du sacrum d'après Terrier et Hartmann.

rus plus en dehors et de faire la même manœuvre du côté droit. Coupant alors peu à peu avec des ciseaux les tissus encore adhérents aux bords de l'utérus, on arrive aux insertions du vagin. A mesure que l'on incise la paroi vaginale, on met sur elle des pinces à pression. Il faut alors faire une nouvelle hémostase des ligaments larges qui saignent au point où s'inséraient les parois vaginales.

3° *Sutures.* — On obture le vagin par une série de points à la soie ; on se comporte de même avec la plaie péritonéale. On réapplique le volet ostéo-cutané qui repose sur la fesse droite ; et, après drainage, on suture le bord du grand fessier au tissu fibreux rétro-sacré. Il ne reste plus qu'à fermer la plaie cutanée.

Comme pour l'ablation du rectum, M. Morestin conseille de sectionner sur la ligne médiane le coccyx et la dernière vertèbre sacrée, puis de rabattre de chaque côté les deux volets ainsi formés.

INDICATIONS ET RÉSULTATS. — L'hystérectomie sacrée doit être faite uniquement pour certains cancers de l'utérus. Comme c'est une opération difficile, longue, grave, on la réservera aux cas qui ne pourraient être traités par les autres méthodes. Disons tout d'abord que ses indications sont extrêmement limitées.

Quand le cancer est petit, mobile, qu'il n'a pas dépassé l'utérus, c'est par le vagin qu'il doit être enlevé. Quand il est volumineux et mobile, c'est encore à l'hystérectomie vaginale avec morcellement qu'il faut s'adresser.

On sera autorisé à enlever l'utérus par la voie sacrée quand sa friabilité, la brièveté ou même la destruction totale du col rendront l'hystérectomie vaginale impossible. Lorsqu'il y a du cancer dans le ligament large, lorsque le vagin est rétréci et scléreux, ce qui n'est pas rare, la voie sacrée peut encore rendre quelques services.

Les accidents opératoires sont la blessure du rectum, de l'intestin, de la vessie, de l'uretère. Après l'opération la malade peut être emportée par une cellulite pelvienne ou une pelvi-péritonite.

La mortalité opératoire est considérable. Si l'on ne tient compte que des observations publiées, elle est de 20,5 p. 100 ; encore est-il probable que beaucoup de cas malheureux n'ont pas vu le jour. C'est donc une opération qui ne semble pas appelée à un bien grand avenir.

III. — Rétrodéviations de l'utérus.

Le nombre des opérations inventées et pratiquées pour réduire et maintenir réduites les rétrodéviations de l'utérus est considérable. On peut les diviser en deux groupes : les unes agissent sur l'utérus par l'intermédiaire de ses ligaments qu'elles raccourcissent. Ce raccourcissement peut être extra-abdominal (Alexander) ou intra-abdominal (Gill Wylie, Kelly, etc.). Les autres agissent directement sur l'utérus qu'elles fixent soit au vagin (colpo-hystéropexie), soit à la paroi abdominale antérieure (gastro-hystéropexie).

1° Raccourcissement extra-abdominal des ligaments ronds (*opération d'Alexander*) (1).

Manuel opératoire. — 1° *Découverte des ligaments ronds.* — On fait, parallèlement à l'arcade de Fallope, une incision de 5 à 6 centimètres passant par l'anneau inguinal externe que l'on dissèque avec précaution. On fend la lame celluleuse qui s'étend entre ses piliers, et l'on voit apparaître un peloton de graisse fine et jaunâtre derrière lequel se montre le ligament rond, sous forme d'un cordon rosé. On le saisit avec une pince, on le dénude sur une certaine étendue et l'on fait la même manœuvre du côté opposé.

2° *Redressement de l'utérus.* — Il se pratique soit avec un hystéromètre volumineux introduit dans la cavité utérine (Trélat), soit avec la main d'un aide enfoncée

(1) Maurique, Th. de Paris, 1886.

profondément dans le cul-de-sac de Douglas. Le chirurgien à ce moment saisit les ligaments ronds et achève leur dénudation avec la sonde cannelée. Si elle ne suffit pas, on peut employer les ciseaux, mais en évitant de couper le corps même du ligament. Dans certains cas on peut, pour se donner du jour, fendre la paroi antérieure du canal inguinal. Pour que le redressement se produise, il faut disséquer le ligament jusqu'à l'anneau inguinal interne, c'est-à-dire dans une étendue d'environ 10 centimètres : sans cela le résultat opératoire serait nul.

3° *Suture des ligaments raccourcis.* — Pendant qu'un aide les maintient modérément tendus, le chirurgien, avec une aiguille courbe et un fil de soie traverse le pilier externe, le ligament rond, puis le pilier interne. Au-dessus de ce premier point on peut en faire un ou deux autres semblables dans le trajet du canal inguinal, surtout si celui-ci a été fendu. On coupe alors toute la partie de ligament qui dépasse ces sutures, et l'on ferme la plaie cutanée à l'aide de quelques points au crin de Florence. Pour éviter les tractions on peut, pendant les premiers jours, maintenir l'utérus en position à l'aide d'un pessaire ou mieux d'un tampon de gaze enfoncé très haut dans le cul-de-sac vaginal postérieur.

2° Raccourcissement intra-abdominal des ligaments utérins.

Raccourcissement des ligaments ronds (procédé de Gill Wylie) (1). — Le ventre étant ouvert et l'utérus

(1) Wylie, *Amer. Journ. of obst.*, 1889.

libéré de ses adhérences s'il y a lieu, on saisit avec une pince hémostatique l'un des ligaments ronds en son milieu, à égale distance de l'utérus et du pubis ; on l'attire vers la paroi abdominale et l'on avive par grattage la face interne du pli ainsi formé. A l'aide d'un certain nombre de ligatures, on lie les deux segments de ligament rond contigus. La même manœuvre est pratiquée de l'autre côté. On obtient ainsi sur chaque ligament un raccourcissement qui varie entre 5 et 9 centimètres.

Cette opération a été faite avec succès un certain nombre de fois par Wylie, Ruggi, Polke, Bode, etc.

Raccourcissement des ligaments utéro-sacrés. — Ce procédé imaginé par Kelly (1) consiste à suturer, de chaque côté du rectum, les parties latérales du cul-de-sac de Douglas au col de l'utérus, au niveau des insertions des ligaments utéro-sacrés qui se trouvent ainsi plissés et raccourcis.

Raccourcissement des ligaments larges. — Il a été exécuté par Lawson Tait, qui plisse la partie supérieure et interne du ligament large en comprenant dans la plicature l'extrémité utérine du ligament rond. Il raccourcit du même coup les deux ligaments.

3° Hystéropexie vaginale.

L'hystéropexie vaginale ou colpo-hystéropexie a pour but de fixer, à l'aide du vagin, l'utérus réduit et amené en bonne position. Cette opération, entrevue dès 1856 par Amussat, a été pratiquée par Schücking, Sänger, Nicoletis, Richelot.

(1) Kelly, *Amer. Journ. of med. scien.*, 1883.

Procédé de Nicoletis-Richelot (1). — 1° *Ligature
des artères utérines*. — Le col est abaissé et la vulve
écartée à l'aide de valves; on fait, dans le cul-de-sac
latéral droit, au point d'insertion de la paroi vaginale
sur le col, une incision de 2 à 3 centimètres, on décolle avec le doigt le tissu cellulaire; puis, avec une
aiguille de Reverdin très courbe enfilée, on traverse
les tissus juxta-utérins sur une hauteur de 2 centimètres pour atteindre la base du ligament large.
L'artère utérine est fatalement comprise dans l'anse,
on n'a plus qu'à lier. La même manœuvre est faite à
gauche.

2° *Amputation légèrement conoïde du col*. — On
réunit en avant et en arrière les deux incisions latérales qui ont servi à la ligature des artères; on dégage ensuite l'utérus lentement avec le doigt jusqu'au
niveau du point où on veut le sectionner, c'est-à-
dire un peu au-dessus de la flexion que forme la réunion du corps et du col. On fait l'amputation au
bistouri, coupant le tissu musculaire couche par
couche en excavant autant que possible vers la cavité
utérine.

3° *Suture vagino-utérine*. — Le moignon utérin
étant abaissé à l'aide d'une pince, il faut faire glisser la paroi vaginale postérieure au-devant de lui
et le recouvrir dans toute son étendue, sauf au niveau de l'orifice que l'on respectera. On y parvient
au moyen d'une série de sutures disposées de telle
sorte que la partie moyenne de la paroi vaginale
postérieure vienne jusqu'à l'orifice et recouvre la
lèvre postérieure du moignon, tandis que les parties

(1) Richelot, *Soc. de chir.*, décembre 1889, et Debayle, Th. de
Paris, 1890.

latérales sont remontées de chaque côté, jusqu'à venir recouvrir la lèvre antérieure. Cette suture a pour résultat une traction exercée sur la lèvre antérieure du moignon, et par suite un mouvement de bascule de l'utérus dont le fond tend à se placer en avant.

On emploie le catgut et une aiguille courbe montée sur un porte-aiguille. On enfonce un premier fil dans l'orifice utérin, exactement sur la ligne médiane postérieure, on le fait ressortir par la tranche du tissu utérin amputé et on l'enfonce dans la paroi vaginale postérieure sur la ligne médiane à 1 centimètre au moins de son bord libre sectionné. A droite et à gauche de ce premier fil on en passe deux autres semblables : lorsqu'ils sont noués, la paroi vaginale postérieure est venu s'adosser à la demi-circonférence postérieure de l'orifice utérin.

Il faut maintenant exécuter la suture antérieure. Pour cela, avec une aiguille armée d'un fil double, on traverse le moignon utérin sur la ligne médiane antérieure : chacun des fils va traverser les parties tout à fait latérales de la paroi vaginale postérieure : en les serrant, on voit ces parties latérales venir recouvrir la lèvre antérieure du moignon en se mettant en contact l'une avec l'autre sur la ligne médiane.

Quelques fils complémentaires vont parfaire la suture : il ne reste plus qu'à oblitérer la solution de continuité laissée au-devant du moignon par la paroi vaginale antérieure.

Tel est le manuel opératoire dans le cas de rétroversion compliquée de rétroflexion. Si y a antédéviation, après amputation du col, c'est la paroi vaginale antérieure qui sera soudée à la lèvre postérieure du moignon et ira exercer traction sur elle.

4° Hystéropexie abdominale.

L'hystéropexie abdominale ou gastro-hystéropexie

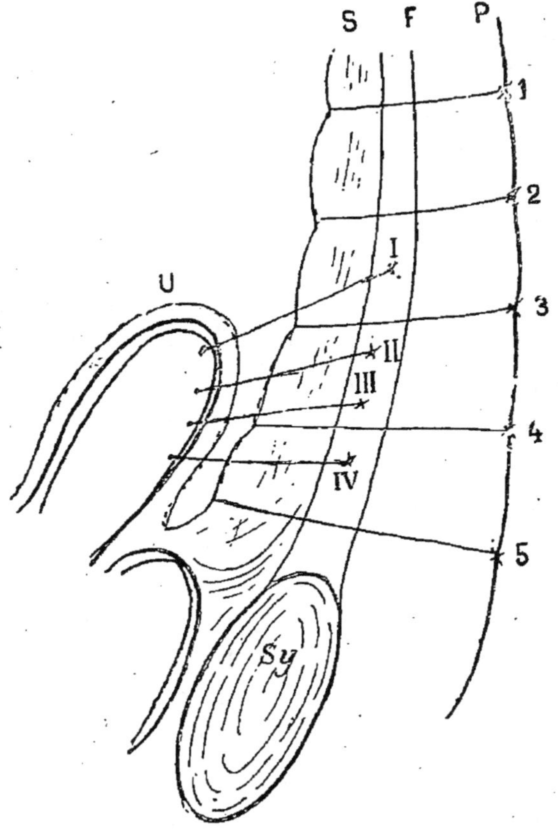

Fig. 33.

Hystéropexie abdominale d'après le procédé de Terrier. I, II, III, IV, fils fixa-
teurs de l'utérus. 1, 2, 3, 4, 5, points de suture de la plaie abdominale
S, péritoine. F, plan musculo-aponévrotique. P, peau (Baudoin).

se propose de fixer l'utérus à la paroi abdominale
antérieure, préalablement incisée. Cette opération a
été érigée en méthode en 1886, par Olshausen qui a

été imité par Czerny, Kelly, etc. En France, le professeur Terrier pratique depuis 1888 l'hystéropexie abdominale pour les rétrodéviations et les prolapsus.

Procédé de Terrier (1) (fig. 33). — Incision de la paroi abdominale sur une petite étendue, commençant à trois ou quatre travers de doigt au-dessous de l'ombilic et se terminant un peu au-dessus du pubis. La main introduite dans le ventre va à la recherche de l'utérus, et s'il est mobile on procède immédiatement à la fixation.

Si la rétrodéviation est adhérente, on la libère avec la main insinuée à plat, la face palmaire en avant, entre l'utérus et le rectum. Cette libération doit être faite avec prudence en évitant de déchirer l'intestin : on la continuera de chaque côté au niveau des annexes s'il y a lieu. On examinera ces annexes avec le plus grand soin, et on en fera l'ablation si elles sont malades. Ce n'est qu'après ces différents temps que l'on procédera à l'hystéropexie proprement dite.

Pour cela, on place, à l'aide de l'aiguille de Reverdin, un fil de soie sur le fond de l'utérus ; il sert à attirer l'organe en haut et à le maintenir derrière la paroi abdominale : il mérite bien le nom de fil suspenseur (I). Il est plus utile dans le cas de prolapsus que pour les rétrodéviations. On passe ensuite un fil de soie d'abord à droite, à travers les lèvres de l'ouverture de la paroi abdominale, la peau exceptée, il ressort par le péritoine, puis est conduit de droite à gauche dans l'épaisseur du tissu utérin au niveau de la réunion du col et du corps (IV). Enfin il est de nouveau passé dans la lèvre gauche de l'ouverture abdo-

(1) Terrier, *Rev. de chir.*, 1888, p. 97.

minale, toujours la peau exceptée. On place une pince à chaque extrémité de ce fil. Un deuxième, un troisième et quelquefois un quatrième fil sont passés semblablement. On les noue de bas en haut, et l'on termine en nouant le fil suspenseur, après l'avoir passé au préalable dans les deux lèvres de l'incision abdominale. Le reste de l'incision est fermé à l'aide d'une suture à étages.

Dans ces derniers temps, M. Terrier a modifié son procédé de la façon suivante : entre chacun des fils précités, il en passe d'autres plus fins qui, au lieu de traverser le plan musculo-aponévrotique de la paroi, ne font que traverser la séreuse.

Enfin, quand on a enlevé les annexes, les fils de leurs pédicules peuvent servir à faire la fixation.

INDICATIONS ET VALEUR DES DIFFÉRENTES OPÉRATIONS PRATIQUÉES CONTRE DES RÉTRODÉVIATIONS UTÉRINES. — Le raccourcissement intra-abdominal des ligaments utérins a été pratiqué un petit nombre de fois et n'a pas donné de bons résultats. Il en est de même de l'hystéropexie vaginale : comme l'a dit avec raison Trélat, l'utérus ne saurait prendre un point d'appui solide sur le vagin essentiellement souple et mobile.

Restent donc l'opération d'Alexander et l'hystéropexie abdominale appelée vulgairement *hystéropexie*. L'opération d'Alexander, après avoir eu de nombreux partisans, est aujourd'hui un peu délaissée. On peut lui adresser un grave reproche : elle ne saurait convenir qu'aux rétrodéviations mobiles; or, ce sont précisément des rétrodéviations adhérentes qui causent presque toujours des accidents, c'est surtout pour elles que les malades viennent consulter le chirurgien.

Même dans le. cas de rétrodéviations mobiles, l'Alexander est inférieur à l'hystéropexie et donne bien plus souvent des récidives. *La méthode de choix, qu'il s'agisse de rétroversion ou de rétroflexion, est donc l'hystéropexie :* il faudra toujours la faire précéder de la libération des adhérences utérines et annexielles. Cette question des adhérences est tellement importante que certains chirurgiens se sont attaqués uniquement à elles, sans s'occuper de la déviation utérine. Dans la méthode de Thüre-Brandt (1) on se propose de détruire, par le massage les adhérences de l'utérus. Schultze a étendu le massage, aux ovaires, aux trompes, aux exsudats péri-métriques ; de plus il recommande d'agir toujours avec douceur.

Byford, Stratz ont conseillé d'aller, à travers le cul-de-sac de Douglas incisé, rompre les adhérences de l'utérus et remettre l'organe en bonne position. Cette manœuvre a surtout été étudiée par M. Boisleux, qui l'a appliquée au traitement de toutes les rétrodévia-tions adhérentes et lui a donné le nom d'*élytrotomie interligamentaire* (2).

5° Élytrotomie interligamentaire.

Voici comment M. Boisleux décrit son opération : la malade est couchée sur le dos, les jambes fléchies sur l'abdomen, le bassin maintenu en position élevée à l'aide d'un coussin. Le vagin étant largement ouvert à l'aide d'écarteurs, on saisit avec une pince à griffes la lèvre postérieure du col que l'on

(1) Stapfer, *Ann. de gyn.*, 1892.
(2) Boisleux, *De l'élytrotomie interligamentaire (Congr. de gyn. de Bruxelles*, 1892 et Vanderhagen, Th. de Paris, 1894.).

attire fortement en haut. Sous l'influence de cette traction saillent de chaque côté les ligaments utéro-sacrés sous forme de deux cordes, qui viennent se rejoindre au niveau du col de l'utérus. Entre eux est une dépression qui correspond exactement au cul-de-sac de Douglas. C'est sur la ligne médiane qu'il faut inciser, en commençant au point où le vagin s'insère sur le col et en descendant 6 à 8 centimètres plus bas. Dès que le cul-de sac de Douglas est ouvert, l'opérateur abaisse le col avec la pince à griffes, introduit l'index gauche dans le cul-de-sac et libère la face postérieure de l'utérus. Quelquefois les brides ne se rompent que sous l'influence de très grands efforts.

Quand l'utérus est bien mobile, on introduit avec l'index le médius dans la plaie et on libère les annexes du côté gauche. Enfin l'index et le médius droits vont libérer les annexes de droite.

L'utérus étant mis en bonne position, on avive le pourtour de l'incision vaginale en excisant la muqueuse sur une largeur de 1 centimètre environ, et l'on passe de droite à gauche le nombre de fils nécessaire, mais on ne les noue pas. On introduit dans le cul-de-sac de Douglas deux drains accolés qui sont maintenus en place à l'aide d'un petit drain placé en croix sur eux à leur partie supérieure. Ce drain en croix est basé sur le même principe que la sonde de Malécot. Il a pour but d'empêcher la rétrodéviation, et par suite les adhérences, de se reproduire tant que va durer la cicatrisation.

Pour terminer l'opération il ne reste plus qu'à nouer les fils et à bourrer le vagin de gaze iodoformée.

Le drain laisse écouler pendant quelques jours un suintement séro-sanguin : on le laisse en place tant que ce suintement n'est pas tari. Dans le cas où on a ouvert un abcès pelvien, s'il s'écoule par le drain un liquide purulent, il est indiqué de faire des lavages. La guérison complète demande une douzaine de jours.

Quant aux accidents opératoires, ils seraient nuls d'après l'auteur : l'hémorrhagie, l'infection du péritoine n'auraient jamais été observées.

IV. — Périnéorrhaphie.

Les procédés employés pour réparer les déchirures du périnée sont extrêmement nombreux : il suffit, pour s'en convaincre, de jeter un coup d'œil sur les figures de n'importe quel traité de gynécologie. En général, tous se font remarquer par la bizarrerie de leur tracé et surtout par la difficulté et la longueur de leur exécution.

Dans ces derniers temps Lawson Tait a *simplifié* fort heureusement l'opération de la périnéorrhaphie : son procédé, remarquable autant par la rapidité et la facilité de son exécution que par ses résultats, a supplanté tous les autres dans l'immense majorité des cas.

1° Déchirure incomplète du périnée.

Procédé de Lawson Tait. — a. *Taille d'un lambeau de forme trapézoïde* (fig. 34). — Pour cela le chirurgien enfonce deux doigts de la main gauche dans le rectum, pendant qu'un aide tend le plus possible le champ opératoire, c'est-à-dire la paroi vaginale postérieure. Armé de ciseaux pointus, il dédouble la cloison recto-vaginale suivant la ligne *bc*, entre la commissure postérieure de la vulve et l'anus. Sur les extrémités de cette section transversale on fait aboutir deux débridements verticaux ou plutôt légèrement obliques en bas et en dedans, *ab*, *dc*. Ces deux incisions côtoient le bord de la grande lèvre à l'union de la muqueuse et de la peau, et remontent jusqu'à la naissance de la petite lèvre. Les trois incisions limitent une sorte de trapèze qui a 3,5 à 4 centimètres de large et 2,5 à 3 centimètres de hauteur.

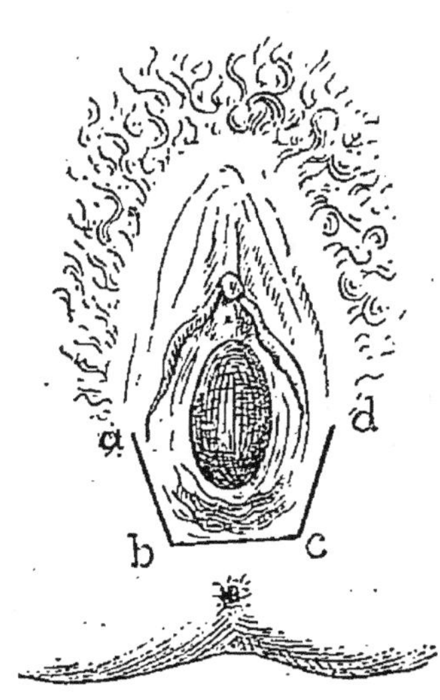

Fig. 34.

Déchirure incomplète du périnée. Tracé du lambeau (Pozzi).

Quand ce lambeau est disséqué de bas en haut il se ratatine, revient sur lui-même et prend la forme d'un demi-cercle plus ou moins irrégulier. La plaie d'avivement limitée par la peau sur trois de ses côtés donne insertion par son quatrième au lambeau. Si la surface d'avivement n'est pas tout à fait lisse, si elle présente des irrégularités, on les coupe avec les ciseaux. Il y a quelquefois des artérioles qui donnent : la compression, le pincement momentané ou la torsion suffisent. Il est rare qu'on ait besoin de faire des ligatures.

b. *Suture*. — Elle est faite au fil d'argent à l'aide d'une aiguille courbe. Son but est de réunir la ligne *ab* à la ligne *dc*. L'aiguille, guidée par l'index et le médius gauches qui sont dans le rectum, pénètre dans la plaie immédiatement en dedans de son bord cutané gauche, la parcourt dans toute son étendue et ressort en un point symétrique à droite. Les fils sont mis de l'anus vers le vagin. Quatre suffisent, le dernier doit être placé dans la cloison recto-vaginale un peu au delà du point où elle a été dédoublée.

Quant les fils sont noués les bords de la plaie ne sont pas très réguliers, puisque les fils, n'ayant pas été passés dans la peau, sont obligés de sortir par la plaie elle-même : c'est là une petite difformité toute extérieure qui n'empêche pas le contact profond d'être parfait. Le lambeau vaginal abandonné à lui-même disparaît peu à peu par rétraction.

Quelques chirurgiens ont légèrement modifié le procédé de Tait : ils prennent la peau dans la suture, ils excisent le lambeau et en réunissent les bords par une suture en bourse. Ils obtiennent un résultat immédiat plus parfait et surtout plus beau.

La durée de l'opération ne dépasse guère une dizaine de minutes.

2° Déchirure complète du périnée.

Procédé de Lawson-Tait. — a. *Taille d'un double lambeau* (fig. 35). — On fait une incision en H. La branche transversale suit la cloison sur la ligne médiane, et se recourbe en arrière, à chacune de ses extrémités, pour former une concavité qui regarde le rectum. Les deux branches supérieures *ba*, *cd* contournent la vulve comme dans le procédé à lambeau unique; quant aux branches inférieures, elles sont courtes et se dirigent vers les extrémités divisées du sphincter, qui sont situées de chaque côté de l'anus.

L'incision étant tracée, on dédouble de bas en haut la cloison recto-vaginale et l'on obtient deux lambeaux, l'un vaginal *a b c d*, l'autre rectal *e b c f*. Le dédoublement doit remonter d'autant plus haut que la déchirure est plus grande : pour le pratiquer, il suffit d'écarter les deux lèvres en portant la vaginale en haut, la rectale en bas, et de sectionner à petits coups de ciseaux les tissus qui les unissent.

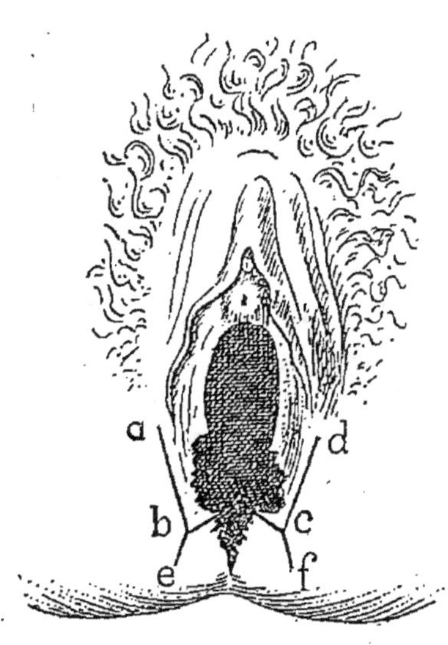

Fig. 35.

Déchirure complète du périnée. Tracé des lambeaux : a, b, c, d, lambeau antérieur. e, b, c, f, lambeau postérieur (Pozzi).

b. *Suture.* — Il s'agit de réunir la ligne *a e* à la ligne *d f*. Pour cela on passe de haut en bas une série de fils d'argent comme pour la déchirure incomplète. Le premier fil réunira *a d*, il formera la commissure de la vulve; le dernier réunira *e f*, il faudra le placer avec le plus grand soin, car il doit embrocher les deux extrémités du sphincter divisé. Quand tous les fils sont noués, on constate que toutes les sutures aboutissent au périnée : il n'y en a ni dans le vagin, ni dans le rectum. On peut adjoindre aux fils profonds des fils superficiels cutanés. Il faut s'appliquer à refaire très exactement l'orifice anal.

V. — Suppurations péri-utérines.

Les suppurations péri-utérines sont presque toujours des salpingites, exceptionnellement des ovarites ou des foyers de pelvi-péritonite enkystée. On les a traitées par cinq procédés : l'incision vaginale simple, l'opération de Laroyenne, la laparotomie sous-péritonéale de Bardenheuer et Pozzi, enfin et surtout la laparotomie proprement dite et l'hystérectomie vaginale.

1° Incision vaginale.

Elle est nettement indiquée lorsqu'on a une tumeur bombant franchement dans l'un des culs-de-sac vaginaux, que cette tumeur est nettement fluctuante, que le sujet a de la fièvre, que son état général est tel qu'une opération radicale mettrait sa vie en danger. L'incision sera toujours suivie du drainage ; et, dans un certain nombre de cas, elle suffira à assurer la guérison.

2° Opération de Laroyenne (1).

Elle diffère de la simple incision vaginale par ce fait que le chirurgien pratique une exploration

(1) Laroyenne, *Lyon médical*, 1886, et Goullioud, *Méthode de Laroyenne (Arch. prov. de chir.*, 1893, p. 429).

méthodique du bassin, ouvrant successivement les différentes poches juxtaposées ou superposées qu'il rencontre.

Par le palper bimanuel on reconnaît la poche liquide la plus inférieure, celle qui proémine dans le vagin ou du moins s'en rapproche le plus, et alors on la ponctionne avec le *trocart-sonde* de Laroyenne (1).

Quelquefois il faut traverser une couche inflammatoire de 2 à 3 centimètres d'épaisseur. La ponction doit toujours être faite dans le cul-de-sac postérieur, en son milieu ou sur les côtés, en rasant la face postérieure du col utérin et en évitant la blessure de la vessie, de l'uretère, de l'artère utérine.

Quand on suppose que le trocart a pénétré dans la cavité pathologique, on le retire en laissant la canule en place. Dans la rainure de cette canule on introduit le métrotome de Simpson et on le conduit jusque dans l'abcès. On retire la canule ; on ouvre le métrotome que l'on retire également, en débridant la coque de l'abcès et la muqueuse vaginale. Ce débridement doit être transversal et suffisant pour laisser passer deux ou trois doigts.

Le foyer principal ouvert, on profite de la large voie qu'il offre pour attaquer de même les foyers secondaires que révèle le palper bimanuel devenu plus profond.

(1) C'est un trocart d'un assez gros calibre (sonde n° 20). Il présente une courbure pelvienne comme un forceps, ce qui permet de contourner les organes dangereux de la région : vessie, uretère, artère utérine. La canule est ouverte latéralement par une fente qui joue le rôle de la rainure directrice de la sonde cannelée et permet, après la ponction, de guider dans le foyer un métrotome.

Un des accidents possibles du débridement c'est la lésion du rectum qui guérit d'ailleurs facilement, dit M. Laroyenne, par suite de la rétraction du vagin. Le moyen de l'éviter c'est de ponctionner et de débrider en mettant l'index gauche dans le vagin et le médius dans le rectum.

Un autre accident est l'hémorrhagie, que l'on arrête en introduisant dans les cavités ouvertes une éponge qui entre à frottement serré et qui, en se dilatant, produit l'hémostase par compression.

Les éponges sont enlevées au bout de quarante-huit heures et remplacées par des lanières de gaze iodoformée que l'on renouvelle tous les huit ou dix jours. Il ne faut pas laisser les poches se refermer trop vite, sinon on s'expose à avoir des fistules et des récidives. Les lavages quotidiens doivent être évités : ils donnent de mauvais résultats.

3° Laparotomie sous-péritonéale (1).

Après s'être rendu compte de la situation exacte de l'abcès, le chirurgien fait, à 1 centimètre au-dessus de l'arcade crurale, une incision de 8 à 10 centimètres allant couche par couche jusqu'au tissu cellulaire sous-péritonéal. Il décolle le péritoine avec les doigts, comme pour la ligature de l'iliaque externe, en se dirigeant vers la branche horizontale du pubis. Le péritoine étant soulevé par un écarteur, on va à la recherche de l'abcès avec le doigt s'enfonçant peu à peu dans l'excavation pelvienne et jusqu'à la base du ligament

____

(1) Pozzi, *Soc. de chir.*, avril 1886.

large. Quand on a atteint le foyer purulent, qu'on a nettement constaté sa fluctuation, on l'incise, on l'évacue et on le draine soit par la plaie abdominale, soit par le vagin.

Cette opération a sans doute l'avantage de prévenir l'effusion du pus dans la cavité péritonéale, mais elle a l'inconvénient de ne permettre qu'une simple incision du foyer sans en extirper la poche. M. Pozzi l'a d'ailleurs à peu près complètement abandonnée.

4° Laparotomie proprement dite (1).

Elle n'offre rien de bien spécial dans son manuel opératoire. La malade sera toujours tenue dans la position élevée du bassin, qui seule permet de bien voir et de bien agir sur les organes de l'excavation pelvienne. Le ventre étant ouvert, la collection purulente (nous supposons qu'il s'agit d'une trompe) est libérée, autant que possible avec le doigt : s'il est insuffisant on aura recours aux ciseaux ou au bistouri. Quelquefois, quand la poche purulente est volumineuse, il est avantageux de la ponctionner avec l'aspirateur : une fois vidée elle est d'une dissection plus facile. Quand on est arrivé à la corne utérine, on sectionne le pédicule, après avoir placé sur lui une ligature en chaîne. S'il y a lieu, la même manœuvre est faite sur la trompe du côté opposé.

Il arrive qu'au cours de l'opération on déchire les tuniques de l'intestin adhérent ; il faut alors réparer cette déchirure à l'aide de sutures à la soie fine.

L'opération terminée, la cavité occupée par la tu-

(1) Terrier et Hartmann, *Ann. de gyn.*, 1893, t. I, p. 47.

meur est nettoyée avec des tampons imbibés de sublimé au millième, l'hémostase est faite soit au thermocautère, soit à l'aide de ligatures. Dans la plupart des cas, il est nécessaire de mettre un drain pour évacuer le suintement séro-sanguin, qui se fait presque toujours, quelque soin qu'on apporte à l'hémostase. Ce drain sera d'ailleurs enlevé le plus tôt possible, au deuxième jour, à moins que le suintement continue ou qu'il y ait de la fièvre.

5° Hystérectomie vaginale.

C'est l'hystérectomie par morcellement que l'on pratique d'ordinaire (voir page 249).

Indications et valeur des différents modes de traitement des suppurations péri-utérines. — Si l'on songe que la simple incision vaginale ne saurait s'appliquer qu'à un nombre de cas relativement restreint, que les opérations de Laroyenne et de Pozzi, bien qu'elles soient de date récente, sont à peu près délaissées, on voit qu'il ne reste plus que deux méthodes de traitement des suppurations péri-utérines : la laparotomie, l'hystérectomie vaginale. Les chirurgiens peuvent se diviser en trois groupes : les uns (Terrier) font toujours la laparotomie, les autres (Segond) font toujours l'hystérectomie, enfin le troisième groupe éclectique pratique, suivant les cas, la laparotomie ou l'hystérectomie. Quelle est la meilleure de ces deux opérations ? Dans une thèse récente (1), un élève de M. Segond, maniant à son avantage deux statistiques, l'une de laparotomies,

(1) Baudron, *L'opération de Péan*, Th. de Paris, 1894.

l'autre d'hystérectomies, arrive à leur faire dire que l'hystérectomie est ce qu'il y a de mieux.

Si l'on s'en tient aux faits bruts on voit qu'avec la laparotomie, M. Terrier et ses élèves ont eu 8,3 p. 100 de mortalité. Avec l'hystérectomie, M. Segond a eu 11,4 morts p. 100. Il faut donc en conclure que la laparotomie est moins meurtrière que l'hystérectomie. Il est vrai que la laparotomie exige de la part du chirurgien plus de soin, plus de propreté et peut-être plus d'habileté que l'hystérectomie : mais de ce qu'une opération est difficile ce n'est pas une raison pour l'abandonner. D'ailleurs il semble que dans ces derniers temps l'hystérectomie, qui a gagné du terrain sur la laparotomie pour le traitement des corps fibreux, en a perdu pour ce qui a trait aux salpingites suppurées.

VI. — Obstétrique.

1° Symphyséotomie.

La symphyséotomie est une opération qui consiste à sectionner l'articulation pubienne de manière à obtenir un écartement momentané des deux os iliaques, et par suite un agrandissement du bassin.

Pratiquée pour la première fois en France en 1777, par Sigault, elle fut rapidement abandonnée en France et à l'étranger, sauf à Naples où l'on continua toujours à la faire (Galbiati, Jacolucci, Morisani, Spinelli, etc.). Dans ces dernières années, grâce surtout à Morisani, Pinard, Farabeuf et Varnier, elle a été remise en honneur et a pris dans la chirurgie obstétricale la place qu'elle méritait.

MANUEL OPÉRATOIRE. — M. Pinard pratique ainsi la symphyséotomie : la femme est anesthésiée, mise en travers du lit, les deux jambes pliées sur les cuisses et maintenues par deux aides; un autre aide est nécessaire, il doit prendre une part directe à l'opération. Les organes génitaux externes sont rasés, la vessie cathétérisée.

1° *Incision des téguments.* — On fait sur la ligne médiane une incision verticale de 3 à 5 centimètres, partant d'un centimètre environ au-dessus du bord supérieur de la symphyse. Si le clitoris est élevé, on l'attirera en bas pour éviter sa section. Les tissus doivent être incisés jusqu'à ce que l'on voie le cartilage.

2° *Section de la symphyse.* — On commence par glisser l'index gauche derrière la symphyse; puis, avec un bistouri courbe spécial imaginé par Pinard, on attaque le cartilage par sa partie supérieure. La section totale s'exécute en deux ou trois minutes et est assez facile. Si l'on a des difficultés, c'est que le bistouri s'est engagé à l'union de l'os et du cartilage, ou même en plein tissu osseux. Au lieu d'user de force, il faut contrôler ses points de repère et se mettre dans la bonne voie. Au fur et à mesure que la section s'opère de haut en bas, l'index gauche descend, jusqu'à ce qu'il atteigne le bord inférieur de la symphyse. A ce moment l'opérateur va avec la plus grande prudence; et, tandis que son aide a introduit un cathéter dans l'urètre qu'il a abaissé et éloigné de la symphyse, il sectionne fibre par fibre le ligament sous-pubien. Quand il ne reste plus que quelques fibres, la simple abduction des cuisses suffit à les rompre en produisant un ressaut caractéristique.

3° *Écartement des os iliaques.* — Il a été étudié expérimentalement par M. Farabeuf : il doit osciller entre 5 et 7 centimètres : en allant plus loin on produirait des désordres dans les symphyses sacro-iliaques. Pendant l'écartement, l'articulation sacro-iliaque s'entr'ouvre légèrement en avant par suite du décollement de son ligament antérieur, tandis qu'elle se ferme en arrière. Quand on rapproche les cuisses les surfaces articulaires reviennent au contact, et il faut y regarder de très près pour retrouver la trace du décollement.

Quelle modification apporte la section des pubis aux différents diamètres du bassin ? — M. Farabeuf montre que la symphyséotomie faite sur un bassin de 7 centimètres permet, avec l'écartement maximum de 7 centimètres, le passage d'une tête de fœtus à terme dont le diamètre bi-pariétal mesure 9^{cm},5. C'est surtout le diamètre transverse qui s'agrandit (Fochier); aussi, est-il nécessaire de placer la tête en position transversale.

4° *Extraction du fœtus.* — Certains opérateurs (Morisani) attendent l'expulsion du fœtus. D'autres (Pinard), font immédiatement une application de forceps en veillant à ce que les parties molles antérieures ne soient pas soumises à une trop grande distension. Dès que l'accouchement est terminé, il faut pratiquer la délivrance artificielle, faire une injection intra-utérine antiseptique, et revenir à la plaie opératoire.

5° *Suture de la plaie cutanée.* — On fait rapprocher

aussi près que possible les cuisses l'une de l'autre ; puis on place un premier plan de sutures profondes (deux à quatre points) traversant les téguments et allant jusqu'à la symphyse ; il est fait au fil d'argent ou à la soie forte. Un second plan de sutures superficielles est fait au crin de Florence.

La meilleure façon d'immobiliser les deux os iliaques, c'est d'appliquer la ceinture de Pinard et Ribemont-Dessaignes ou celle de Guéniot. Il faut, en outre, immobiliser les membres inférieurs par deux liens placés l'un au-dessus du genou, l'autre au niveau du cou-de-pied.

Les soins consécutifs sont ceux de toute accouchée : vers le huitième jour on enlève les points de suture et la malade se lève au vingt-cinquième jour.

INDICATIONS ET RÉSULTATS. — Pour que cette opération soit indiquée il faut que le fœtus soit vivant et viable : dans le cas contraire, on aura recours à l'embryotomie. Il faut qu'il existe une disproportion entre le volume de la tête fœtale et les dimensions du bassin. Dans ces conditions, si au bout de quelques heures le travail s'arrête, si la tête reste immobile, que faut-il faire ?

Les uns estiment qu'il faut commencer par une application de forceps faite avec prudence, et ne pratiquer la symphyséotomie que si elle échoue.

Les autres, avec MM. Pinard et Varnier, font d'emblée la symphyséotomie du moment que l'accouchement spontané ne se fait pas.

MM. Ribemont-Dessaignes et Lepage (1) montrent bien l'écueil de chacune de ces lignes de conduite :

(1) Ribemont-Dessaignes et Lepage, *Précis d'obstétrique*, Paris, 1894, p. 1191.

« Si l'on symphyséotomise systématiquement d'emblée sans forceps préalable, il est probable que quelques symphyses seront coupées inutilement. D'autre part, en ayant d'abord recours au forceps, il est à craindre que dans plus d'un cas on ne dépasse la limite des tractions inoffensives qui peuvent être exercées sur une tête fœtale : la symphyséotomie complémentaire ne sera plus alors qu'une opération dont les résultats seront imparfaits, puisque le crâne de l'enfant aura pu être lésé. Cette question, comme plusieurs autres relatives à cette opération renaissante, ne pourra être résolue que dans un avenir plus ou moins éloigné avec des statistiques très complètes. »

Au point de vue des résultats MM. Ribemont et Lepage disent que si la symphyséotomie est pratiquée *complètement et aseptiquement* chez une femme non infectée, dont le fœtus n'a subi aucun traumatisme, le mortalité maternelle et la mortalité fœtale doivent être nulles.

Sur 124 opérations colligées par M. Varnier, il y a eu 12 femmes et 32 enfants morts : un certain nombre de femmes sont mortes d'une maladie antérieure à l'opération ; de même un certain nombre d'enfants ou étaient morts avant l'opération, ou avaient vu leur vie compromise par une application de forceps.

Les dernières symphyséotomies donnent des résultats bien plus encourageants : sur 20 opérées de M. Pinard une seule est morte, et elle était infectée avant son entrée à l'hôpital.

Quant au pronostic éloigné, il n'a aucune gravité : les deux os iliaques ne sont pas plus mobiles l'un sur l'autre que si la femme n'avait pas été opérée.

MM. Pinard et Ribemont-Dessaignes ont chacun observé une fois l'incontinence d'urine, qui a d'ailleurs rapidement cédé à l'emploi de l'électricité.

2° Ischio-pubiotomie (*opération de Farabeuf*) (1).

Cette opération a pour but d'agrandir le bassin oblique ovalaire, que la symphyséotomie ne peut rendre suffisamment grand pour le passage d'une tête fœtale de moyen volume. Elle a été pratiquée pour la première fois en 1892 par MM. Pinard et Farabeuf.

Elle consiste à scier verticalement, du côté correspondant à l'ankylose sacro-iliaque, la branche de l'ischion et la branche horizontale du pubis, puis à détruire les parties fibreuses (arcade crurale et membrane obturatrice) qui pourraient s'opposer à l'écartement.

On commence par dessiner sur la peau une ligne opératoire verticale située à 4 centimètres de la ligne médiane, et passant à un petit travers de doigt en dehors de l'épine du pubis.

Section de l'ischion. — La première incision située sur la ligne opératoire est longue de 4 centimètres : sa partie moyenne est à la hauteur de la commissure postérieure de la vulve. On introduit l'index dans le vagin et le pouce dans le pli qui sépare la cuisse de la grande lèvre. On enserre peu à peu les tissus entre l'index et le pouce, jusqu'à ce que l'extrémité des doigts arrive sur l'os : on incise alors directement sur cet os. Avec une rugine courbe on dénude successivement la face extérieure, les bords, la face

(1) Farabeuf, *Ann. de gyn.*, résumé *in* Ribemont, p. 1192 à 1196.

intérieure de la branche ascendante de l'ischion;
puis on fait apparaître le bout de la rugine dans le
trou sous-pubien. On passe l'aiguille et la scie
à chaîne de dedans en dehors, par la voie faite
derrière l'os avec le doigt et une rugine droite. On
détache aussi haut que possible la membrane obturatrice du trou ischio-pubien, et on scie l'os après
avoir repoussé les parties molles le plus possible en
arrière vers l'ischion.

Section du pubis. — Sur la ligne opératoire, on fait
une incision de 5 centimètres commençant à un
grand travers de doigt au-dessus de l'arcade crurale :
on sectionne quelques fibres de cette arcade, l'aponévrose du pectiné et le ligament de Gimbernat, en respectant le contenu du canal inguinal. Après avoir
incisé le muscle pectiné, on met à nu la surface pec-
tinéale du pubis, on passe ensuite la scie à chaîne
derrière l'os de haut en bas et d'arrière en avant.
Avant de scier, on a soin de faire glisser la scie le
plus possible au dehors, de façon que la section
porte à 5 centimètres de la ligne médiane.

Lorsque cette double section est faite, on pousse la
rugine de haut en bas le long du bord interne du
trou obturateur, pour achever la désinsertion de la
membrane obturatrice. Quand il n'existe entre les
deux plaies aucun lien fibreux, les os ne s'écartent
pas si la cuisse est maintenue en abduction, car les
muscles adducteurs maintiennent rapprochées les
deux surfaces de section. Pour que l'écartement se
fasse, il faut que la cuisse soit tenue en demi-flexion
et en adduction très légère.

Le fœtus étant extrait, on suture les deux plaies
opératoires sans drainage ; et, à l'aide de liens, on rap-

proche, autant que possible, les deux cuisses l'une de l'autre. Quand l'opération est bien faite, on ne lèse ni la veine crurale, ni l'artère obturatrice, ni le clitoris.

———

CHAPITRE VII

CHIRURGIE GÉNÉRALE. MEMBRES.

I. — Os.

Greffe osseuse (1).

La greffe osseuse est une opération qui consiste à combler une perte de substance du squelette à l'aide de fragments d'os morts ou vivants : ces derniers empruntés soit au malade lui-même, soit à un autre individu.

La greffe d'os vivants semble avoir été faite pour la première fois en 1670 : un chirurgien, dont on ignore le nom, aurait comblé avec succès une large perte de substance du crâne à l'aide d'un os emprunté au crâne d'un chien récemment tué. Néanmoins, il faut arriver à ces dernières années pour voir la greffe osseuse appliquée d'une façon méthodique et avec succès par Ollier, Mac Ewen, Poncet, Ricard, etc.

La greffe d'os décalcifiés de date plus récente a été faite par Senn en 1889, puis par Kümmel, Middeldorpf, Esmarck, Rose, Glück, Le Dentu, etc...

———

(1) Buscarlet. *La greffe osseuse*, Th. de Paris, 1891.

a. Greffe d'os vivants.

CHOIX DU TRANSPLANT OSSEUX. — M. Ollier conseille de prendre, chez le malade lui-même ou chez un sujet sain, des lambeaux de la crête du tibia ayant jusqu'à 10 et 15 centimètres de longueur : cela ne nuit en rien à la solidité de l'os. Si l'on fait l'emprunt à autre sujet, il doit être jeune, indemne de tuberculose et de syphilis. Mac Ewen utilise les portions de tibia réséquées chez les rachitiques au cours des ostéotomies. Si l'on n'a pas d'os vivants, on pourra prendre le squelette de nouveau-nés, ou celui de membres fraîchement amputés.

A défaut d'os humains, on peut et on a emprunté des os à de jeunes animaux : chien, chevreau, lapin, oie, etc...

Il faut que l'os soit extirpé avec toutes les précautions d'asepsie désirables. Il sera débarrassé de ses attaches musculaires et ligamenteuses, de son périoste et conservé à une température de 35° soit dans de l'eau stérilisée, soit dans une solution antiseptique jusqu'au moment de s'en servir.

TRANSPLANTATION. — S'il s'agit d'une perte de substance peu considérable à combler, comme l'orifice d'une couronne de trépan, on peut employer un seul fragment d'os (Ricard). Lorsqu'il faut remplacer un os entier, l'os long d'un membre par exemple, on fera une série de transplantations successives.

Avant de recevoir l'os nouveau la cavité aura été hémostasiée et rendue absolument aseptique. C'est la condition indispensable au succès. Les téguments seront réunis; mais il sera bon de mettre un drain pour le cas où la plaie suppurerait et où le fragment d'os implanté devrait s'éliminer.

Phelps a récemment (février 1891) essayé, sans succès, de laisser l'os transplanté encore attaché à l'animal, jusqu'à ce qu'il soit greffé, pour séparer ensuite l'animal du malade. Il s'est servi d'un chien ; mais les mouvements continuels qu'il faisait ne tardèrent pas à faire détacher la greffe. C'est en somme un procédé qui n'a rien de pratique.

Que deviennent les greffes implantées? — Jamais elles ne s'accroissent par elles-mêmes, jamais elles ne continuent à vivre, dit M. Ollier. Elles finissent toujours par se résorber. Les heureux résultats obtenus dans quelques cas tiennent à ce que la greffe a, par son action de présence, irrité le périoste et réveillé ses propriétés ossifiantes. Les greffes ne sauraient jouer qu'un rôle temporaire, mais qui n'en est pas moins fort utile, en permettant par exemple aux deux extrémités d'une pseudarthrose de se souder ou en assurant la solidité d'un segment de membre en attendant que l'os que l'on a enlevé se reproduise. C'est là, nous le verrons, un rôle tout à fait analogue à celui des os décalcifiés.

b. Greffe d'os morts décalcifiés.

PRÉPARATION DES OS. — Les meilleurs os à employer sont ceux qui ont une couche épaisse de tissu compact comme le fémur et le tibia du bœuf. On les prend aussi frais que possible, et on les divise en fragments de volume et de forme variables, suivant l'usage qu'on en veut faire. Ils sont plongés dans une solution d'acide chlorhydrique à 10 p. 100 qui est changée tous les jours. Huit jours suffisent à la décalcification : les os devenus mous se laissent alors facilement tailler et façonner. Ils sont lavés par un courant d'eau, plongés dans le sublimé à 2 p. 100 pendant quarante-huit heures et conservés dans une solution saturée d'éther iodoformé.

MANUEL OPÉRATOIRE. — Supposons, comme c'est le cas le plus fréquent, qu'il s'agisse de combler la cavité d'un os long consécutive à l'évidement d'un foyer ou à l'ablation d'un séquestre d'ostéomyélite. Le foyer est désinfecté et hémostasié par la bande d'Esmarch. On le bourre de petits fragments jusqu'à ce que sa cavité soit remplie. Les fragments doivent être tassés les uns contre les autres, ce qui assure leur fixité et facilite leur soudure. On suture si possible par-dessus les deux lèvres du périoste, puis la plaie cutanée. Un petit drain assure l'écoulement du suitement sanguin qui est toujours assez abondant.

Le plus souvent la réunion par première intention est obtenue. Si la cavité suppure l'implantation ne prend pas ; il vaut mieux enlever les fragments, désinfecter de nouveau et faire une implantation secondaire.

Que deviennent les os morts implantés? — Il résulte des recherches de M. Buscarlet qu'ils commencent par s'entourer d'une couche de cellules embryonnaires provenant des parties voisines, périoste, muscles, moelle osseuse. Du côté du périoste cette couche devient bientôt fibreuse et fixe solidement l'os décalcifié à l'os récepteur. Les cellules embryonnaires pénètrent peu à peu dans l'intérieur de l'os qui accomplit son travail de résorption. Les cellules géantes de la moelle osseuse acquièrent des propriétés ostéogéniques et contribuent à former dans la profondeur, du côté de la cavité médullaire de l'os vivant, une couche de tissu osseux. Ce tissu osseux envoie peu à peu des prolongements dans l'os décalcifié et finit par prendre sa place entièrement. Cette résorption dure plusieurs mois. En résumé il y a d'abord soudure fibreuse, puis osseuse. L'os décalcifié se résorbe après avoir servi de soutien provisoire.

INDICATIONS ET RÉSULTATS DE LA GREFFE OSSEUSE. — Les nécroses survenues à la suite de l'ostéomyélite sont surtout les affections que l'on a traitées par la greffe osseuse. On l'a aussi employée soit après résection d'une partie plus ou moins étendue du squelette pour tuberculose ou tumeur maligne, soit après la trépanation. Enfin après la résection, après l'avivement des pseudarthroses, on a réuni les fragments avec des chevilles d'os frais ou décalcifié pour faciliter leur soudure. Toutes les fois qu'on est en présence d'une cavité osseuse difficile à se combler, avec conservation du périoste, on est parfaitement autorisé à faire l'implantation osseuse.

Quelle greffe faut-il préférer? Celle d'os vivant, celle d'os décalcifié? Au point de vue expérimental ces deux sortes de greffes se comportant à peu près de même, elles se soudent intimement à l'os et jouent le rôle d'un soutien temporaire : les résultats doivent donc être peu différents.

La greffe vivante est peut-être meilleure, surtout lorsqu'on veut reconstituer un os enlevé avec son périoste ; par contre il est plus facile d'avoir sous la main des os décalcifiés et plus facile de les rendre aseptiques. On ne peut donc guère opter pour l'une à l'exclusion de l'autre.

II. — Articulations.

1° Traitement des tumeurs blanches.

a. Méthode sclérogène de Lannelongue (1).

Nous allons passer en revue deux modes de traitement relativement récents des tumeurs blanches : la *méthode sclérogène* de M. le professeur Lannelongue et la synovectomie.

La méthode sclérogène consiste à injecter, dans les tissus péri-articulaires, immédiatement autour des fongosités, du chlorure de zinc au dixième. Il se produit une violente réaction qui crée autour des fongosités un tissu fibreux tout spécial, dans lequel un très grand nombre de vaisseaux sont oblitérés et rétrécis et où les lymphatiques font défaut. Étant dépourvu de lymphatiques, il est réfractaire à l'infection tuberculeuse pour laquelle il constitue en quelque sorte une barrière. De plus, les masses tuberculeuses existantes se transforment en tissu fibreux grâce à l'afflux de quantités énormes d'éléments embryonnaires et à l'atrésie des vaisseaux de la synoviale.

Manuel opératoire. — Nous allons prendre pour type le genou : c'est là que la méthode a été appliquée le plus souvent et a donné les meilleurs résultats. La seringue de Pravaz étant remplie de la solution de chlorure de zinc, et armée d'une aiguille spéciale très longue, on enfonce cette dernière au-dessus du cul-de-sac sous-tricipital, jusqu'au périoste

(1) Lannelongue, *Acad. de méd.*, 7 juillet 1891 et *Congr. franç. de chir.*, 18 avril 1892.

sous lequel doit être déposé le médicament. On fait quatre à cinq piqûres de deux à trois gouttes chacune. On continue l'injection sur les bords de la rotule, et l'on descend, de chaque côté du ligament rotulien, jusqu'à la tubérosité antérieure du tibia. De nouvelles injections sont faite en arrière, mais toujours aux points où la synoviale se réfléchit sur l'os ; quarante à cinquante gouttes de chlorure de zinc suffisent.

Le membre est immobilisé aussitôt dans un appareil plâtré.

Les douleurs assez vives durent pendant trois ou quatre heures, et peuvent nécessiter une piqûre de morphine.

Le gonflement et la réaction inflammatoire, souvent considérables, apparaissent dès le lendemain. La peau est rouge, tendue, luisante, sillonnée de réseaux veineux superficiels qui indiquent une oblitération des vaisseaux profonds par le chlorure de zinc. Le gonflement porte aussi bien sur les extrémités osseuses que sur les parties molles. Vers le huitième jour la réaction inflammatoire, qui avait atteint son maximum au bout de quarante-huit heures, a à peu près disparu. Les fongosités sont transformées, elles ont une consistance ligneuse, on dirait, suivant l'expression de M. Lannelongue, un fibrome synovial. Alors l'articulation est soumise à une compression énergique, qui va durer environ deux mois.

Les tissus sclérosés ont tendance à se transformer en un tissu conjonctif plus lâche. La synoviale, d'abord très épaisse, reprend peu à peu son volume normal, en même temps que les mouvements reviennent au moins aussi étendus qu'avant l'opération.

Quelquefois les injections n'ont pu atteindre et transformer toutes les fongosités : il faut alors, là où elles existent, faire de nouvelles piqûres.

Les accidents que l'on a observés : épanchement sanguin dans l'articulation, eschares cutanées au point où a pénétré la seringue, sont de minime importance.

Indications et résultats. — 1° *Tumeurs blanches non suppurées.* — La méthode sclérogène est le traitement de choix, dit M. Lannelongue, il doit être employé à l'exclusion de tout autre. On lui adjoindra au début l'immobilisation et la compression; plus tard le massage et l'électricité.

Le plus souvent la guérison a lieu sans passer par le stade de suppuration, et avec intégrité de la forme et des fonctions de la jointure.

2° *Tumeurs blanches suppurées.* — La méthode sclérogène amène la transformation fibreuse des fongosités et de la paroi des abcès. Elle est utile, mais elle ne suffit pas. Il faut lui adjoindre des opérations : ouverture et grattage des abcès, évidement des foyers osseux, etc.

La transformation scléreuse des tissus, dit M. Lannelongue, met le chirurgien dans des conditions particulièrement avantageuses pour intervenir avec le bistouri : les oblitérations vasculaires autour des foyers suppurées diminuent les chances d'auto-infection opératoire par le bacille tuberculeux.

b. Synovectomie.

La synovectomie (Ollier) est l'extirpation d'une synoviale articulaire envahie par la tuberculose.

Cette opération a été pratiquée pour la première fois par Volkmann (1) qui lui a donné le nom d'*arthrectomie*. Nous préférons la dénomination de M. Ollier qui est beaucoup plus juste.

Manuel opératoire. — Comme pour la méthode sclérogène, nous aurons surtout en vue le genou; car c'est à lui que s'est principalement adressée la synovectomie.

1° *Incision*. — On ouvre l'articulation par l'une des incisions nombreuses employées pour la résection. Il faut beaucoup de jour; une incision en U, coupant le ligament rotulien et dont les branches montent latéralement sur les côtés du genou est très recommandable. Volkmann coupe transversalement la rotule en son milieu, et taille ainsi deux lambeaux qu'il rabat l'un en haut, l'autre en bas.

2° *Extirpation de la synoviale*. — On commence par enlever le cul-de-sac sous-tricipital par fragments, à l'aide de ciseaux courbes; puis on dégage l'extrémité inférieure du fémur que l'on fait proéminer dans la plaie. On la dépouille de toutes ses fongosités; et l'on nettoie le mieux possible l'échancrure intercondylienne. On s'attaque ensuite à la synoviale insérée sur les faces antérieure et latérale du tibia, que l'on enlève avec les cartilages semilunaires. Luxant alors en avant le plateau tibial, on va explorer le creux poplité et extirper tous les prolongements de la synoviale qui s'y trouvent, du moins ceux que l'on peut atteindre.

3° *Suture*. — Pour terminer l'opération il ne reste plus qu'à cautériser les surfaces articulaires avec

(1) Volkmann, *Die Arthrectomie am Knie* (*Centralb. f. Chir.* 1885, p. 137).

une solution de chlorure de zinc au dixième, et à réunir par un premier plan profond capsulaire, et un second plan superficiel cutané. On draine d'ordinaire la jointure, qui est immobilisée.

INDICATIONS ET RÉSULTATS (1). — La synovectomie convient aux tumeurs blanches suppurées ou non, pourvu qu'il y ait intégrité à peu près complète du squelette. Il est peu d'opérations qui aient suscité autant de publications que la synovectomie. Malgré tout ce que l'on a écrit sur elle, sa valeur est loin d'être établie.

Les résultats immédiats semblent excellents, et il est de règle d'assister à une réunion par première intention. Le plus souvent il y a, dans un délai assez rapide, récidive ou mieux repullulation sur place. Angerer ayant fait 48 synovectomies a eu 28 récidives, 3 morts et 3 fois il a dû faire l'amputation de la cuisse. Les résultats des autres chirurgiens ne sont pas meilleurs, au contraire.

Ces échecs se comprennent, si l'on songe à la rareté des lésions exclusivement synoviales dans les tumeurs blanches. Le plus souvent il y a des foyers osseux ; et seule l'ablation de ces derniers peut amener la guérison. D'ailleurs, même quand la synoviale est seule en cause, la récidive s'explique facilement. Au genou, et plus encore dans les autres articulations, (tibio-tarsienne, coude, etc.) la simple ouverture de l'articulation sans résection osseuse ne permet ni de découvrir, ni d'enlever toute l'étendue de la séreuse. La synovectomie, comme nous l'avons montré ailleurs, sera donc forcément une opération

(1) Guillemain, *L'ostéo-arthrite tuberculeuse du genou*, Th. de Paris, 1893, p. 68.

incomplète : rien d'étonnant alors qu'elle ne soit pas suivie de succès. Nous conclurons donc en disant que, à part quelques indications spéciales, la synovectomie est une opération de peu de valeur.

2° Arthrodèse (1)

L'arthrodèse est une opération qui a pour but d'ankyloser une articulation saine par l'abrasion du revêtement cartilagineux et même de certaines portions d'os, suivie de la mise en contact des deux surfaces articulaires avivées. Pratiquée pour la première fois par Albert, de Vienne, elle a été faite en France par M. Defontaine d'abord, puis par MM. Kirmisson, Schwartz, Broca, etc.

Manuel opératoire. — Les tracés employés pour mettre à nu des surfaces articulaires sont en général les mêmes que ceux de la résection. Une fois la capsule largement ouverte, il faut faire l'abrasion complète de tous les cartilages qui concourent à former l'articulation : l'os sera donc mis à nu dans toute son étendue. S'il y a des ménisques et des ligaments articulaires, on les enlèvera. On respectera les apophyses qui entourent les articulations, et autant que possible on n'en réséquera aucune.

L'abrasion pourra être faite au bistouri chez les jeunes sujets ; chez les individus âgés on se servira du ciseau, notamment du ciseau à ostéotomie. Les régions anfractueuses seront grattées à la rugine courbe ou à la curette tranchante. Par exception on emploiera la scie pour aplanir les surfaces articu-

(1) Rochard, *Rev. d'orthop.*, 1890, p. 115. Defontaine, *Gaz. des hôp.*, 1891, p. 201.

laires et faciliter leur adaptation. On complétera par une destruction de la synoviale, une synovectomie aussi étendue que l'on pourra : en général cela n'est pas toujours facile : la synoviale saine est trop mince, sans compter les prolongements multiples qu'elle envoie.

La capsule articulaire doit d'une façon générale être conservée : son ablation ne rendrait aucun service et exposerait à la blessure des vaisseaux péri-articulaires. Les tendons pourront être sectionnés soit pour permettre l'abord de la jointure, soit pour remédier à les rétractions musculaires : dans tous les cas il faudra, à la fin de l'opération, en pratiquer la suture.

La réunion des os peut être faite par simple affrontement, par suture osseuse ou par enchevillement. La suture a été employée par Albert ; l'enchevillement par Karewski : il s'est servi de chevilles d'ivoire et a remarqué qu'elles activaient l'ossification des épiphyses. Assurent-elles pour cela de l'ankylose?

A moins d'indications spéciales (dégénérescence graisseuse des os rendant la soudure improbable et commandant l'enchevillement) on se contentera d'immobiliser les os simplement affrontés à l'aide d'un appareil plâtré. La réunion de la plaie sera faite par un double plan de sutures profondes capsulo-aponévrotiques et superficielles tégumentaires. La suppuration, loin de rendre l'ankylose plus solide, comme l'ont prétendu certains chirurgiens, ne saurait que compromettre le résultat.

La guérison de la plaie opératoire se fait rapidement, mais il n'en est pas de même de la soudure osseuse qui demande toujours un temps assez long, variable d'ailleurs suivant l'étendue de surfaces mises en contact, l'âge du sujet et son degré de vitalité. Il faut compter un minimum de six semaines, un maximum de trois mois. En enlevant le plâtre on explorera l'articulation; et, si elle n'est pas assez solide, on en remettra un autre.

Manuel opératoire spécial a certaines articulations. — Pour faire l'arthrodèse de la *tibio tarsienne* on a conseillé l'incision interne, la double incision interne et externe. La large incision externe est la plus facile à exécuter, celle qui est la moins dangereuse et permet le mieux d'aviver toutes les parties de la jointure. MM. Schwartz et Rieffel (1) font partir du bord externe du tendon d'Achille une incision de 6 à 7 centimètres, qui passe sous la pointe de la malléole externe, se recourbe en avant et en dedans pour s'arrêter au milieu de l'interligne médio-tarsien. On récline les tendons des péroniers latéraux, on détache de la malléole externe son périoste et le ligament latéral externe, on luxe le pied facilement en dehors et on a sous les yeux toute l'étendue de la mortaise tibio-péronère et de la poulie astragalienne.

En prolongeant un peu plus l'incision dorsale en dedans, on peut ankyloser en même temps l'articulation médio-tarsienne. On doit tailler les surfaces articulaires de façon telle que, une fois adaptées, le pied forme avec la jambe un angle aigu. La marche est rendue beaucoup plus facile que si le pied est soudé à angle droit, surtout si l'on pratique en même temps une arthrodése du genou.

Au *genou*, où a été pratiquée la première arthro-

(1) Schwartz et Rieffel, *Arthrodèse tibio-tarsienne dans les pieds bots* (*Rev. d'orthop.*, 1893, p. 85).

dèse par Albert, on peut se servir d'une incision en U, en H, ou plus simplement d'une incision transversale divisant la rotule en son milieu. Les premières arthrodèses furent faites à la scie, en enlevant un fragment des condyles fémoraux et du plateau tibial : c'était en somme une résection sur une articulation saine. Une pareille mutilation est inutile, il suffit d'enlever au bistouri, au ciseau ou à la gouge les cartilages, de façon que les surfaces articulaires s'adaptent. On n'aura pas ainsi de raccourcissement.

Au *coude* on peut employer deux incisions latérales : quand on fait l'enchevillement, la cheville pénètre dans la partie supérieure du cubitus fléchi à angle droit, et s'enfonce ensuite dans l'humérus.

A l'*épaule* l'incision sera longitudinale antérieure. Les chevilles seront enfoncées horizontalement à travers la tête humérale et la cavité glénoïde. Il faut en outre, si l'on ne veut pas s'exposer à l'insuccès, suturer la tête humérale à la cavité glénoïde et au besoin à l'acromion.

INDICATIONS ET RÉSULTATS. — Au point de vue opératoire la guérison est de règle. Au point de vue fonctionnel la soudure osseuse est presque toujours obtenue. L'arthrodèse est indiquée dans certaines paralysies consécutives à la section traumatique du sciatique poplité externe ou interne, dans les luxations récidivantes, dans les luxations congénitales de genou, dans la déviation du moignon consécutive à l'amputation de Chopart, etc. Mais son indication de beaucoup la plus fréquente est la *paralysie infantile* qui s'accompagne du ballottement et de l'impotence de toutes les articulations du segment de membre paralysé. C'est surtout contre le pied bot paralytique que l'on aura à faire l'arthrodèse. L'arthrodèse du genou sera moins fréquente, et elle devra presque toujours être associée à l'arthrodèse tibio-tarsienne. L'arthrodèse de la hanche est rarement indiquée; car, le membre inférieur tout entier étant paralysé, il faudrait en ankyloser ses trois grandes articulations. Le résultat au point de vue fonctionnel serait très mauvais : il vaut mieux s'abstenir.

L'épaule est au membre supérieur la jointure que l'on a le plus souvent essayé d'ankyloser, sans toujours y réussir : l'arthrodèse de l'épaule ne doit être pratiquée que chez des malades dont l'avant-bras et la main sont utilisables, et qui de plus ont gardé des muscles capables de mouvoir l'humérus par l'intermédiaire de l'omoplate.

L'arthrodèse du coude à angle droit est indiquée quand l'avant-bras est flasque et ballant avec conservation des mouvements des doigts.

III. — Membres.

1° Amputation interscapulo-thoracique (1).

Cette opération consiste dans l'ablation totale de l'omoplate et du membre supérieur : l'extirpation de l'extrémité externe et même de la plus grande partie de la clavicule en est le complément ordinaire.

MANUEL OPÉRATOIRE. — *Procédé de Berger-Fara-*

(1) Berger, *L'amputation du membre supérieur dans la contiguïté du tronc, Amputation interscapulo-thoracique*, Paris, 1887.

beuf. — Il a été réglé par MM. Berger et Farabeuf de la manière suivante : il comprend deux actes, l'un, ayant pour but l'hémostase préalable, consiste dans la ligature des vaisseaux sous-claviers après résection de la partie moyenne de la clavicule ; l'autre comprend la taille des lambeaux et l'extirpation du membre.

Tracé des incisions (fig. 36). — L'incision destinée à la résection de la clavicule (1) est longue de 10 centimètres ; elle commence en dedans à deux travers de doigt de l'articulation sterno-claviculaire et finit en dehors immédiatement derrière l'articulation acromio-claviculaire. Pour tracer le lambeau postérieur (2) il suffit de prolonger, par le plus court chemin, cette incision derrière l'omoplate jusqu'à l'angle scapulaire inférieur. Le tracé du lambeau antérieur (3) commence au milieu de l'incision claviculaire, se dirige en dehors et en bas au delà du bec caracoïdien, empiète d'un travers de doigt sur le deltoïde, se recourbe à l'union du bord inférieur du tendon du grand pectoral avec le bras, traverse la face interne de ce bras jusqu'au delà du tendon du grand

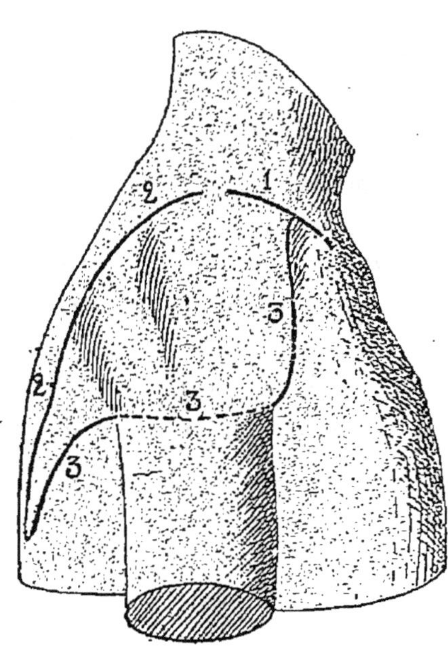

Fig. 36.

Amputation interscapulo-thoracique.
Tracé des incisions (Berger-Farabœuf).

dorsal, s'arrondit pour descendre en arrière en suivant le sillon qui sépare du bord axillaire de l'omoplate le grand rond et le grand dorsal, et s'arrête derrière l'angle scapulaire inférieur.

Premier temps. — Le bistouri trace l'incision (1) en divisant successivement la peau, le peaucier et le périoste. A l'aide de la rugine courbe l'os est dénudé sur toute sa circonférence et suivant une certaine longueur. On le scie au ras du chef externe du sterno-mastoïdien en dirigeant la section suivant un plan oblique en bas, en dehors et en arrière ; on soulève le fragment externe à l'aide d'un davier, on complète sa dénudation et on le recoupe au niveau du tubercule d'insertion du deltoïde. Cela étant fait, le muscle sous-clavier apparaît dans la plaie : on le résèque dans une étendue égale à celle de la clavicule, on déchire l'aponévrose omo-claviculaire dans laquelle on trouve les vaisseaux sus-scapulaires que l'on sectionne entre deux ligatures, on tombe alors sur les vaisseaux sous-claviers que l'on sectionne également entre deux ligatures en commençant par l'artère.

Deuxième temps. — a. *Dissection du lambeau antéro-inférieur ou pectoro-axillaire.* — La peau est d'abord sectionnée et bien libérée suivant le tracé (3), on divise le tendon du grand pectoral, puis celui du petit pectoral près de leur insertion. Il faut alors couper assez haut les éléments du plexus brachial en évitant le bout central de l'artère. L'épaule se laisse attirer en dehors et quelques coups de couteau séparent l'omoplate de la paroi thoracique : à ce moment les vaisseaux mammaires externes sont sectionnés et liés, enfin l'on termine en divisant le grand dorsal et en le rejetant en avant dans le lambeau.

b. *Dissection du lambeau postéro-supérieur ou cervico-scapulaire*. — Le bras, qui avait été écarté du corps, est ramené à son contact : le chirurgien reprend l'extrémité externe de l'incision claviculaire et la conduit par le plus court chemin (2) derrière l'angle scapulaire inférieur ; il libère par une dissection rapide le bord de cette incision cutanée, relève les téguments seuls dans toute l'étendue de la fosse sous-épineuse, désinsère le trapèze de la clavicule et de l'omoplate pour le mettre dans le lambeau.

c. *Section des attaches musculaires marginales*. — L'opérateur, saisissant de la main gauche la racine du bras, fait écarter les lambeaux, promène le bistouri sur le bord supérieur et sur le bord spinal de l'omoplate, pour sectionner la double rangée des muscles qui s'y insèrent. Il faut chercher alors et pincer l'artère scapulaire postérieure. Les deux lambeaux sont sensiblement égaux et la réunion se fait facilement. Le tracé de ces lambeaux sera au besoin modifié, si l'état des parties malades l'exige.

INDICATIONS ET RÉSULTATS. — Les *tumeurs de l'omoplate* devront, toutes les fois qu'on le pourra, être traitées par l'extirpation complète de cet os, qui a sur l'amputation interscapulo-thoracique l'avantage de laisser à l'opéré un membre supérieur capable de lui rendre encore de bons services. Mais il est des cas contre lesquels la résection de l'omoplate est insuffisante. C'est, dit M. Berger, quand la tumeur entoure les vaisseaux axillaires et affecte avec eux des rapports intimes ; alors on ne pourrait faire une extirpation complète sans réséquer les vaisseaux, et par suite sans compromettre la vitalité du membre : il faut pratiquer l'amputation interscapulo-thoracique.

Elle est encore indiquée dans le cas de tumeur englobant l'articulation scapulo-humérale et l'extrémité supérieure de l'humérus, lorsqu'il y a envahissement de la peau dans une étendue considérable, ou engorgement des ganglions axillaires. Il faut s'abstenir quand on a la certitude de ne pouvoir enlever la totalité du mal, quand il y a propagation aux viscères, quand l'état général du malade est mauvais.

Les *tumeurs de l'humérus* qui ont acquis un volume excessif, qui ont envahi soit la peau dans une très grande étendue, soit l'omoplate et les muscles qui s'y insèrent, peuvent rendre impossible la désarticulation de l'épaule et commander l'amputation interscapulo-thoracique.

Les *ostéites* occupant à la fois l'humérus et l'omoplate peuvent, par exception, fournir aussi une indication.

En cas de *lésions traumatiques*, l'amputation interscapulo-thoracique est surtout indiquée par l'étendue de la destruction des parties molles et l'impossibilité de constituer un moignon suffisant à une désarticulation de l'épaule : cela se voit dans les arrachements du membre supérieur près de sa racine. Le résultat est presque toujours favorable. Au contraire, dans les lésions que produisent les projectiles de guerre, ou le broiement des machines, on trouve presque toujours assez d'étoffe pour confectionner un moignon de désarticulation de l'épaule.

Malgré l'étendue du traumatisme opératoire, les résultats immédiats ne sont pas mauvais et la mort survient à peine dans un cinquième des cas. Quant au résultat éloigné, il sera bon s'il s'agit de traumatismes ou de tumeurs bénignes, aléatoire s'il s'agit de cancer. L'appareil prothétique peut rendre les mêmes services qu'à la suite de la désarticulation de l'épaule.

En résumé, on sera parfaitement autorisé à désarticuler le membre supérieur en entier toutes les fois que l'étendue des lésions, quelle qu'en soit leur nature, rendra impossible l'ablation de l'omoplate ou la désarticulation de l'épaule.

2° Traitement de la luxation congénitale de la hanche.

La luxation congénitale de la hanche est caractérisée par l'ascension de la tête fémorale en arrière et en dehors de la cavité cotyloïde, avec atrophie simultanée de la tête et du cotyle. Tout traitement doit avoir un double but : réduire d'abord la luxation, puis empêcher sa reproduction. Les différents efforts des chirurgiens, y compris les ténotomies faites par J. Guérin en 1841 et la résection pratiquée pour la première fois par Hüeter en 1870, n'ont guère jusqu'à présent été couronnés de succès. Les trois opérations que nous allons décrire sont de date trop récente pour qu'on puisse les juger d'une façon définitive : néanmoins, elles semblent avoir réalisé un réel progrès sur leurs devancières.

Opération de Lannelongue. — On commence par réduire la luxation par l'extension continue, faite pendant un temps et avec une traction suffisants. Alors on pratique sous le périoste de l'os coxal, tout autour de la tête luxée et surtout en haut et en arrière, des injections interstitielles de chlorure zinc au dixième (*méthode sclérogène*). Ces injections doivent être renouvelées un certain nombre de fois, à trois semaines ou un mois d'intervalle. Elles provoquent une réaction assez vive, bientôt suivie d'une production ostéo-fibreuse, d'une sorte de barrière qui s'oppose à l'ascension de la tête fémorale.

Les malades ainsi traités acquièrent une solidité remarquable de la jointure, la démarche en canard disparaît, ils ont une claudication qui ressemble à celle de l'ankylose de la hanche, et qui est beaucoup moins gênante et disgracieuse.

Opération de Hoffa (1). — Partant de ce principe que ce sont les parties molles qui s'opposent à la réduction et le rétrécissement cotyloïdien au maintien de la tête en place, Hoffa a conçu et exécuté une opération qui consiste essentiellement à sectionner les parties molles péri-articulaires et à agrandir la cavité cotyloïde. L'opération de Hoffa a été pratiquée pour la première fois en France par M. Broca (2), puis par MM. Kirmison, Dénucé, etc.

On commence par faire l'incision de Langenbeck pour la résection de la hanche : c'est une longue incision, parallèle au grand trochanter et remontant à environ deux doigts au-dessus de lui. On fend là capsule articulaire, on coupe le ligament rond s'il n'est pas spontanément rompu. On détache par la voie sous-périostée les parties molles, tendons et aponévroses qui s'insèrent au grand trochanter, enlevant au besoin des parcelles osseuses ou cartilagi-

(1) Hoffa, *Congrès de la société allemande de chirurgie*, 1890-92-93-94.

(2) Broca, *Traitement de la luxation congénitale de la hanche* (*Rev. des mal. de l'enf.*, 1893, p. 222).

neuses. Si cela ne suffit pas, on fait les ténotomies et myotomies nécessaires des muscles longs de la cuisse, soit à leur insertion supérieure, soit à leur insertion inférieure, sans oublier au besoin les adducteurs. En un mot, il faut pratiquer les sections tendineuses et musculaires suffisantes, pour que la réduction de la tête luxée ne rencontre plus aucun obstacle du fait de la rétraction des parties molles.

Le doigt va alors à la recherche de la cavité cotyloïde qu'il trouve toujours, mais petite et insuffisante pour recevoir la tête. Il faut donc l'agrandir, et l'instrument qui convient le mieux est la curette tranchante. D'ordinaire l'os est assez épais pour permettre l'évidement nécessaire sans être perforé. La tête est alors remise en place et la plaie tamponnée à la gaze stérilisée sans réunion.

M. Broca fait une suture à étages, et insiste sur la nécessité de suturer avec de la grosse soie plate la capsule au ras du sourcil cotyloïdien contre la tête réduite.

Hoffa, Broca ont pratiqué un assez grand nombre de fois cette opération avec de bons résuttats. Chez un enfant de trois ans, mort de diphtérie six mois après l'opération, Hoffa a pu constater qu'une néarthrose complète s'était formée. Les surfaces articulaires étaient recouvertes partout de cartilage hyalin. La cavité cotyloïde, partout lisse grâce à son revêtement cartilagineux, était profonde, et fournissait un bon point d'appui à la tête fémorale.

Ce n'est pas immédiatement après l'opération que le résultat fonctionnel est le meilleur; il faut que l'enfant marche pour que les surfaces articulaires, frottant l'une contre l'autre, puissent acquérir leur forme et leurs fonctions normales.

Le moment le plus favorable pour opérer est de trois à six ans. Au delà de dix ans on ne saurait obtenir de bons résultats : les parties molles rétractées offrent un obstacle insurmontable à la réduction. Cette réduction fût-elle possible, elle serait instable à cause de l'incurvation du col en avant qui existe toujours.

Pour ces malades âgés, Hoffa résèque le ligament rond, dénude l'os iliaque dans une certaine étendue au-dessus et en arrière de la cavité cotyloïde, résèque la tête fémorale de façon que sa surface de section vienne s'appliquer contre la partie dénudée de l'os iliaque. Il se produit ainsi une soudure osseuse, une ankylose.

Opération de Lorenz (1). — A la suite de nombreux examens cliniques, Lorenz a remarqué que les muscles pelvi-trochantériens ne forment pas un obstacle à la réduction, comme l'a prétendu Hoffa : loin d'être raccourcis, ils sont allongés. Il est donc inutile de les sectionner et de priver ainsi l'articulation de son appareil moteur le plus important. Les muscles allongés sont le psoas iliaque, les obturateurs, les jumeaux, le carré crural, les petit et moyen fessiers. Le grand fessier subit un raccourcissement : il n'appartient pas au groupe pelvi-trochantérien, mais bien au groupe pelvi-fémoral. On peut d'ailleurs faire cesser sa tension en sectionnant le fascia lata sur lequel vient se fixer son tendon.

Les obstacles à la réduction proviennent du

(1) Lorenz, *Congrès de Rome*, 1894.

raccourcissement des pelvi-fémoraux : tenseur du fascia lata, grand adducteur, couturier, droit antérieur, demi-membraneux, demi-tendineux et biceps. Quand cela est reconnu nécessaire, après tentative de réduction, on peut sectionner les tendons de ces muscles, soit à leur insertion iliaque, soit au creux poplité.

Quant à l'*opération* proprement dite voici comment elle s'exécute : on fait partir de l'épine iliaque antéro-supérieure une incision verticale de 6 à 7 centimètres qui sectionne le tenseur du fascia lata. A cette première incision on en ajoute une autre transversale passant au niveau du trochanter : on aborde la capsule par sa face antérieure et on l'incise crucialement. A travers les lèvres de la plaie, on aperçoit la cavité cotyloïde que l'on creuse autant que cela est nécessaire. Il ne reste plus qu'à réduire la luxation, à fermer la plaie à l'aide de sutures et à maintenir par un appareil la cuisse en légère abduction. Au bout de quatre semaines on commence le massage et les mouvements, qui doivent être continués pendant un an.

Cette opération a, dit Lorenz, sur celle de Hoffa l'avantage de causer des dégâts insignifiants et de conserver tout l'appareil musculaire indispensable au bon fonctionnement de l'articulation. Il l'a pratiquée 63 fois avec le plus grand succès.

3° Traitement du pied bot varus équin congénital.

Chez le nouveau-né, alors que le squelette du pied est encore cartilagineux, le pied bot, quelle

que soit la difformité apparente, est curable par la
section du tendon d'Achille suivie du massage, de
la mobilisation et du port d'appareils orthopédiques.
Quand l'ossification s'est faite, du moins en grande
partie, ces opérations simples ne sauraient suffire ;
c'est alors qu'on s'adresse à la tarsectomie soit
antérieure, qui consiste à réséquer un coin osseux à
base supéro-externe comprenant l'extrémité antérieure du calcanéum, le cuboïde tout entier, le col
et la tête de l'astragale et une partie du scaphoïde ;
soit *postérieure* qui enlève l'astragale et même une
partie du calcanéum. Les tarsectomies arrivent
évidemment à redresser le pied, mais au prix de
mutilations grandes.

Le pied tarsectomisé est raccourci, difforme,
souvent peu apte à la marche. C'est pour éviter ces
inconvénients qu'un certain nombre de chirurgiens ont cherché à remplacer la tarsectomie par
des opérations *conservatrices*. Nous allons voir successivement les opérations de Phelps, de Nélaton, de
Vincent.

Opération de Phelps (1). — Se basant sur les
dissections de Sayre, qui avait montré que le pied bot
varus équin était dû à une rétraction primitive des
parties molles, Phelps sectionna à ciel ouvert ces parties molles sur le bord interne du pied. Il com-
muniqua ses premières observations en 1884 au
congrès de Copenhague. Au congrès de Berlin
de 1890 il a apporté 342 opérations, dont 161 per-
sonnelles. En France l'opération de Phelps a été
faite pour la première fois par M. Kirmisson en 1889 :

(1) Bonnemaison, *Opération de Phelps*, Th. de Paris, 1892.

il a apporté une légère modification au procédé primitif : l'arthrotomie médio-tarsienne suivie de la section du ligament en Y.

MANUEL OPÉRATOIRE (fig 37). — On fait, dit M. Kirmisson, une incision transversale perpendiculaire au bord interne du pied. Elle commence sur la face dorsale à 1 centimètre en dehors du tendon du jambier antérieur, de façon à mettre à nu ce tendon, elle se prolonge suivant les cas jusqu'au tiers interne ou au milieu de la plante du pied. Phelps mène son incision dans le pli vertical que détermine l'enroulement du bord interne du pied au niveau de l'articulation de Chopart. Cependant, pour atteindre sûrement l'articulation, on fera bien de se porter un peu en arrière, à un demi-centimètre environ de ce pli.

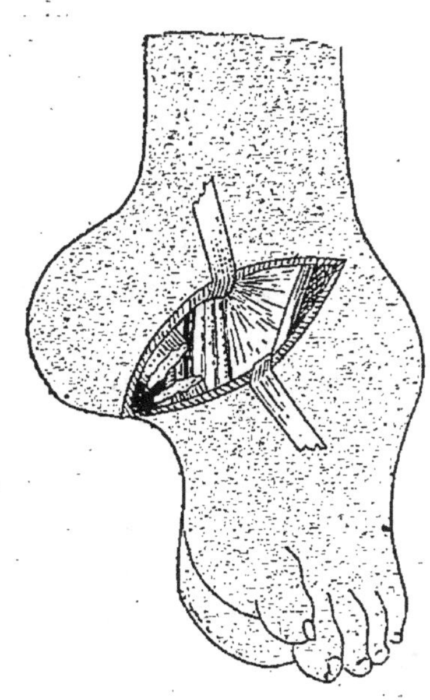

Fig. 37.

cision de Phelps (Rec lus et Forgues).

Une fois la peau incisée, on coupe la saphène interne entre deux ligatures, puis le tendon du jambier antérieur, l'aponévrose plantaire, les muscles du gros orteil. On reconnaît le tubercule du scaphoïde ; en arrière de lui on ouvre l'articulation de Chopart en sectionnant les ligaments latéraux internes, puis on coupe le tendon du jambier postérieur à son insertion sur le tubercule du scaphoïde.

L'artère et le nerf plantaires internes ont été reconnus et évités.

L'articulation médio-tarsienne étant largement ouverte, on fait la réduction forcée du pied en portant sa pointe en dehors. Si l'on ne réussit pas complètement, on pourra (Kirmisson) couper le ligament en Y, faire l'ostéotomie du col de l'astragale (Phelps), enfin sectionner le tendon d'Achille. Il est exceptionnel alors que la réduction ne soit pas complète.

Les lèvres de l'incision s'écartent de 2 à 3 centimètres. La plaie non suturée est tamponnée à la gaze, un pansement est appliqué par-dessus, puis un appareil plâtré qui maintient le pied en bonne position. Le pansement est renouvelé assez rarement, tous les quinze jours au plus : la cicatrisation complète demande en moyenne deux mois. La cicatrice s'assouplit peu à peu et finit par s'accoutumer à la pression du sol. On pourrait, par une incision parallèle au bord interne du pied et écartée au moment de l'opération, éloigner la cicatrice de la plante : ce serait un avantage.

Opération de Nélaton (1). — Elle consiste à n'enlever que les parties osseuses anormalement développées, qui s'opposent au redressement du pied. Il est donc indispensable de bien connaître ces parties. Il faut étudier séparément les *déformations* consécutives à l'équinisme et au varus.

Dans le pied *équin* la partie postérieure de l'astragale, comprimée entre le tibia et le calcanéum, s'atrophie ; au contraire la partie antérieure sortie de

____

(1) Nélaton, *Arch. gén. de méd.*, 1890, t. I, p. 385.

la mortaise se développe d'une façon exagérée. Ce développement se traduit par une augmentation de volume de la tête et du col de l'astragale connue depuis longtemps. Ce qui est plus important (Nélaton), et jusqu'ici n'avait été observé par personne, c'est l'hypertrophie de la moitié antérieure de la facette articulaire externe : n'étant plus en contact avec la malléole péronière, elle se développe en une sorte de tubercule, de *cale* qui empêche le retour de l'astragale dans la mortaise. C'est cette cale qui est l'unique cause de l'équinisme.

Quant à la déviation en *varus* elle est maintenue par l'hypertrophie de la tête et du col de l'astragale en dedans desquels le scaphoïde s'est luxé, et par l'hypertrophie de la grande apophyse du calcanéum en dedans de laquelle le cuboïde s'est également luxé.

Il y a donc, comme on le voit, un obstacle unique à l'équinisme et un double obstacle osseux au varus.

MANUEL OPÉRATOIRE. — On fait une incision de 6 centimètres environ, partant du bord antérieur du péroné, en dehors des tendons extenseurs, et se dirigeant sur le bord externe du pied. On fait sauter d'un coup de ciseau le tubercule de la facette astragalienne externe ; il est alors possible de faire réintégrer à l'astragale la mortaise tibio-tarsienne, de corriger l'équinisme. Par la même incision, on extirpe la tête astragalienne hypertrophiée.

On fait une deuxième incision de 3 centimètres sur la grande apophyse saillante du calcanéum, on la dénude et on la résèque sur une étendue de 1 à 1,5 centimètre. Il devient alors facile de faire disparaître le varus.

Cette opération a l'avantage de ne supprimer que des parties anormalement développées, exubérantes, en laissant intact le squelette essentiel du pied et en particulier l'astragale dont l'extirpation totale présente plus d'un inconvénient.

Ce n'est que quand ces procédés conservateurs auront échoué, que le chirurgien pourra être autorisé à faire les résections tarsiennes plus étendues.

Opération de Vincent (1). — Il ne faut pas opérer avant l'âge de trois ou quatre ans. L'opération comprend trois temps successifs : la section sous-cutanée profonde des parties molles résistantes sur les faces interne et plantaire du pied, l'ostéoclasie sus-malléolaire, la tarsoplastie ou modelage du tarse sous l'ostéoclaste de Robin-Mollière.

MANUEL OPÉRATOIRE. — 1°. La *section* sous-cutanée de toutes les parties molles qui s'opposent au redressement du pied est le premier temps de l'opération, et quelquefois il suffit. Cette section se fera soit sur le bord interne, soit sur la face plantaire du pied : elle ira jusqu'à l'os. Il faut au besoin couper le tendon d'Achille et le jambier antérieur. La section souscutanée est supérieure à la méthode à ciel ouvert de Phelps, car elle n'expose pas à la production d'une cicatrice dont la rétractilité tendrait à reproduire l'enroulement du pied. Ces sections seront suivies de massages, de mouvements forcés, du port d'appareils.

2° *Ostéoclasie sus-malléolaire*. — Il n'est pas en général utile d'avoir recours à l'ostéoclaste chez l'enfant, la main suffit à produire la disjonction

(1) Vincent, *Arch. prov. de chir.*, 1893, p. 129, 201, 294.

épiphysaire du tibia et du péroné. L'ostéoclasie est indiquée toutes les fois que l'on trouve une torsion des os de la jambe. Elle n'est pas toujours due à la marche, car on l'observe chez des enfants qui n'ont jamais marché : elle a alors une origine congénitale. Dans certains cas rebelles, où l'on ne constate pas nettement la courbure en dedans des os de la jambe, on peut quand même faire avec avantage l'ostéoclasie.

. 3° *Tarsoplastie.* — Dans un premier temps, prenant point d'appui sur le tarse antérieur, on corrige le varus en faisant. exécuter au pied une rotation externe qui refoule l'astragale dans la mortaise tibio-péronière et corrige l'adduction du calcanéum. Dans un deuxième temps, on redresse le pied : l'astragale s'enfonce d'avant en arrière dans sa mortaise, entraînant avec lui le cuboïde et l'apophyse anté-rieure du calcanéum. L'enroulement a disparu, au lieu d'un varus équin on a un valgus. Il est toujours nécessaire, pour atteindre le but que l'on se propose, de réaliser un excès de correction. Dans cette tarso-plastie les os ne sont pas broyés, il ne se produit que des entorses, des subluxations qui les mettent en bonne position.

RÉSULTATS OBTENUS DANS LE TRAITEMENT DES PIEDS BOTS. — En lisant les travaux parus sur l'opération de Phelps, on voit que c'est une opération merveilleuse, réussissant dans tous les cas, même dans ceux où les autres méthodes ont échoué. De son côté M. Vincent guérit tous les pieds bots, même ceux qui ont résisté à l'opération de Phelps qui est mauvaise (une série de photographies de pieds bots prouve ses assertions). Comment expliquer ces faits en apparence contradictoires? Faut-il mettre en doute la sincérité des auteurs? Pas le moins du monde.

C'est qu'en matière de pieds bots toutes les opérations sont à la fois bonnes et mauvaises ; bonnes en ce sens que toutes peuvent arriver à corriger la déformation, mauvaises en ce sens qu'aucune ne met à l'abri de la récidive. Ce qui fait la qualité d'une opération ce n'est pas le procédé opératoire en lui-même, c'est l'opérateur, c'est surtout l'opéré. Pour guérir les pieds bots il faut les réduire et maintenir la réduction.

La réduction doit s'obtenir en faisant le moins de mutilations possible : c'est le but que visent les trois opérations que nous venons de décrire. Quelle est la valeur de chacune d'elles? L'opération de M. Vincent n'a guère été employée que par lui : l'auteur s'en déclare satisfait. Le Phelps, aidé de résections osseuses minimes, suffit dans un très grand nombre de cas. L'opération de Nélaton, basée sur des notions d'anatomie pathologique précises, est excellente : nous l'avons vu employer bien des fois par M. Jalaguier qui la combine à la section du tendon d'Achille, nous l'avons employée nous-même, et elle nous a toujours donné un redressement complet.

Le pied bot étant réduit, il faut *maintenir la réduction :* c'est la seconde partie du traitement, c'est la plus difficile, surtout chez les malades des hôpitaux. Pour cela on appliquera immédiatement après l'opération un appareil plâtré. Si la déformation se reproduit dans l'appareil, on en fera un second, puis un troisième. Plus tard le massage, l'électricité, les mouvements forcés, les appareils orthopédiques exécutés et surveillés avec le plus grand soin, seront chargés de parfaire et de maintenir la guérison. Sans ces précautions indispensables, on aura des récidives rapides aussi bien avec le Phelps et le Nélaton qu'avec la tarsoplastie de Vincent.

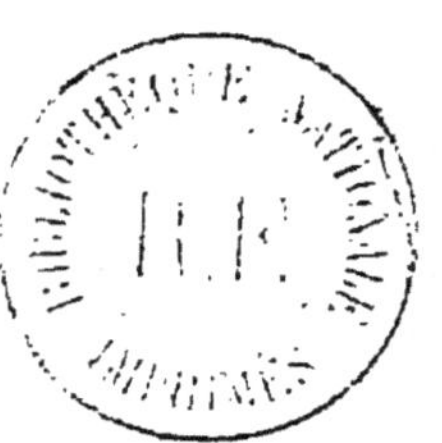

FIN

INDEX ALPHABÉTIQUE

8604-94. — Corbeil. Imprimerie Ed. Crété.

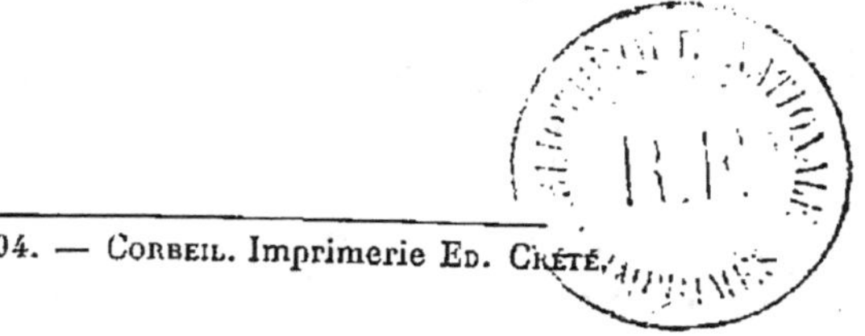

professeur F. Gross et les professeurs agrégés Rohmer et Vautrin, de la Faculté de médecine de Nancy. *Ouvrage complet.* 1892, 3 vol. in-8 de chacun 1,000 pag........... 36 fr.

GUYON (Félix). — **Éléments de chirurgie clinique.** 1 vol. in-8 de xxxviii-672 pag., avec 63 fig.............. 12 fr.

— **Leçons cliniques sur les maladies des voies urinaires,** professées à l'hôpital Necker. 3e *édition*, 1894. 2 vol. in-8 de 1200 pag., avec fig....................... 25 fr.

LE BEC (Ed.). — **Précis de médecine opératoire.** Aide-mémoire de l'élève et du praticien, 1 vol. in-18 de 468 pag., avec 410 fig................................. 6 fr.

LEFERT. — **Aide-mémoire de clinique chirurgicale.** 1893, 1 vol. in-18 de 312 pag., cart..................... 3 fr.

— **Aide-mémoire de pathologie externe.** 1892, 1 vol. in-18 de 308 pag., cart........................... 3 fr.

— **Aide-mémoire de chirurgie des régions.** 1892, 2 vol. in-18 de 400 pag., cart........................... 6 fr.

— **La pratique chirurgicale dans les hôpitaux de Paris.** 1894, 1 vol. in-18 de 300 pag., cart........... 3 fr.

NORSTROM. — **Formulaire du massage.** 1895, 1 vol. in-18 de 300 pag., cart............................. 3 fr.

PICARD (H.). — **Traité des maladies des voies urinaires de l'homme et de la femme.** 1893, 1 vol. in-18 de 360 pag. avec fig., cart............................. 5 fr.

REMY. — **Précis de médecine opératoire obstétricale,** par le Dr Remy, professeur agrégé à la Faculté de Nancy. 1893, 1 vol. in-16 de 460 pages avec 185 fig., cart........ 6 fr.

RUDINGER et DELBET. — **Précis d'anatomie topographique,** par N. Rudinger, professeur d'anatomie à l'Université de Munich. Edition française avec notes et additions, par P. Delbet, prosecteur à la Faculté de Paris. Introduction par le Dr Le Dentu, professeur de clinique chirurgicale à la Faculté de Paris. 1893, 1 vol. gr. in-8 de 252 pages, avec 68 fig. noires et coloriées, cart..................... 8 fr.

SAINT-GERMAIN (L.-A. de). — **Chirurgie orthopédique.** Thérapeutique des difformités congénitales ou acquises, par L.-A. de Saint-Germain, chirurgien de l'hôpital des Enfants-Malades. 1 vol. in-8, 651 pag., avec 129 fig.......... 9 fr.

SCHWARTZ (Ed.). — **La pratique de l'asepsie et de l'antisepsie en chirurgie,** par le Dr Ed. Schwartz, professeur agrégé à la Faculté de Paris, chirurgien des hôpitaux. 1893, 1 vol. in-18 jésus de 380 pag., avec 51 fig., cart...................................... 6 fr.

TRÉLAT (U.). — **Clinique chirurgicale,** par U. Trélat, professeur à la Faculté de médecine de Paris, chirurgien de l'hôpital de la Charité. Leçons publiées par les soins de M. Pierre Delbet. Préface de M. Paul Segond. 2 vol. gr. in-8 de 800 p., avec fig................... .... 30 fr.

www.ingramcontent.com/pod-product-compliance
Lightning Source LLC
LaVergne TN
LVHW050305060726

842525LV00002B/416